新时代职业教育护理专业高水平实践教学系列教材

内科护理
技能实训

□ 主编 左凤林 顾艳荭 何敏

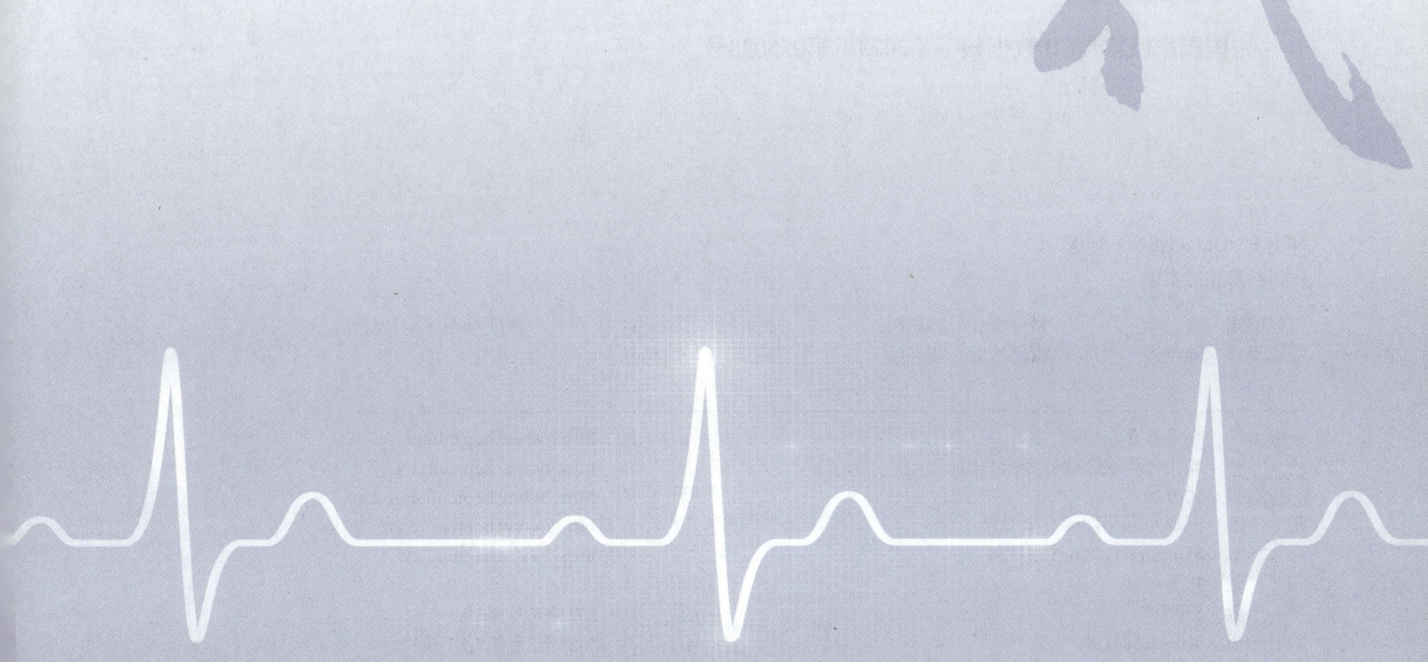

中国教育出版传媒集团
高等教育出版社·北京

内容简介

　　本书是高等职业教育新形态一体化教材,根据临床内科护理岗位能力需求、全国护士执业资格考试要求及职业院校护理技能大赛规范编写而成。本书包含9个模块,除绪论外,内容涵盖呼吸内科、心血管内科、消化内科、泌尿内科、血液内科、内分泌科、风湿内科、神经内科的常用护理技术,常用诊疗技术的护理配合和情景模拟三大项目,共65个任务。通过临床案例导入任务,每项操作以表格形式呈现,操作流程明晰,设有情景对话,图文并茂;评价反馈采用自评、互评、师评、问题探究和问题测试等多种形式,进行全方位评价。

　　本书正文中配有二维码,链接视频、微课、图片、测试题、评价表等数字资源,便于开展线上线下混合式教学。

　　本书由来自全国医药卫生院校和三甲医院的18名护理专业教师编写,主要作为高等职业教育护理、助产专业师生教学用书,可为临床见习、实习护士和低年资护士胜任临床内科护理岗位提供参考,也可作为临床护士及护理管理等相关行业人员的参考用书。

图书在版编目（CIP）数据

内科护理技能实训 / 左凤林，顾艳荭，何敏主编
.--北京：高等教育出版社,2024.6
　　ISBN 978-7-04-060299-9

　　Ⅰ.①内…　Ⅱ.①左…②顾…③何…　Ⅲ.①内科学
－护理学－高等职业教育－教材　Ⅳ.①R473.5

　　中国国家版本馆CIP数据核字（2023）第055028号

NEIKE HULI JINENG SHIXUN
内科护理技能实训

| 策划编辑 | 夏　宇 | 责任编辑 | 陈鹏凯 | 封面设计 | 马天驰 | 责任绘图 | 易斯翔 |
| 版式设计 | 徐艳妮 | 责任校对 | 刘丽娴 | 责任印制 | 刘思涵 | | |

出版发行	高等教育出版社	网　　址	http://www.hep.edu.cn
社　址	北京市西城区德外大街4号		http://www.hep.com.cn
邮政编码	100120	网上订购	http://www.hepmall.com.cn
印　刷	武汉市新华印刷有限责任公司		http://www.hepmall.com
开　本	850mm×1168mm　1/16		http://www.hepmall.cn
印　张	18.5		
字　数	530千字	版　次	2024年6月第1版
购书热线	010-58581118	印　次	2024年8月第2次印刷
咨询电话	400-810-0598	定　价	58.00元

新时代职业教育护理专业高水平实践教学系列教材编审委员会

《内科护理技能实训》编写人员

主　编　左凤林　顾艳荭　何　敏

副主编　周　璇　李春燕　关玉霞

编　者（以姓氏笔画为序）

马文华（沧州医学高等专科学校）

马晨曦（北京协和医院）

王　卉（重庆三峡医药高等专科学校）

王　莉（昆明卫生职业学院）

艾玉姝（重庆三峡医药高等专科学校）

左凤林（重庆三峡医药高等专科学校）

冯晓敏（河南护理职业学院）

朱金芬（复旦大学附属上海市第五人民医院）

刘春娜（天津医学高等专科学校）

关玉霞（北京协和医院）

李春燕（金华职业技术学院）

杨　颖（首都儿科研究所附属儿童医院）

杨泽刚（雅安职业技术学院）

何　敏（河南护理职业学院）

张丹羽（北京卫生职业学院）

周　璇（昆明卫生职业学院）

顾　晴（北京协和医院）

顾艳荭（复旦大学附属上海市第五人民医院）

盛　英（复旦大学附属上海市第五人民医院）

序

在国家卫生健康事业的宏伟蓝图中,护理工作占据着举足轻重的地位,在维护和促进人民健康方面发挥着不可替代的作用。习近平总书记强调:要关心爱护广大护士,把加强护士队伍建设作为卫生健康事业发展重要的基础工作来抓。本系列教材的编写,正是基于这一时代背景,旨在培养具有专业素养和人文关怀的护理人才,为健康中国建设贡献力量。2024 年,教育部将护理专业列入国家控制布点专业,体现了国家对护理教育的高度重视和战略布局。

教材是育人育才的重要载体,是教育教学中不可或缺的一环。近些年,在国家的大力支持和各界同道的不断努力下,我国护理专业教材规模显著扩大,质量明显提升,为稳定教学秩序、提高教学质量提供了坚实保障。新时代职业教育护理专业高水平实践教学系列教材,是在广泛深入的社会调研基础上,以行业需求和岗位要求为导向,按专业核心技术进行编写的。纵览全书,其主要特色和创新之处体现在以下四个方面:

一是立德树人,德技并修。系列教材以立德树人为根本任务,强调德技并修、德能并重,以临床真实案例为载体,结合岗位场景,按照护理程序,加入护患沟通交流,强化思政引领,将技术操作、人文关怀、职业精神深度融合。

二是岗课融合,实践导向。系列教材以护理工作程序为主线,将岗位新技术、执业新标准、护理新规范、大赛新要求有机融入,以问题为导向,层层探究,引导学生构建临床思维,提升分析、解决问题的能力。

三是纸数结合,创新教学。党的二十大报告提出"推进教育数字化",推进护理教材的数字化建设是服务教育数字化战略、助力护理教育高质量发展的关键内容。系列教材以纸质为纲,数字协同,虚实结合,创新实训教材新形态,嵌入虚拟场景、情景模拟训练,引入智能辅教,配套数字互动平台,将教材、课堂、教学资源进行立体融合数字升级,实现实训教材的交互式学习和泛在式学习。

四是评价创新,促进改革。系列教材创新性地将学生反思自评引入实训过程性评价系统,弥补了既往教材评价环节的不足,有助于促进学习者评判性思维能力的养成。

该系列教材的出版,是响应国家教育方针、深化产教融合的重要举措,希望能够成为学校和企业推进产教深度融合的重要抓手。该系列教材融系统性、学术性、数字化为一体,将为我国职业教育和卫生健康事业高质量发展做出积极的贡献。

前　言

为响应党的二十大号召,落实立德树人根本任务,贯彻国务院《国家职业教育实施方案》及《国务院办公厅关于深化医教协同进一步推进医学教育改革与发展的意见》的有关精神,本教材以临床内科护理岗位能力需求为出发点,结合全国护士执业资格考试要求,融入职业院校护理技能大赛规范,将临床护理理论知识与实践相结合,旨在培养具有良好的职业精神和较强的内科护理岗位胜任能力的高素质、高技能、创新型护理人才。

全教材分9个模块,除绪论外,每个模块设有与该模块相应的常用护理技术、诊疗技术的护理配合及情景模拟3个项目。通过临床案例导入任务,突出临床内科护理岗位的目标要求;按照护理程序的工作方法,技能操作采用流程图的形式呈现,结合真实场景图片或视频以及沟通说明,突出内科护理工作过程的实践性;设置情景模拟训练,提高学生分析问题、解决问题及评判性思维能力;通过职业精神微课,引导学生树立正确的职业价值观;采用自评、互评、师评、问题探究和问题测试,进行全方位评价。

本教材具有以下特点:一是德技融合。既注重实训操作流程,更注重人文关怀、职业素养以及创新精神的有机融合,培养学生分析问题、解决问题及临床思维能力。二是岗课赛证融合。融入临床岗位能力、护士执业准入要求、技能大赛规范,实施课程改革。三是纸质教材与数字资源融合。实现线上线下结合的教学模式。党的二十大报告指出,推进教育数字化,建设全民终身学习的学习型社会、学习型大国。本教材编写团队与时俱进,及时丰富了数字资源,通过扫描书中二维码,即可在移动端共享视频、微课、图片、测试题、评价表等数字资源。

与本教材配套的"护理技能实训数字学习系统"以多媒体教学资源和网络技术为基础,将护理实训教材、实训任务大纲、实训学习资源、实训评估体系等融为一体,着眼于教学应用,贯穿课前、课中及课后实训。通过先学后教、自主学习的理念,改变教学中的师生关系,使学生成为教学的主体,教师转变为指导者和辅助者,实现教学观念的转变,提升课堂教学的质量和效率,为学生的主动学习和全面发展奠定坚实的基础;实现教学过程数字化转型及优质教育资源共享。学习者关注"医博教育"微信公众号,在教材书架选取相应的科目进行在线自主学习;线下技能实训任务完成后,点击"进入自评"开展在线测评;该系统还设有在线测试习题可供学习者日常自主复习。

本教材由来自全国医药卫生院校和三甲医院具有丰富教学及临床经验的18名护理教师编写。具体编写分工如下:模块一由左凤林编写;模块二由艾玉姝、张丹羽、王卉、朱金芬编写;模块三由顾艳茁、顾晴、盛英、王卉、马文华、冯晓敏编写;模块四由关玉霞、马晨曦编写;模块五由周璇、王莉编写;模块六由李春燕、艾玉姝编写;模块七由何敏、冯晓敏编写;模块八由杨颖、刘春娜编写;模块九由马文华、杨泽刚编写。

本教材在编写过程中,得到了护理同人、各编者学校及医院的大力支持,在此表示诚挚的谢意。限于编者的能力和水平,恳请使用教材的师生、读者和护理界同人不吝指正,以便修订时完善。

编者

2024年2月

目 录

模块一

绪论

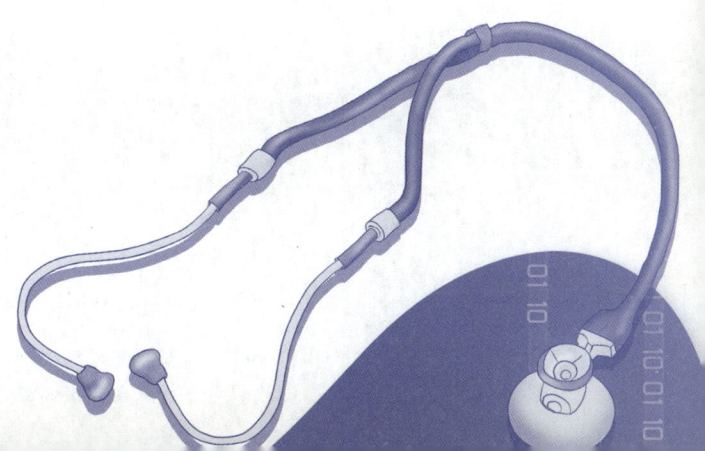

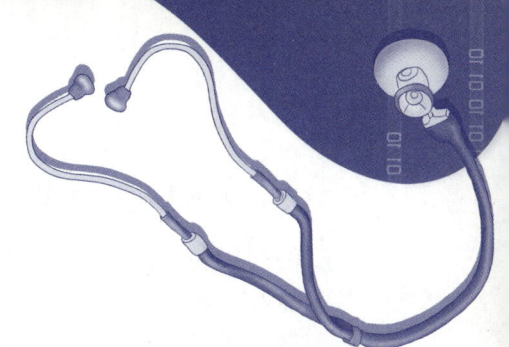

> **项目**
认识内科护理技能实训

学习目标

知识目标:1. 知晓内科护理技能实训的内容。
　　　　　2. 简述内科护理技能实训的特点。
技能目标:1. 能列举内科护理技术的新进展。
　　　　　2. 能归纳学习《内科护理技能实训》的方法。
素质目标:1. 学习态度端正,积极上进,有同理心和责任感。
　　　　　2. 举止文雅端庄,语言文明礼貌。

任务一　了解内科护理技能实训

内科护理学是研究内科疾病病人在生理、心理和社会等方面健康问题的发生和发展规律,运用护理程序对病人实施整体护理,以达到促进康复、增进健康的一门临床应用学科,是临床护理学的重要组成部分。内科疾病病因复杂,起病隐匿,发展缓慢,病情多变,病程长,通常以药物治疗为主,心理治疗、健康教育为辅。随着介入医学领域的扩大和发展,目前已经能够利用微创的导管技术对心血管、神经、消化、呼吸以及肌肉骨骼等系统疾病进行治疗,这些发展使内科护理面临着新的挑战。内科护理技能实训旨在根据临床内科护理岗位的能力需求,以护理程序为基本工作方法,融入临床思维和人文关怀理念,培养护生良好的职业态度、工作作风,熟练运用护理技术的实际能力和临床评判性思维能力,提升护生在内科护理工作中分析问题和解决问题的能力。

一、内科护理技能实训的结构与内容

在临床内科护理领域,其服务内涵和要求决定了护理人员不仅要与医生共同协作,完成对病人的诊断、治疗等,而且还要结合护理学科的特点和新的发展形势,潜心研究护理学科的发展规律,运用护理程序、循证护理等方法深入探讨内科疾病护理的新方法和新技术,建立与国际护理学科发展趋势相适应、体现我国国情特点和人民群众健康需求的学科层次结构,为内科护理学的发展构建良好的框架。

临床内科护理技能实训内容除绪论外,包括内科常用护理技术、内科常用诊疗技术的护理配合和情景模拟 3 个项目,涵盖呼吸内科、心血管内科、消化内科、泌尿内科、血液内科、内分泌科、风湿内科、神经内科 8 个模块的 65 项任务。

二、内科护理技能实训的特点

(一) 以病人为中心的工作理念

随着医学模式的改变,人们的健康需求日益多样化。因此,护士要考虑病人的生理、心理和社会文化等因素,如病人的病情、心理感受、能够承受的经济压力、病人家属的要求等,为病人提供集精湛的护理技术、精心的心理护理和良好的人文关怀于一体的身心整体护理。

(二) 以护理程序为工作方法

护理程序是指护士在为护理对象提供照护时应用的工作程序,是一种系统解决问题的方法,包含5个步骤:评估、诊断、计划、实施、评价。在内科护理技能实训中,护士要按照护理程序的工作方法,体现护理操作的完整性。

(三) 以团队协作为工作模式

在内科护理技能实训中,诊疗技术配合是护士的主要任务之一。在医院这个特殊场所,医生、护士是病人身旁的两个不同专业的人群,其工作内容虽然不同但合作密切,几乎每项医学诊疗项目都需要医生和护士密切配合。

三、内科护理技术的新进展

(一) 介入诊疗技术与护理新进展

介入诊疗学是近年迅速发展起来的一门将影像诊断和临床治疗融于一体的新兴学科。诊疗全程在影像设备的引导和监视下进行,能够准确地直接到达病变局部,同时又没有大的创伤,因此具有准确、安全、高效、适应证广、并发症少等优点,现已成为一些疾病的首选治疗方法。目前,介入诊疗不仅成为心血管系统疾病的主要治疗方法,而且还扩展到神经、呼吸、生殖、消化、运动等系统疾病的治疗,避免了外科手术造成的创伤和麻醉带来的危险。对于不能耐受手术的高龄危重病人或者无手术机会的病人,介入治疗也有很好的效果。心血管系统疾病的介入诊疗已成为与药物治疗、外科手术治疗并驾齐驱的治疗手段,其安全性和有效性也已达到了较高水平。脑血管病的介入诊疗,有效地降低了脑血管病的致残率和病死率。介入诊疗技术在非血管性介入诊疗领域也发挥着重要作用。非血管性介入诊疗技术是在医学影像设备的引导下,运用介入器具经皮穿刺或经体表孔道进入人体进行诊断和治疗的一系列技术。

介入诊疗技术的发展也使介入诊疗护理工作逐渐专业化、程序化。介入诊疗护理包括介入诊疗室护理和介入诊疗临床护理。介入诊疗室护理工作包括术前物品的准备、术中配合、术后清理工作;而介入诊疗临床护理则由相应科室的护理人员完成,包括术前、术后护理。有效的术前心理护理和细致的术前准备工作有助于提高病人对手术的依从性,术后密切观察病人的生命体征变化和局部伤口情况也是确保手术安全的有效措施。

(二) 内镜诊疗技术与护理新进展

各种内镜诊疗技术的发展为疾病的诊断和治疗带来了变革,通过对疾病部位的直接观察、摄影摄像、采集活组织进行病理学检查,有效提高了疾病的早期诊断率和确诊率;同时,通过内镜还可以进行局部微创治疗,如止血、息肉切除等。

内镜诊疗技术主要用于呼吸、消化及泌尿生殖系统疾病的诊断与治疗。内镜室护理工作包括诊疗前物品的准备、术中配合、术后清理工作;内镜诊疗临床护理由相应科室的护理人员完成,包括术前准备、术后观察与护理。做好内镜诊疗的配合及护理是内镜诊疗工作顺利完成的有力保障。

(三) 血液净化技术与护理新进展

血液净化技术包括血液透析、血液滤过、脉管滤过、血液灌流、置换疗法、腹膜透析等。近年来,一些新的设备及技术相继涌现,新的治疗理念及新的理论也被相继提出,为血液净化技术的发展提供了物质基础和理论基础。在血液透析方面,透析装置的改进及新透析方式的建立,使细胞因子及尿毒症毒素中的分子物质得到有效的清除。在腹膜透析方面,近年来研究发现了水平衡紊乱是影响透析质量的重要因素,认识到了残余肾功能的重要性,并且新型透析液淀粉类多糖(如葡聚糖)也已替代传统葡萄糖透析液在临床广泛应用。

血液净化专科护士应熟练掌握机器的性能及操作程序,正确选择治疗模式,准确设定各项治疗参数,密切观察各种压力数据变化,及时处理机器报警,确保机器正常运转。此外,还要熟练掌握规范的技术操作过程,包括血管通路的选择、抗凝血药物的应用、液体平衡和置换液温度的设定、生命体征的监护、营养方案的管理、感染的预防等。护士的责任心和业务能力是为病人进行安全、高效的血液透析治疗的保证。

任务二　学好内科护理技能实训

内科护理学是护理专业的核心课程之一,内科护理技能实训内容是内科护理学的重要组成部分,因此学好内科护理技能实训是学好内科护理学的关键。

《内科护理技能实训》适合护理专业类师生教学使用,也可作为临床内科护士的培训用书。通过系统学习,可以使护生或年轻护士较为全面地掌握内科护理常见技术操作的基本方法,具备一定的对内科病人实施整体护理的能力,以及对内科常见诊疗操作的配合能力,能够较快地适应临床内科护理工作。学习者在学习时应注意以下几点。

一、树立整体护理观

护理的对象是人,人具有整体性属性。护理人员应将护理对象视为生理、心理、社会的统一整体。《内科护理技能实训》着重于介绍内科疾病常见护理技术及内科常用诊疗技术的护理配合。护理人员在学习时只有将各学科知识相互联系,才能全面把握内科护理学的内涵。树立整体护理观,不仅要关注疾病,更要关注病人,要针对病人的整个生命过程、疾病全过程提供服务,即提供全方位的整体护理。此外,还要培养护理人员关心、爱护、尊重病人的行为意识。

二、掌握正确的学习方法

一方面,要掌握规律,把握重点。本书在介绍每项护理技术时,都运用护理程序的方法并结合护理工作的特点,在内容设置上均包括概念、目的、适应证、禁忌证、准备、实施(操作步骤)、实训指导、操作评价、问题探究、问题测试和职业精神。同学们在学习内科疾病护理知识的同时,可采取情景模拟、角色扮演、专题讨论等教学活动,更好地掌握各专科护理技术操作。

另一方面,要注重理论联系实际。护理技能的教学通常采用课堂理论教学和临床见习、实习相结合的方法,实施一体化教学。本书技能训练的设计紧贴临床,因此要将理论知识和技能运用到临床实践中,解决实际问题,并用临床实践来检验理论知识是否正确,经过实践—认识—再实践—再认识的过程,不断总结经验教训,从而进一步提高理论知识和操作技能水平,以及发现问题、分析问题、解决问题的能力。

微课:不惧风雨、勇挑重担
——护士的责任与担当

模块二

呼吸系统疾病病人护理技术

▬ ▸▸▸ 模块导航

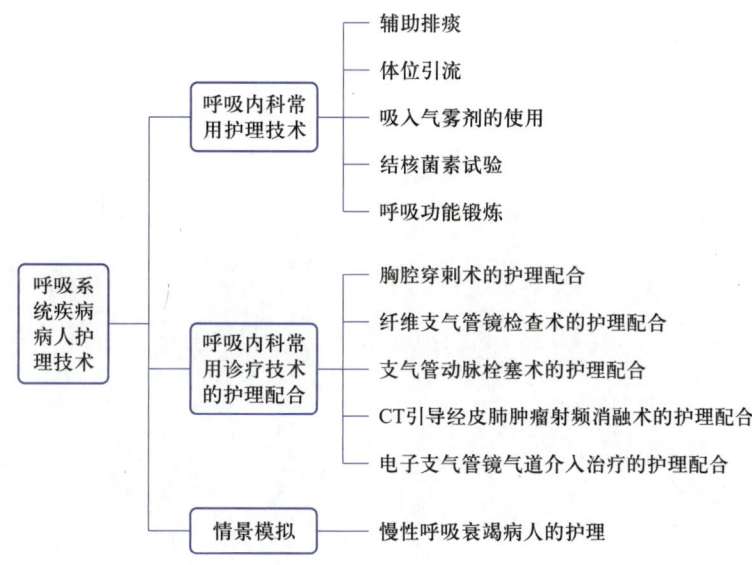

呼吸系统疾病病人护理技术
- 呼吸内科常用护理技术
  - 辅助排痰
  - 体位引流
  - 吸入气雾剂的使用
  - 结核菌素试验
  - 呼吸功能锻炼
- 呼吸内科常用诊疗技术的护理配合
  - 胸腔穿刺术的护理配合
  - 纤维支气管镜检查术的护理配合
  - 支气管动脉栓塞术的护理配合
  - CT引导经皮肺肿瘤射频消融术的护理配合
  - 电子支气管镜气道介入治疗的护理配合
- 情景模拟
  - 慢性呼吸衰竭病人的护理

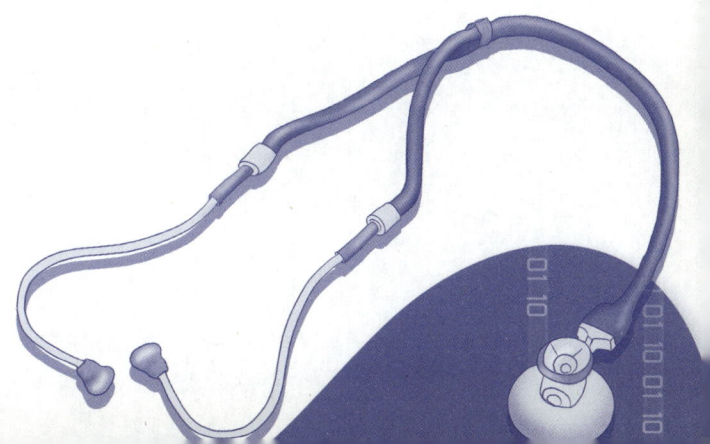

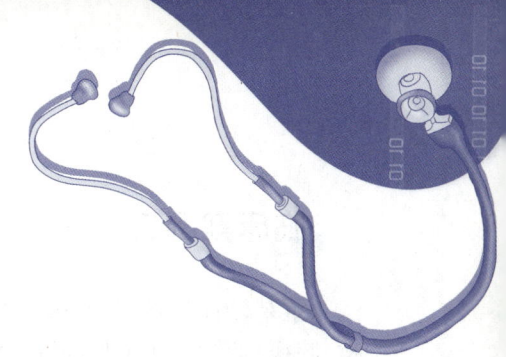

❯ 项目一
呼吸内科常用护理技术

学习目标

知识目标：1. 知晓辅助排痰、体位引流、呼吸功能锻炼及结核菌素试验等的目的。
2. 叙述辅助排痰、体位引流及结合菌素试验等的适应证与禁忌证。
3. 熟记辅助排痰、体位引流、结核菌素试验的操作流程和实训指导。
技能目标：1. 熟练掌握各种排痰技术和呼吸功能锻炼的操作方法。
2. 掌握结核菌素试验和吸入气雾剂的操作方法。
素质目标：1. 具有良好的沟通能力和同理心,护患关系融洽。
2. 体现较强的人文关怀理念,关爱病人,动作轻柔。
3. 尊重病人,保护病人的隐私,保守病人的秘密。
4. 具有爱岗敬业、乐于奉献、一丝不苟、精益求精的职业道德修养。

临床案例一

张某,男,38 岁。慢性咳嗽、咳痰 10 余年。近半个月感冒后症状加剧,出现反复咯血,因昨晚咯血约 200 mL 而入院。病人于童年时经常患支气管肺炎且迁延不愈,此后伴有反复发作的下呼吸道感染,继而出现慢性咳嗽、咳大量脓痰,晨起或夜间改变体位时咳嗽、咳痰加重,每日痰量可达 100 mL,痰和呼气有臭味。

体格检查:T 38.6 ℃,R 24 次 /min,乏力,消瘦;左下胸部可闻及粗湿啰音,呼吸音减弱;心率 96 次 /min,律齐,未闻及病理性杂音;轻度杵状指。胸部 X 线检查示:左肺下叶肺纹理增多、增粗,且有明显的沿支气管分布的卷发状阴影。

入院诊断:支气管扩张

任务分析

1. 病人神情倦怠,咳嗽无力,护士为其叩背辅助排痰。
2. 入院后给予抗感染、排痰等治疗。住院 4 天后,病人自觉状态有所好转,但是痰液仍较多,护士为病人进行体位引流,促进痰液排出。

临床案例二

董某,男性,68岁,农民。反复咳嗽、咳痰、喘息20年,加重2周。病人20年前开始每年冬季出现咳嗽、咳痰,持续3~4个月,经抗感染及平喘治疗后,症状可以缓解。2周来因感冒上诉症状加重的同时伴发热,体温有时可达39.5℃,在当地医院治疗,经抗感染及平喘(用药不详)治疗后症状缓解不明显,气促明显加重,遂来我院治疗。患病以来,病人食欲差,二便正常,睡眠稍差,体重无明显变化。否认高血压病、心脏病、结核病、糖尿病、肝病等病史,吸烟40余年。

入院体格检查:T 38.8℃,P 80次/min,R 26次/min,BP 135/70 mmHg。意识清楚,浅表淋巴结不大,巩膜无黄染,口唇发绀,桶状胸,叩诊双肺呈过清音,听诊双肺呼吸音弱、呼气延长、散在哮鸣音,肺底部可闻及少许湿啰音,心界缩小。

入院检查:白细胞(WBC)计数 5×10^9/L,中性粒细胞百分比(N%)82%。肺功能检查:第一秒用力呼气量占用力肺活量百分率(FEV_1/FVC)<70% 及 FEV_1<80% 预计值。

入院诊断:慢性支气管炎,慢性阻塞性肺疾病(COPD)。

任务分析

1. 医生给病人开了平喘气雾剂,护士指导病人及家属正确使用吸入气雾剂。
2. 病人述其家中儿子正患肺结核,遵医嘱为病人进行结核菌素试验。
3. 住院7天后,病人自觉状态有所好转,护士指导病人进行呼吸功能锻炼。

任务一 辅助排痰

辅助排痰是通过叩击或振动胸背部,借助外力振动促使附着在气管、支气管及肺内的分泌物松动,通过咳嗽排出体外的方法。

▶ 目的

1. 清除呼吸道分泌物,保持呼吸道通畅,改善肺通气。
2. 控制感染,预防肺不张、坠积性肺炎等并发症。

▶ 适应证

久病体弱、长期卧床、排痰无力的病人。

▶ 禁忌证

1. 胸壁接触部位的皮肤及皮下有感染的病人。
2. 未经引流的气胸、肋骨骨折、严重骨质疏松、有病理性骨折史的病人。
3. 肺栓塞、咯血、肺大疱、低血压、肺水肿、胸壁疼痛剧烈的病人。
4. 心房颤动、心内附壁血栓、急性心肌梗死的病人。
5. 出血性疾病或凝血功能异常有出血倾向的病人。

▶ 准备

护士准备　着装整洁,按七步洗手法洗手,戴口罩。

用物准备　治疗盘、痰杯、漱口水、纸巾、弯盘、治疗巾、听诊器、性能完好的振动排痰仪(根据病人情况选择合适的叩击头)、一次性叩击头罩(图2-1-1)。

病人准备　能理解排痰的目的、方法及配合要点;意识清楚、能咳嗽;处于餐后2 h至餐前30 min时间段;痰液黏稠者,可于排痰前15 min给予雾化吸入,雾化液可选用生理盐水、祛痰药或支气管舒张剂,以便稀释痰液、解除支气管痉挛,促进有效排痰。

环境准备　安静,整洁,光线明亮,温湿度适宜。

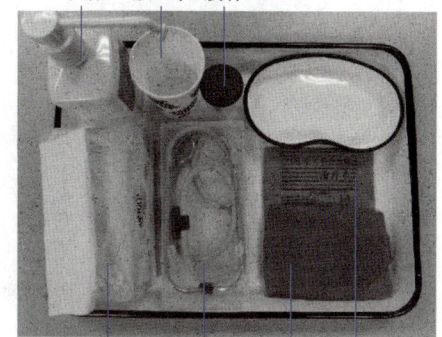

手消　漱口水　痰杯

纸巾　听诊器　叩头罩　治疗巾

图2-1-1　辅助排痰部分用物

▶ 实施

叩击排痰操作视频　　振动排痰操作视频

操作步骤(表2-1-1、表2-1-2)

表2-1-1　胸背部叩击

操作流程	操作步骤	沟通与说明
核对解释	核对床号、姓名、腕带、医嘱等,解释叩击的目的和操作方法	您好! 我是护士小×,请问您叫什么名字?(我叫×××)让我核对您的腕带信息,您现在感觉怎么样 我将为您做胸背部叩击,协助您的痰液排出,这个操作安全,也不会有明显不适,请您配合
操作准备	室内温湿度适宜,关闭门窗,拉上围帘;洗手、戴口罩,合理摆放用物	保暖,保护隐私,预防感染,节力
评估胸肺	评估胸背部皮肤情况;听诊肺部湿啰音情况(图2-1-2) 图2-1-2　听诊	请让我看一下胸背部皮肤,您的皮肤完好,可以叩击;我再听一下您肺部痰液的分布情况,听诊器有点凉,我先捂热一下,还凉吗?如果觉得凉请忍耐一下;请吸气—呼气……,您的肺部有痰液
安置体位	根据病人病情安置其为坐位或侧卧位,病人穿单层衣服	请问您能坐着吗? (不能坐者,可以取侧卧位)可以的话,您就双手扶在椅背上,您觉得凉吗

操作流程	操作步骤	沟通与说明
胸部叩击	五指并拢,使掌侧呈杯状,迅速而有节律地叩击胸壁(图 2-1-3) 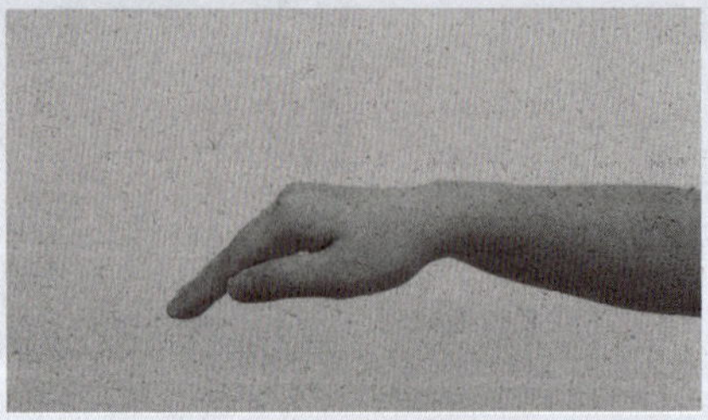 图 2-1-3　叩击手法 从肺底自下而上、由外向内叩击(图 2-1-4) 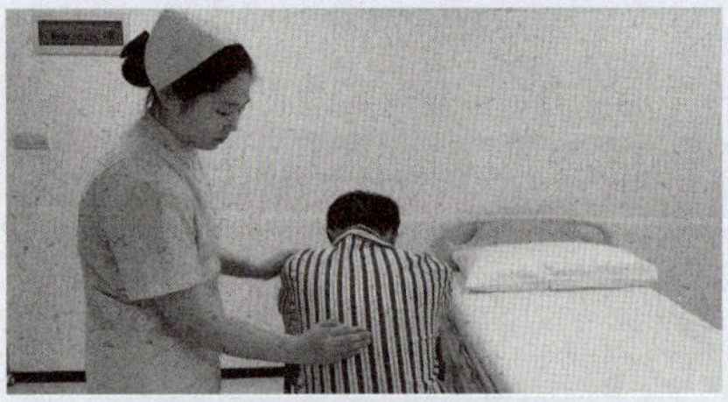 图 2-1-4　叩击顺序	您觉得这个叩击的力度怎么样? 如果觉得力度重了请及时告诉我,叩击的时候请您配合咳嗽,这样痰液更容易排出来
指导咳痰	指导病人有效咳嗽(图 2-1-5) 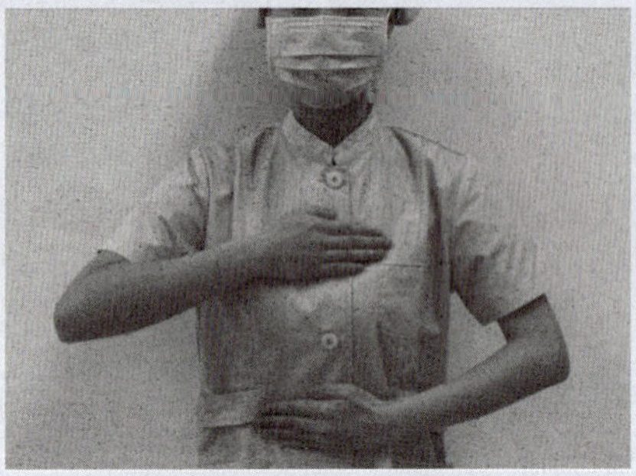 图 2-1-5　指导咳嗽	请问您有力气咳嗽吗? 可以呀! 那您先坐好,上身稍前倾,抱枕于腹部,请您缓慢深呼吸 3~4 次后深吸气至膈肌完全下降,屏气 3~5 s,然后进行 2~3 声短促有力的咳嗽,同时收缩腹肌,也可以用手按压腹部的枕头。很好! 您做得很好,痰咳出来了是不是觉得舒服多了呢
清洁漱口	排痰后用漱口水彻底漱口(图 2-1-6) 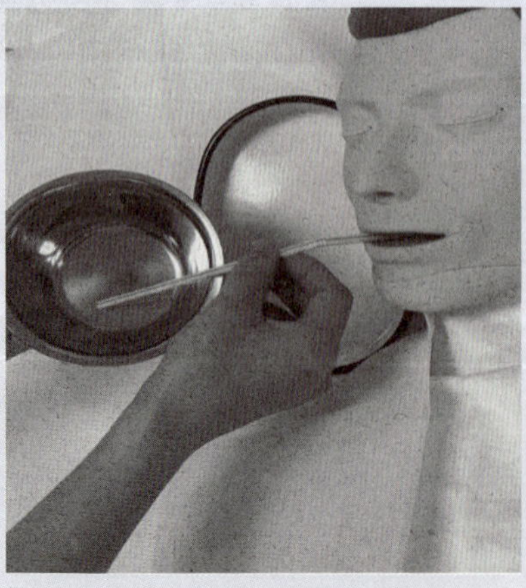 图 2-1-6　协助漱口	请您漱口,多漱几次,尽量漱干净

操作流程	操作步骤	沟通与说明
评价效果	再次听诊肺部呼吸音,判断排痰效果	我再听一下您的肺部,痰鸣音明显减少了
整理用物	整理病人的衣物,协助其取舒适体位,整理床单位,开窗通风	您休息会儿,这样躺着感觉怎么样?您要记得多喝水,以利于痰液排出。您还有什么需求吗?如果没有,我就不打扰您了,您好好休息,呼叫器在床旁,有事您叫我,我也会定时来巡视的。谢谢您的配合
	用物和痰液的处理	用物按感染控制要求分类处理,痰液需消毒后再弃去
洗手记录	洗手,脱口罩	按七步洗手法洗手;脱下的口罩放入医用垃圾桶
	记录,标本送检	记录操作过程中病人有无不适、生命体征、排痰效果及排出痰液的量和性状等

表 2-1-2 振 动 排 痰

操作流程	操作步骤	沟通与说明
核对解释	核对床号、姓名、腕带、医嘱等,解释排痰的目的和操作方法	您好!我是护士小×,请问您叫什么名字?(我叫×××)让我核对您的腕带信息,您现在感觉怎么样 我将用振动排痰仪来帮助您排出痰液,这个操作没有损伤,也不会有明显不适,请您配合
操作准备	室内温度适宜,关闭门窗,拉上围帘;洗手,戴口罩,合理摆放用物;连接振动排痰仪电源,将叩击头罩套于叩击头上,悬挂备用(图 2-1-7) 图 2-1-7 准备叩头	保暖,保护隐私,预防感染,套上叩击头罩,避免交叉感染
评估胸肺	评估胸背部皮肤情况;听诊肺部湿啰音情况	请让我看一下胸背部皮肤,您的皮肤完好,可以叩击;我再听一下您肺部痰液的分布情况,听诊器有点凉,我先捂热一下,还凉吗?如果觉得凉请忍耐一下;请吸气—呼气……,您的肺部听着有痰液

操作流程	操作步骤	沟通与说明
安置体位	协助病人面向护士侧卧,暴露胸背部,穿单层上衣(图2-1-8) 图 2-1-8　体位安置	请向我这边移,然后侧卧,您觉得这样可以吗? 您感觉背部凉吗
设置功能	打开振动排痰仪的开关,设置速度和时间	设置治疗强度为 25 Hz(常规为 15~30 Hz),时间为 15 min(常规为 10~20 min)
振动胸壁	平稳握住叩击头沿病人肋缘自下往上振动(叩击转向器上的箭头指向主支气管),叩击头与病人肋缘紧密贴合(图 2-1-9) 图 2-1-9　胸壁振动	请问这个力度大吗? 能耐受吗? 若觉得不适就及时告诉我
停止关机	仪器自动停止,关闭电源	
拍背咳痰	结束后 1~5 min,给予拍背,指导咳痰(图2-1-10) 图 2-1-10　拍背	我帮您拍一下背,您也可以做深呼吸,想咳嗽您就咳,这样有利于痰液更好地排出,您能坚持吗? 有觉得不舒服吗
清洁漱口	用漱口水彻底漱口	请您漱口,多漱几次,漱干净
评价效果	听诊肺部,评价振动排痰的效果	我再听一下您的肺部,痰鸣音明显减少了

操作流程	操作步骤	沟通与说明
整理用物	为病人整理衣物,协助病人取舒适体位,整理床单位	您刚结束治疗需要休息 20~30 min,这样躺着感觉怎么样?您要记得多喝水,以利于痰液排出。您还有什么需求吗?那您好好休息,呼叫器在床旁,有事您叫我,我也会定时来巡视的
	用物和痰液的处理	用物按感染控制要求分类处理,振动排痰仪用中性消毒剂进行清洁,风干后物归原处;痰液用漂白粉等消毒剂消毒后再弃去
洗手记录	洗手,脱口罩	按七步洗手法洗手,按要求脱下口罩
	记录排痰过程及排出的痰液情况	记录振动过程中病人有无不适、生命体征、排痰效果及排出痰液的量和性状等

▶ **实训指导**

1. 正确协助病人进行深呼吸、有效咳嗽,辅助病人排痰对保持呼吸道通畅、改善肺通气以及预防术后肺部并发症等具有重要的意义。护士应指导病人认识其重要性并能正确实施操作方法。

2. 辅助排痰宜选择在餐后 2 h 至餐前 30 min 且生命体征平稳时进行,以避免操作中发生呕吐、误吸及其他不适。辅助排痰每次 5~15 min,每天 2~3 次。

3. 叩击时手指指腹并拢,掌指关节屈曲成 120° 左右,使掌侧呈杯状。叩击时指腹与大小鱼际肌着落,利用腕关节活动,迅速而有节律地叩击,每一肺叶叩击 1~3 min,120~180 次/min。叩击时按支气管走向从肺底自下而上,由外周向中央叩击(背部从第十肋间隙,胸部从第六肋间隙开始)。叩击时发出一种空而深的叩击音则表明手法正确,若出现拍打实体的声音则说明手法错误。叩击力量要适中,询问病人感受,以病人不感到疼痛为宜,边叩击边鼓励病人有效咳嗽。

4. 振动排痰仪的叩击头要使用塑料或一次性纸质叩击头罩,避免交叉感染。振动排痰仪基本治疗强度设置为 15~35 Hz,建议初始强度为 20 Hz;振动时间设置为 10~20 min,可视病情给予调节。振动时叩击头沿病人肋缘自下往上振动,叩击头与病人肋缘充分紧密贴合,每一位置持续振动 30 s 左右,然后移至下一个部位,直至整个胸廓。在肺下叶及重点感染部位,可适当延长振动时间。

5. 辅助排痰时应避开脊柱及肩胛骨的骨突部位、乳房、心前区、衣服拉链和纽扣等处。叩击部位用单层薄布保护,避免直接叩击或振动而导致皮肤发红,但不宜用过厚的覆盖物,以免降低排痰效果。

6. 指导有效咳嗽时,若病人胸腹部有伤口,为避免因咳嗽而加重伤口疼痛,可指导病人采用双手或枕头轻压伤口两侧起固定或扶持作用。对胸痛明显者,遵医嘱服用镇痛药 30 min 后再进行深呼吸和有效咳嗽,以减轻疼痛。

7. 咳嗽应短促有力,不需要剧烈咳嗽。若咳嗽时气体不是突然冲出,或在喉头发出假声都不是有效的咳嗽,应避免连续无效的咳嗽。

8. 操作中注意询问病人的感受,观察病人呼吸、咳嗽、咳痰情况,若出现痰液梗阻现象(如发绀、气促)时,应立即停止排痰并给予吸痰、吸氧等处理。操作以不引起病人疲劳为宜。

9. 观察痰液的量与性状,做好口腔护理及健康指导。

▶ **操作评价**

 叩击排痰操作评价　　 振动排痰操作评价

1. 促进痰液排出的常用措施有哪些?

答:① 有效咳嗽:适用于神志清醒,一般状况良好,能够配合的病人。② 气道湿化:适用于痰液黏稠不易咳出的病人。③ 胸部叩击:适用于久病体弱、长期卧床、排痰无力的病人。④ 体位引流:适用于肺脓肿、支气管扩张等有大量痰液排出不畅的病人。⑤ 机械排痰:适用于痰液黏稠无力咳出、意识不清或建立人工气道的病人。可经病人的口、鼻腔、气管插管或气管切开处进行负压吸痰。

2. 不同疾病所致痰液的性状特点有哪些?

答:痰液性质与疾病关系密切,在观察痰液时要注意颜色、性状和气味。

(1) 颜色:① 黄色:为脓性痰,表示呼吸系统有化脓性感染。如在慢性支气管炎或肺结核并发化脓性细菌感染时,痰液多呈黄绿色。② 红色或棕红色:表示痰内有血液或血红蛋白,见于肺癌、肺结核、支气管扩张或肺吸虫病等。急性肺水肿的痰液常呈粉红色泡沫状。③ 铁锈色:为大叶性肺炎的特征,也可见于肺梗死。④ 棕褐色:见于阿米巴肺脓肿,或阿米巴肝脓肿破入支气管时。⑤ 绿色:见于肺部铜绿假单胞菌感染。⑥ 黑色或灰色:常见于各种肺尘埃沉着病(如炭末、煤灰、铁末、石粉等沉着),也可见于吸烟过多者或生活于烟灰环境中的健康人。

(2) 性状:① 黏液性痰:质黏稠,无色透明或稍白,多见于支气管炎、支气管哮喘及大叶性肺炎初期。② 浆液性痰:为浆液状,稀薄而有很多泡沫,是肺淤血时毛细血管内的液体渗入肺泡所致,见于肺水肿。③ 脓性痰或黏液脓性痰:主要成分为脓细胞,量大时有分层现象:上层为泡沫,中层为浆液,下层为脓及坏死组织。多见于支气管扩张或肺脓肿。④ 血性痰:是指以上各种痰液中混有血液。多见于肺结核、支气管扩张、肺癌或二尖瓣狭窄等。

(3) 气味:正常人痰液无特殊臭味。肺脓肿、支气管扩张合并厌氧菌感染及肺癌晚期的病人的痰液可有臭味。

▶ 问题测试

辅助排痰问题测试

▶ 职业精神

微课:战"疫"下的选择和担当

任务二 体 位 引 流

体位引流是利用重力作用促使肺及支气管内的分泌物排出体外的护理技术,又称为重力引流。

▶ 目的

1. 促进分泌物排出,减轻肺部感染及中毒症状。
2. 保持呼吸道通畅,改善呼吸。

▶ 适应证

1. 支气管扩张、肺脓肿、COPD（慢性阻塞性肺疾病）等分泌物较多排出不畅而呼吸功能尚好的病人。
2. 神经肌肉疾病、气管切开术后咳嗽无力的病人。
3. 支气管碘油造影检查前后等。

▶ 禁忌证

1. 呼吸功能不全、有明显呼吸困难或发绀的病人。
2. 近 1~2 周内曾有大咯血史的病人。
3. 年老体弱或一般情况极度虚弱、无法耐受所需的体位或无力排出分泌物的病人（在这种情况下，体位引流将导致低氧血症）。
4. 全身性疾病病情严重的病人。
5. 抗凝治疗、胸廓或脊柱骨折、严重骨质疏松等病人。

▶ 准备

护士准备　着装整洁，用七步洗手法洗手，戴口罩。

用物准备　治疗盘、痰杯、漱口水、纸巾、弯盘、治疗巾、听诊器；枕头、软垫等协助体位摆放的用具；必要时备负压吸引器及吸痰用物（图 2-1-11）。

病人准备　完善胸部辅助检查，明确病变部位。确认无禁忌证。向病人及其家属解释体位引流的目的和过程，消除顾虑并取得同意。痰液黏稠不易咳出者，可于体位引流前 15 min 给予雾化吸入，雾化液可选用生理盐水、祛痰药或支气管舒张药，以便稀释痰液、解除支气管痉挛，促进有效引流。

环境准备　安静，整洁，光线明亮，温湿度适宜，必要时用屏风遮挡。

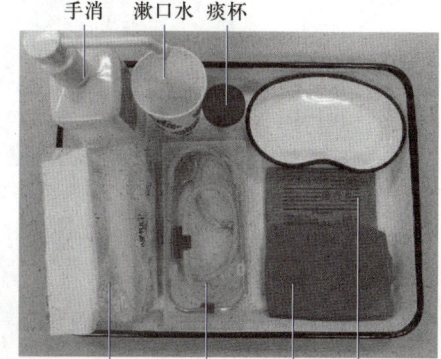

图 2-1-11　体位引流部分用物

▶ 实施

体位引流操作视频

操作步骤（表 2-1-3）

表 2-1-3　体位引流

操作流程	操作步骤	沟通与说明
核对解释	核对床号、姓名、腕带、医嘱等；解释引流的目的和过程（图 2-1-12） 图 2-1-12　核对解释	您好！我是护士小×，请问您叫什么名字？（我叫×××）让我核对您的腕带信息，您现在感觉怎么样这个操作就是帮您维持在一种有利于痰液排出的体位躺着，过程为 15~30 min，不会有太大的不适，请您配合

操作流程	操作步骤	沟通与说明
操作准备	环境温度适宜,拉上围帘 洗手,戴口罩,合理摆放用物	保暖,保护隐私,预防感染,节力
评估肺部	听诊肺部呼吸音,确定肺部情况及病变部位	请让我听一下您的肺部情况,听诊器有点凉,我先捂热一下,还凉吗?如果觉得凉请忍耐一下,请吸气—呼气……您的病变部位在左下肺部
安置体位	抬高病灶位置,按照使引流支气管开口向下的原则,为病人安置头低足高右侧卧位,并拉上床挡(图 2-1-13) 图 2-1-13 头低足高右侧卧位	我帮您把枕头取下放在头顶,协助您右侧卧,背部垫上枕头,把床尾抬高 20°~30°,维持这种体位就可以,您觉得怎么样 常用引流体位(图 2-1-14) 图 2-1-14 常用引流体位
铺单置盘	颌下围上治疗巾,放置弯盘	我在您颌下围了治疗巾,用弯盘接住痰液,这样就不会弄脏衣服和床铺
辅助引流	辅助叩背,嘱病人深呼吸咳嗽,将痰液咳出,留取标本(需要时)(图 2-1-15)引流时间可从每次 5~10 min 增加到每次 15~20 min 图 2-1-15 辅助拍背	我帮您拍一下背,您也可以做深呼吸,想咳嗽您就咳,这样有利于痰液更好地排出
密切观察	病人意识、面色、呼吸、脉率、痰量等	您能坚持吗? 有觉得不舒服吗
清洁漱口	用漱口水彻底漱口(图 2-1-16) 图 2-1-16 协助漱口	请您漱口,多漱几次,尽量漱干净

操作流程	操作步骤	沟通与说明
撤巾摇床	撤走弯盘和治疗巾,摇下床尾	结束了,我帮您把弯盘和治疗巾拿开,床尾摇下,枕头枕上。您平躺着休息一会儿
评价效果	听诊肺部,评价引流效果(图 2-1-17)  图 2-1-17　听诊肺部	我再听一下你肺部的情况,肺部的痰鸣音明显减少了
整理用物	整理病人衣物,协助取舒适体位,整理床单位	您刚引流结束,需要休息 20~30 min,这样躺着感觉怎么样? 您要记得多喝水,以利于痰液排出。您还有什么需要吗? 那您好好休息,呼叫器在床旁,有事您叫我,我也会随时来巡视的。谢谢您的配合
	用物和痰液的处理	用物按感染控制要求分类处理,痰液消毒后再弃去
洗手记录	洗手,脱口罩	按七步洗手法洗手,规范脱下口罩。
	记录	记录引流时间、病人有无不适、生命体征、引流效果及排出痰液的量和性状等

▶ 实训指导

1. 根据病变部位协助病人采取合适的引流体位,原则上使病灶位于高位,引流支气管开口向下,但要充分考虑病人的病情和耐受力,以病人能耐受又利于痰液排出为最佳。

2. 根据病情及病变部位,每天引流 1~3 次,每次 15~20 min,在餐前 1 h 或餐后 2 h 进行,以晨起时进行为最佳,因饭后易致呕吐、误吸。

3. 引流过程中鼓励病人进行有效咳嗽,对无力咳嗽者,可辅以胸部叩击和胸壁振荡等措施,以促进有效引流,并备好吸痰装置,必要时吸痰。

4. 操作中要有专人守护,注意安全,防止坠床。引流中密切观察病人的反应,若病人出现心律失常、高血压、低血压、眩晕、发绀等,立即停止引流,通知医生,并配合处理。

5. 监测生命体征和肺部呼吸音的变化,观察引流效果。

6. 引流结束,让病人用漱口水彻底漱口,以保持口腔清洁,增进食欲,减少呼吸道感染机会。

7. 安置病人于舒适卧位休息并嘱其多喝水。

8. 注意观察痰液的性状和量,以及痰液静置后有无分层现象,有无特殊臭味。

▶ 操作评价

体位引流操作评价

问题探究

肺部不同病变部位的引流体位怎么安置？

答：肺部不同病变部位的引流体位见表2-1-4。

表 2-1-4　肺部不同病变部位的引流体位

肺部病变部位		体位
右肺上叶	尖段	坐位,按病灶部位向前、向后或侧向倾斜
	前段	仰卧,右侧稍垫高
	后段	左侧卧位或俯卧位,上半身向右转45°,头部及腹侧用枕头支持,抬高床头
右肺中叶	内、外侧段	仰卧,胸腹向左旋转45°,保持右侧上位,抬高床尾
右肺下叶	背段	左侧俯卧,头低足高位
	前基底段	左侧仰卧,头低足高位
	侧基底段	患侧向上侧卧,头低足高位
	后基底段	左侧俯卧,头低足高位
左肺上叶	尖后段	坐位,向前、向右微倾斜(右侧卧位或俯卧位,上半身向左转1/4,右臂后伸,抬高头部及肩部)
	舌段	右侧仰卧,胸腹向右旋转45°,头部及胸部垫枕,双下肢稍屈曲,抬高床尾
左肺下叶	背段	右侧俯卧,腹下垫枕,抬高床尾
	前基底段	右侧仰卧,头低足高位
	侧基底段	患侧向上侧卧,头低足高位
	后基底段	右侧俯卧,腹下垫枕,抬高床尾

问题测试

体位引流问题测试

职业精神

微课:守初心　担使命
做新时代护理筑梦人

任务三　吸入气雾剂的使用

气雾剂是指含药溶液、混悬液或乳液,与合适的抛射剂或液化混合抛射剂共同装封于具有定量阀门系统和一定压力的耐压容器中,使用时借助抛射剂的压力,将内容物呈雾状物喷出,经口吸入沉积于肺部的制剂。

目的

主要通过吸入拟肾上腺素药、氨茶碱或沙丁胺醇等药物,减轻呼吸道黏膜水肿,保持呼吸道通畅,解除支气管痉挛,改善通气状况。

▶ ## 适应证

适用于支气管哮喘、喘息性支气管炎等。

▶ ## 禁忌证

1. 不能配合吸入药物的病人(建立人工气道者)。
2. 对药物成分过敏的病人。

▶ ## 准备

护士准备 着装整洁,按七步洗手法洗手,戴口罩。
用物准备 吸入气雾剂、漱口液(温开水)等(图 2-1-18)。
病人准备 评估病人的病情及合作程度、文化层次及学习能力、呼吸道是否通畅、口腔黏膜有无感染、溃疡等。
环境准备 安静,整洁,光线明亮,温度适宜。

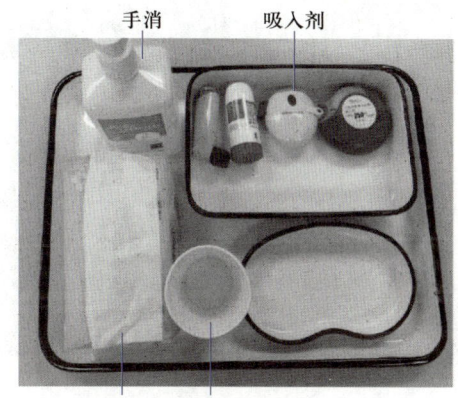

图 2-1-18 吸入气雾剂部分用物

▶ ## 实施

吸入气雾剂的使用操作视频

操作步骤(表 2-1-5)

表 2-1-5 吸入气雾剂的使用

操作流程	操作步骤	沟通与说明
核对解释	核对床号、姓名、腕带、医嘱等,解释吸入气雾剂的作用和使用方法,以取得病人及其家属的配合	您好!我是护士小 ×,请问您叫什么名字?(我叫 × × ×)让我核对您的腕带信息,您现在感觉怎么样?我看您还是喘憋,医生让我帮助您使用这个药物,它能够缓解您的不适,请您配合
操作准备	环境温度适宜 洗手,戴口罩,合理摆放用物	保暖,保护隐私,节力
评估口腔	评估病人的病情及合作程度,口腔、咽喉部黏膜状况,协助病人取坐位或半卧位	请您张嘴我看看您的口腔情况,口腔黏膜完整,无溃疡
摇匀药液	再次核对医嘱,取下气雾剂外盖,摇匀药液(图 2-1-19) 图 2-1-19 摇匀药液	咱们先把盖子取下来,再上下摇匀气雾剂内的药液

操作流程	操作步骤	沟通与说明
深呼气	最大限度地深呼气(图2-1-20) 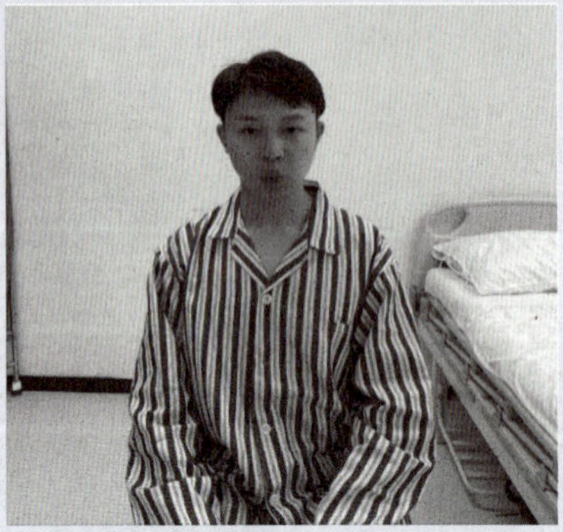 图 2-1-20　深呼气	请您先深呼气,尽量把肺里的气体都呼出来
吸入药液	双唇包住气雾剂喷嘴,以慢而深的方式经口吸气,同时用手按压喷药,让喷入的气雾随气流方向进入支气管深部(图2-1-21) 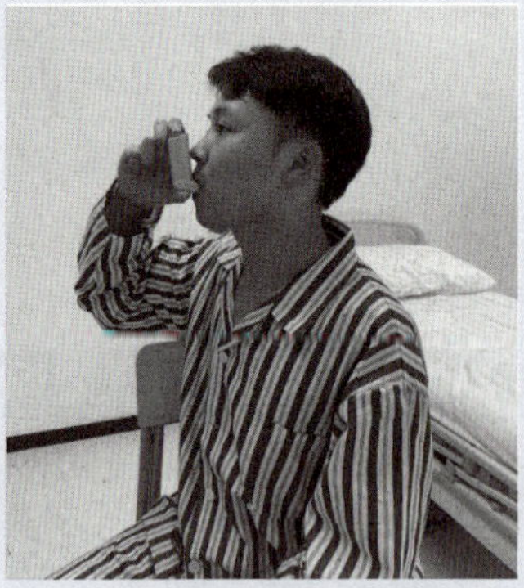 图 2-1-21　吸入药物	请用嘴包住药瓶喷嘴,按压喷药,同时深吸气,这样可以把药物尽量地吸入肺里去
屏气	吸入药物后须屏气 10 s 以上,再用鼻慢慢呼气(图2-1-22) 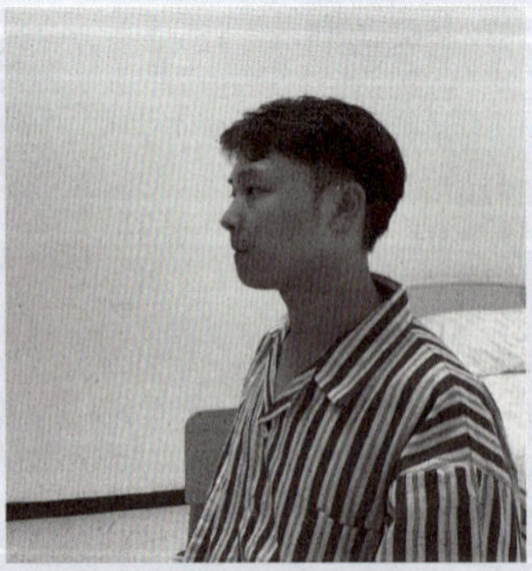 图 2-1-22　屏气	吸药后需要憋气 10 s,或者实在憋不住了,您再用鼻子慢慢呼气
温水漱口	取出气雾剂,嘱病人用温开水漱口	请您漱口,多漱几次,尽量漱干净
整理用物	协助病人取舒适卧位,告知病人注意事项,整理用物	您好好休息,呼叫器在床旁,有事您叫我,我也会随时来巡视的。谢谢您的配合

操作流程	操作步骤	沟通与说明
洗手记录	洗手,脱口罩	按七步洗手法洗手,脱下口罩
	评价用药后效果并记录	记录病人用药时间,病人反应及用药后胸闷、喘息的缓解情况

▶ 实训指导

1. 使用时不能损坏阀门,避免撞击,每次使用前要充分摇匀。

2. 吸入药物后应屏气 10 s,这样会使药物最大限度地沉淀在气管和支气管内,从而达到良好的治疗效果。

3. 用药的次数和剂量必须按医嘱执行。

4. 告知病人及其家属,使用气雾剂后需用温开水漱口,避免药物沉积在口腔黏膜和牙齿上,防止口腔发生真菌感染。

5. 动作不协调者和老年病人可应用储雾罐,这样可以使吸入动作与喷药动作分离,即先把药物喷入储雾罐,再从储雾罐内吸入药物,但必须在 30 s 内完成从储雾罐内的吸入动作。从储雾罐吸入药物比直接用气雾剂吸入的药量大。

▶ 操作评价

吸入气雾剂的使用操作评价

▶ 问题探究

1. 吸入给药的优点是什么?

答:药物被吸入呼吸道后,直接均匀地分布在呼吸道黏膜上,起效迅速;气雾剂的剂型小巧轻便,可随身携带,随时取用,例如在运动或病人感觉哮喘即将发作时,提前吸入药物,大都可以减轻或者防止发作;每次吸入的药量极少,无需全身用药,大大地降低了药物的不良反应,便于长期使用。

2. 使用吸入气雾剂后为什么需要漱口?

答:因为用药后部分病人会出现口腔念珠菌病、声音嘶哑或呼吸道不适,所以要指导病人吸药后立即用温开水含漱口咽部。

▶ 问题测试

吸入气雾剂的使用问题测试

▶ 职业精神

微课:匠心铸就梦想,技能改变人生

任务四 结核菌素试验

结核菌素试验是用结核菌素来测定机体是否会引起皮肤过敏反应的一种试验,以判定机体对结核分枝杆菌有无免疫力,是诊断结核感染的特异方法。

▶ 目的

1. 为接种卡介苗提供依据。
2. 为测定免疫效果提供依据。
3. 用于诊断与鉴别诊断肺结核。

▶ 适应证

1. 有肺结核病可疑症状的病人。
2. 近期有与肺结核病人密切接触史者。
3. 胸部 X 线检查异常者。
4. 怀疑患肺结核的病人。

▶ 禁忌证

1. 各种传染病的恢复期。
2. 有器质性病变,如心血管疾病、肾病、胃肠疾病的急性期。
3. 有过敏史,特别是对其他疫苗有过敏史及免疫缺陷的婴幼儿。
4. 体弱及严重衰竭者、高热病人等。

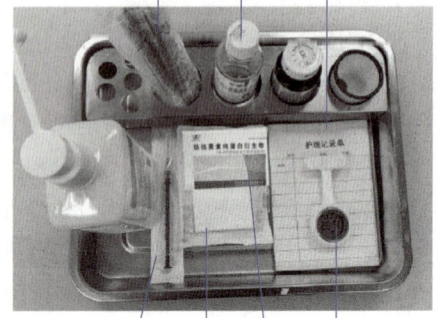

图 2-1-23 结核菌素试验部分用物

▶ 准备

护士准备　着装整洁,按七步洗手法洗手,戴口罩。

用物准备　清洁治疗盘,内放无菌棉签、结核菌素注射液 1 支(50 IU/mL)、1 mL 注射器、75% 乙醇、无菌纱布 2 块、砂轮、笔、表、记录本、直尺、锐器盒和容器各 1 个(装医用垃圾)。手消毒液、过敏反应急救盒(图 2-1-23)。

病人准备　病人知晓试验的目的和方法,愿意合作。

环境准备　安静,整洁,光线明亮,温度适宜。

▶ 实施

结核菌素试验操作视频

操作步骤(表2-1-6)

表2-1-6 结核菌素试验

操作流程	操作步骤	沟通与说明
核对解释	核对床号、姓名、腕带、医嘱等,解释结核菌素试验的目的和过程(图2-1-24) 图2-1-24 核对解释	您好! 我是护士小×,请问您叫什么名字?(我叫×××)让我核对您的腕带信息,您现在感觉怎么样 这个操作就是在您的左前臂掌侧中段,注射一个小的皮丘,等待48~72 h,根据硬结直径来判断您是否有过结核菌感染,不会很痛的,请您配合
操作准备	环境整洁,光线明亮,温度适宜; 洗手、戴口罩;协助病人取坐位或卧位	您觉得这么坐着舒服吗?我帮您把左侧衣袖卷到肘上去,露出前臂
评估皮肤	左前臂掌侧中、下1/3交界处皮肤,避开瘢痕、褶皱及血管。如近期已做过结核菌素试验,则选择在上一次注射部位斜上方3~4 cm处,或取右前臂(图2-1-25) 图2-1-25 注射部位	请让我看一下您的左前臂皮肤情况。您这两周内做过结核菌素试验吗?您对乙醇过敏吗?请稍等,我去准备药液
抽吸药液	核对医嘱、药名、剂量、有效期,检查药品质量,用1 mL注射器抽取结核菌素注射液并排气	如安瓿破损、药液有沉淀及过期不得使用。严格无菌操作
局部消毒	以75%乙醇消毒皮肤,待干	现在给您消毒,有点凉
皮内注射	二次核对,左手绷紧穿刺部位皮肤,右手持注射器,使注射器刻度与针孔斜面一致朝上,与皮肤成5°刺入皮内,待针头斜面全部进入皮内后,放平注射器,左手拇指固定针栓,右手注入结核菌素注射液0.1 mL(5 IU),注射完毕迅速拔针(图2-1-26) 图2-1-26 皮内注射	注射药液时,会有点疼,这是正常的。注射部位不能用手抓、挠和摩擦,以免感染;不能涂抹任何药物,也不能涂抹花露水、风油精、肥皂等,以免影响结果判断。拔针后不要揉搓、不要用棉球或棉签按压针眼

操作流程	操作步骤	沟通与说明
整理用物	整理病人衣物,协助取舒适体位	注射后需要原地休息30 min,无任何不适,才可以离开
	用物处理	用物按感染控制要求分类处理
洗手记录	洗手,脱口罩	用七步洗手法洗手
	记录	记录注射部位、时间、病人有无不适
判断结果	注射后48~72 h检查注射部位反应后,测量病人皮肤硬结的横径和纵径,计算平均直径,即(横径 + 纵径)/2,观察局部皮肤是否出现水疱、坏死或淋巴管炎等(图2-1-27)  图 2-1-27 结果判断	现在让我看一下您的手臂,观察注射部位的情况。记录试验结果

▶ 实训指导

1. 严格执行查对制度及无菌操作原则。

2. 安瓿开启后在 1 h 内使用。安瓿有裂纹,制品内有异物者不可使用。

3. 试验应在室内进行,避免阳光直射。

4. 注射时或注射后若出现晕厥、过敏反应等并发症应及时处理。

5. 告知病人观察期间注射部位不能用手抓、擦,以免感染;不能涂抹任何药物,也不能涂抹花露水、风油精、肥皂等,以免影响结果判断。

6. 密切观察试验后反应。曾患过重度结核病或过敏体质者,局部可能出现水疱、浸润或溃疡,有的还会出现不同程度的发热;一般能自行消退或自愈;严重者应及时到医院做局部抗感染或退热处理。

▶ 操作评价

结核菌素试验操作评价

▶ 问题探究

1. 如何判断结核菌素试验的结果?

答:注射后48~72 h观察和记录结果,用手指轻摸硬结边缘,测量硬结的横径和纵径,计算得出平均直径,即(横径 + 纵径)/2,而不是测量红晕的直径。硬结为特异性变态反应,而红晕为非特异性反应。硬结直径≤4 mm为阴性,5~9 mm为弱阳性,10~19 mm为阳性,≥20 mm或虽<20 mm但局部出现水疱和淋巴管炎为强阳性反应。

2. 结核菌素试验的临床意义是什么?

答:结核菌素试验反应越强,对结核病的诊断,特别是对婴幼儿结核病的诊断越重要。凡是阴性反应结果的儿童,一般来说,表明没有受过结核分枝杆菌的感染,可以排除结核病。但在某些情况下,也不能完全排除结核病。因为结核菌素试验可受许多因素影响,结核分枝杆菌感染后需4~8周才建立充分变态反应,在此之前,结核菌素试验可呈阴性;营养不良、人类免疫缺陷病毒(HIV)感染、麻疹、水痘、癌症、严重的细菌感染包括重症结核病(如粟粒型结核病和结核性脑膜炎)等,结核菌素试验结果多为阴性和弱阳性。

▶ 问题测试

结核菌素试验问题测试

▶ 职业精神

微课:"天使在人间"——海军总医院总护士长王文珍

任务五 呼吸功能锻炼

呼吸功能锻炼是以进行有效呼吸,增强呼吸肌,特别是膈肌的肌力和耐力为主要原则,以减轻呼吸困难、提高机体活动能力、预防呼吸肌疲劳、防止发生呼吸衰竭及提高病人生活质量为目的的治疗方法。

▶ 目的

恢复膈肌较正常的位置和功能;控制呼吸的频率和呼吸的方式,以延缓气道塌陷,减轻呼吸肌疲劳或增加呼吸肌的工作效率,调动通气潜力;减轻病人呼吸困难状况和焦虑情绪。

▶ 适应证

慢性阻塞性肺疾病(COPD)、支气管扩张、肺囊性纤维化、慢性支气管哮喘引起的呼吸肌功能减退者及呼吸困难缓解期的病人。

▶ 禁忌证

无绝对禁忌证,对于严重呼吸衰竭及心力衰竭病人要慎用。

▶ 准备

护士准备　着装整洁,按七步洗手法洗手,戴口罩。
用物准备　钟表、治疗车、护理记录单。
病人准备　指导、协助病人排大小便。
环境准备　安静,整洁,光线明亮,温度适宜。

▶ **实施**

呼吸功能锻炼操作视频

操作步骤（表2-1-7）

表2-1-7 呼吸功能锻炼

操作流程	操作步骤	沟通与说明
核对解释	核对床号、姓名、腕带、医嘱等，解释呼吸功能锻炼的目的和过程	您好！我是护士小×，请问您叫什么名字？（我叫×××）让我核对您的腕带信息，您现在感觉怎么样 您的病情已有所好转了，可以进行呼吸功能锻炼来增加您呼吸肌的肌力和耐力，改善您的呼吸功能。下面我教您呼吸功能锻炼的方法：腹式呼吸和缩唇呼吸，希望您能配合我
操作准备	环境温度适宜，必要时用屏风遮挡 洗手，戴口罩	保暖，保护隐私，节力
评估病人	评估病人生命体征是否平稳。检查病人呼吸状况及呼吸型态	您现在病情平稳，不用紧张，锻炼过程中如果有任何不舒适，请及时告诉我
腹式呼吸	协助体弱病人取坐位或仰卧位（病情轻者取立位），病人一手放在胸部，一手放在腹部 用鼻吸气，同时尽力挺腹，深吸气（图2-1-28） <p style="text-align:center">图2-1-28 吸气挺腹</p> 用口呼气，同时收缩腹部，缓慢呼气（图2-1-29） <p style="text-align:center">图2-1-29 呼气收腹</p>	请您全身放松，平静呼吸 您用鼻吸气，吸气时尽力挺腹，胸部不动，吸气末短暂屏气。 呼气时用口慢慢地呼出，同时收缩您的腹部，胸廓保持最小活动幅度，以增加肺的通气量。 吸气与呼气的时间比为1:2或1:3,7~8次/min，每次10~20 min，每日2次，反复训练。训练过程中有任何不舒适，马上停下来并及时告诉我

操作流程	操作步骤	沟通与说明
缩唇呼吸	吸气时闭口,用鼻吸气 呼气时缩唇,同时收缩腹部(图2-1-30)  图2-1-30 呼气流量	下面咱们练习缩唇呼吸,请您用鼻吸气,用口呼气,呼气时口唇缩拢像吹口哨样,持续而缓慢地呼气,以能把距离口唇15~20 cm的火焰吹倾斜而不熄灭为宜。呼气时长为吸气的2~3倍,每日训练3~4次,每次10~20 min,循序渐进。训练过程中有不舒适或不能耐受,就停下来,并及时告诉我
整理安置	整理病人衣物及床单位,安置病人于舒适体位	您觉得这样躺着舒适吗
洗手记录	洗手,脱口罩	按七步洗手法洗手
	记录	记录锻炼日期、时间、效果等

▶ 实训指导

1. 腹式呼吸需要增加能量消耗,因此只能在疾病恢复期或出院前进行锻炼。

2. 在训练腹式呼吸时,可以在腹部放置小枕头、杂志或书,如果吸气时物体上升,证明是腹式呼吸。

3. 缩唇的程度与呼气流量以能使距口唇15~20 cm处与口唇等高水平的蜡烛火焰随气流倾斜而又不至于熄灭为宜。

4. 腹式呼吸法和缩唇呼吸法能加强呼吸肌的肌力和耐力,且简便易行,可随时进行。

▶ 操作评价

呼吸功能锻炼操作评价

▶ 问题探究

1. 为什么要进行有效呼吸功能锻炼?

答:在正常情况下,吸入气体与肺血流的分布是不均匀的,肺泡通气也不均匀。这种局部通气不均,使得肺上部与肺下部的肺泡大小不相等,肺上部肺泡大,肺下部肺泡较小,这种生理现象提示人们经常做深呼吸动作的必要性。当呼吸道有炎症或患肺部疾病时,必然加重这种分布的不均匀情况。因此,卧床或术后病人进行有效呼吸功能锻炼显得尤为重要。

2. 缩唇呼吸和腹式呼吸的主要作用是什么?

答:缩唇呼吸和腹式呼吸的主要作用是使肺内的气体更容易排出来,减少肺内的残气量,缓解低氧血症,甚至改善伴有高碳酸血症出现的呼吸功能不全症状。

　　3. 如何判断呼吸功能锻炼方法是否正确?

　　答:在训练腹式呼吸时,可以在腹部放置小枕头、杂志或书,如果吸气时物体上升,证明是腹式呼吸。缩唇的程度与呼气流量以能使距口唇 15~20 cm 处与口唇等高水平的蜡烛火焰随气流倾斜而又不至于熄灭为宜。

▶　**问题测试**

　呼吸功能锻炼问题测试

▶　**职业精神**

　微课:国士无双,医者仁心
　　　　　——钟南山

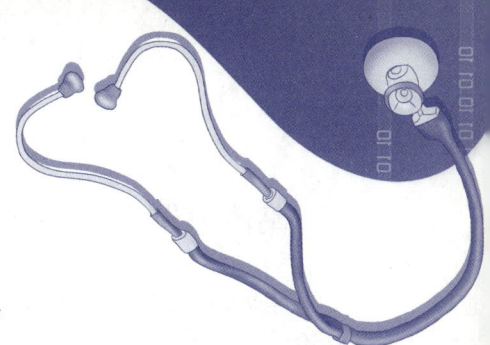

项目二
呼吸内科常用诊疗技术的护理配合

学习目标

知识目标：1. 知晓胸腔穿刺术、纤维支气管镜检查术及呼吸内科常用介入治疗的目的。
　　　　　2. 叙述胸腔穿刺术、纤维支气管镜检查术及呼吸内科常用介入治疗的适应证和禁忌证。
　　　　　3. 识记呼吸内科常用诊疗技术的操作要点及实训指导。

技能目标：1. 掌握胸腔穿刺术的术前准备、术中配合及术后护理。
　　　　　2. 掌握纤维支气管镜检查术的术前准备、术中配合及术后护理。
　　　　　3. 掌握呼吸内科常用介入治疗的术前准备、术中配合及术后护理。

素质目标：1. 培养学生认真积极的工作态度和团队协作的精神。
　　　　　2. 具有良好的护患沟通能力，有效缓解病人的心理压力。
　　　　　3. 体现较强的人文关怀理念，关爱病人，保护病人的隐私。
　　　　　4. 树立正确的劳动观点和劳动态度，践行社会主义核心价值观。

临床案例一

戚某，男性，75岁。因"咳嗽、咳痰伴右侧胸痛1个月余，痰中带血2周"入院。病人1个月余前无明显诱因出现咳嗽，以刺激性干咳为主，咳少量灰白色黏痰，伴右侧胸痛，呈隐痛，吸气时明显，不向其他处放射，无阵发性加剧，无明显胸闷气喘。曾在诊所按呼吸道感染服用抗感染药和镇咳药，疗效不显著。近2周来间断出现痰中带血，即来院就诊。

体格检查：T 36.7 ℃，P 82次/min，R 20次/min，BP 138/87 mmHg，右胸饱满，叩诊呈浊音，右肺呼吸音减弱。胸部X线检查示：右肺中叶有一约3 cm×4 cm大小的椭圆形块状阴影，边缘模糊毛糙，可见短细的毛刺影，且右侧肋膈角变钝。

入院诊断：右肺恶性肿瘤。

任务分析

1. 为明确诊断，护士协助医生行胸腔穿刺术抽出胸腔积液做检查。

2. 为明确占位性病变的性质，护士协助医生行纤维支气管镜检查术。

3. 根据病人的病情和医生的综合评估，拟为病人行CT引导经皮肺肿瘤射频消融术，护士配合医生完成。

临床案例二

邓某,男性,56 岁。咳嗽、咳痰 1 周,咯血 1 天,量约 200 ml,以"肺部感染,咯血待查"收入院行进一步诊治。

体格检查:T 37.3 ℃,R 20 次 /min,P 94 次 /min,BP 116/80 mmHg,意识清楚,步入病房,浅表淋巴结未触及肿大,气管居中,胸廓对称,双肺呼吸音粗,可闻及散在湿啰音及少许哮鸣音,心率 94 次 /min,律齐,各瓣膜听诊区未闻及病理性杂音。增强 CT 检查示:左主支气管占位性病变,左肺下叶炎性改变伴支气管扩张。支气管镜检查示:左主支气管球形新生物堵塞管腔。

入院诊断:左下肺支气管扩张,左主支气管新生物。

任务分析

1. 因咯血经内科治疗无效,医生拟为病人行支气管动脉栓塞术止血,护士和医生配合完成。

2. 为明确左主支气管新生物的性质,医生拟通过电子支气管镜行左主支气管新生物内镜下切除治疗,护士配合医生完成。

任务一　胸腔穿刺术的护理配合

胸腔穿刺术简称胸穿,是指用胸腔穿刺针经皮肤刺入胸膜腔抽取积液、积气,或行胸腔内注药或灌洗,以达到诊断和 / 或治疗疾病的一项诊疗技术。

▶ 目的

1. 明确胸腔积液的性质,协助诊断。
2. 缓解大量积液或积气所致的肺压迫症状。
3. 引流脓液治疗脓胸,避免胸膜粘连增厚,影响肺功能。
4. 胸腔灌洗或向胸腔内注入药物辅助治疗。

▶ 适应证

1. 胸腔积液的性质不明确者,需抽取积液协助诊断。
2. 大量胸腔积液或积气,需抽取积液、积气,改善压迫症状者。
3. 脓胸或恶性胸腔积液,需行胸腔灌洗或给药者。

▶ 禁忌证

1. 严重出血倾向、凝血功能障碍者。
2. 严重心、肝、肺等重要脏器功能损害者。
3. 年老体弱或一般情况极度虚弱、无法耐受穿刺术者。
4. 大咯血、哮喘发作、心律失常等病情危重者。
5. 穿刺部位皮肤感染或有外伤者。
6. 不合作者。
7. 对麻醉药过敏者。

8. 机械通气和肺大疱者。

▶ 准备

护士准备　着装整洁,按七步洗手法洗手,戴口罩。

用物准备　一次性使用胸腔穿刺包、棉签、碘伏、无菌手套、口罩、弯盘、1%盐酸普鲁卡因或2%盐酸利多卡因注射液、胶布及抢救设备、胸腔穿刺术知情同意书等,需要胸腔闭式引流者准备闭式引流装置(图2-2-1)。

病人准备　了解胸腔穿刺术的目的、过程及注意事项,术前病人签署知情同意书,做好普鲁卡因皮试。

环境准备　病室环境清洁,光线明亮,温度适宜,必要时用屏风遮挡。

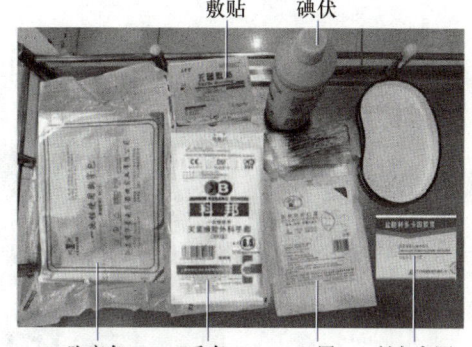

敷贴　　碘伏

胸穿包　手套　口罩　利多卡因

图 2-2-1　胸腔穿刺部分用物

▶ 实施

胸腔穿刺术的护理配合操作视频

操作步骤(表2-2-1)

表 2-2-1　胸腔穿刺术的护理配合

操作流程	操作步骤	沟通与说明
解释评估	核对床号、姓名、腕带,向病人解释穿刺目的 评估病史、意识、心理状态及合作程度;胸部穿刺部位皮肤是否清洁、有无感染、有无外伤等	您好!我是护士小×,请问您叫什么名字?(我叫×××)让我核对您的腕带信息,您现在感觉怎么样 您的胸部X线检查结果显示您的胸腔有积液,为了明确积液产生的病因,接下来我和您的主治医生一起为您行胸腔穿刺术,这个过程不会有太大的不适,请您配合。我先检查一下您穿刺部位的皮肤,局部皮肤良好,可以穿刺。您现在需要上厕所吗?那现在就给您做穿刺
操作准备	环境温度适宜,拉上围帘 洗手,戴口罩,合理摆放用物	您觉得室温合适吗?请您把外套脱下来,里面的衣服我帮您卷起来,然后用胶布把衣服固定好

操作流程	操作步骤	沟通与说明
安置体位	协助病人取坐位,面向椅背,枕头置于椅背上,双手臂平直于椅背上缘,头伏于前臂上(图 2-2-2) 图 2-2-2　摆好体位	您先坐到椅子上,面向椅背,两手前臂放置于椅背上,前额伏于前臂上,请您保持这个姿势不要动 不能起床的病人,取半坐卧位,前臂上举抱于枕部
协助定位	通常选择胸部叩诊实音最明显的部位进行穿刺,胸腔积液较多时一般常选择肩胛线或腋后线第 7~8 肋间进行穿刺(图 2-2-3) 图 2-2-3　定位	现在需要叩击您的胸部,确定穿刺点,如果有任何不舒适请及时告诉我们。有时也选腋中线第 6~7 肋间或腋前线第 5 肋间作为穿刺点。包裹性积液可结合 X 线或超声检查确定穿刺点。气胸穿刺点通常位于患侧锁骨中线第 2 肋间隙或腋前线第 4~5 肋间隙。液气胸穿刺点常位于患侧腋中线第 4~5 肋间
常规消毒	以穿刺点为中心进行消毒,直径 15 cm 左右,消毒两次,待干	在给你您消毒,消毒液有点凉,这是正常的,很快就好了
协助麻醉	协助打开一次性使用胸腔穿刺包,医生戴无菌手套和口罩,铺消毒洞巾,护士用胶布或巾钳固定洞巾两上角防止滑脱。检查 2% 盐酸利多卡因注射液并打开安瓿供医生抽吸作局部麻醉用(图 2-2-4) 图 2-2-4　局部麻醉	医生要给您注射麻醉药了,刚开始可能有点痛,待麻醉药起效了感觉就会好一些

操作流程	操作步骤	沟通与说明
穿刺抽液	检查穿刺针是否通畅,协助医生插入穿刺针,确定插入胸膜腔内,有液体流出时,即可进行抽吸 护士用止血钳协助固定穿刺针,以防刺入过深损伤肺组织。注射器针筒抽满后,夹闭穿刺针,取下注射器针筒排液,以防气体进入胸膜腔。同时协助医生留取标本(图 2-2-5) 图 2-2-5 抽取积液	要开始穿刺了,请保持这个姿势不要动,也不要深呼吸和咳嗽。穿刺成功了,请您不要担心,现在给您抽液,很快就好了。有没有感觉不舒服
病情观察	密切观察病人的心率、心律、血压、面色、血氧饱和度等情况,若有异常情况,立即告知医生	如果感觉有头晕、心慌、胸闷不适等情况,请告诉我
拔针撤巾	抽液完毕,拔出穿刺针,覆盖敷料并固定,撤除洞巾	抽好了,马上给您拔针,穿刺的地方我们用敷料覆盖好了,请您保持敷料的清洁干燥,如果有潮湿或松脱,请及时通知我们,我们会尽快来处理的
整理用物	协助病人穿衣,并取舒适体位,整理床单位	我帮您把衣服穿上,不要着凉了。我扶您到床上躺下,这样躺着舒服吗?您还有其他需要吗? 那您好好休息,呼叫器放在您的床旁,有事按呼叫器
	用物和胸腔积液的处理	用物按感染控制要求分类处理,胸腔积液用漂白粉等消毒剂处理后再弃去
洗手记录	洗手,脱口罩	按七步洗手法洗手
	记录,标本送检	记录病人有无不适、生命体征及胸腔积液的量和性状等

▶ 实训指导

1. 保证穿刺体位正确,穿刺针应沿肋骨上缘垂直进针,以免损伤肋骨下缘处的神经和血管。

2. 应避免在第 9 肋间隙以下穿刺,以免损伤腹腔脏器。

3. 操作过程中密切观察病人的面色、脉搏和呼吸,如发现病人有面色苍白、出汗,自诉头晕、胸闷等情况,应及时告诉医生,并立即停止抽液,让病人平卧、吸氧。必要时,可皮下注射 0.1% 肾上腺素 0.3~0.5 mL。

4. 注意抽气、抽液的速度。诊断性抽液时,抽取 50~100 mL 即可;减压抽液或抽气时,第一次抽液量不超过 600 mL,以后每次在 1 000 mL 左右,以预防复张性肺水肿的发生。

▶ **操作评价**

胸腔穿刺术的护理配合
操作评价

▶ **问题探究**

1. 简述胸腔穿刺术的并发症。

答：通过穿刺针气体逸漏或穿刺针刺破肺产生的气胸，穿刺针损伤肋下血管导致的出血，胸膜反应，快速排液 >1 L 所致的复张性肺水肿，感染，进针过低或过深导致的脾或肝刺伤，空气栓塞。

2. 因脓胸行胸腔穿刺抽液，一般抽取多少脓性胸腔积液？

答：抽液时需要尽可能抽净脓性胸腔积液。

3. 为什么胸腔穿刺须从肋骨上缘进针？

答：主要是为了避开肋间神经及血管，因为肋间神经及动、静脉沿肋骨下缘走行，经肋骨下缘穿刺容易损伤神经及血管。

▶ **问题测试**

胸腔穿刺术的护理配合问
题测试

▶ **职业精神**

微课：国医济世，德术并
彰——"人民英雄"张伯礼

任务二 **纤维支气管镜检查术的护理配合**

纤维支气管镜检查是利用光学纤维内镜对气管、支气管管腔进行的检查。该技术于 20 世纪 70 年代应用于临床，目前临床应用范围很广，可使许多隐藏在气管、支气管及肺内深部难以发现的疾病，在没有体表创伤的情况下得以诊断及治疗，可使许多病人免除手术之苦。该检查技术应用后，使肺部疾病在诊断和治疗方面取得了巨大的进展，该检查已成为支气管、肺和其他胸腔疾病诊断及治疗不可缺少的手段。

▶ **目的**

1. 了解气管和支气管的病变，根据病变进行相应的检查和制订治疗方案。
2. 通过支气管镜对镜下能够直接观察到的异常情况进行治疗。

▶ **适应证**

1. 原因不明咯血的检查和局部出血的治疗。
2. 原因不明的慢性咳嗽或局限性哮鸣音病人的检查。

3. 原因不明的声音嘶哑、喉返神经麻痹或膈神经麻痹者。

4. 原因不明的胸腔积液病人的检查。

5. 胸部影像学检查提示有块状阴影、肺不张、阻塞性肺炎，疑为肺癌者。

6. 取出支气管异物或清除气道内异常分泌物。

7. 对肺癌病人行局部放、化疗。

8. 对气道内肿瘤进行激光、微波、冷冻、高频电刀治疗等。

9. 对颈椎有不稳定骨折、脱位者行气管插管。

10. 取深部痰液做细菌培养或做支气管肺泡灌洗。

11. 经纤维支气管镜行气管内支架置入术等。

▶ **禁忌证**

1. 一般情况差、体质衰弱不能耐受支气管镜检查者。

2. 精神不正常，不能配合检查者。

3. 有慢性心血管疾病，如不稳定型心绞痛、心肌梗死、严重心律失常、严重心功能不全、原发性高血压，或检查前血压仍高于 160/100 mmHg、动脉瘤等。

4. 有慢性呼吸系统疾病伴严重呼吸功能不全者。

5. 对麻醉药物过敏，不能用其他药物代替者。

6. 有严重出血倾向及凝血机制障碍者。

7. 呼吸道有急性化脓性炎症伴高热、急性哮喘发作和正在咯血者。

▶ **准备**

护士准备　着装整洁，按七步洗手法洗手，戴口罩。

用物准备　纤维支气管镜全套设备，包括细胞刷、活检钳、标本容器等、吸引器、2% 盐酸利多卡因、地西泮 10 mg、丁卡因胶浆、雾化吸入装置、吸氧装置、纱布、急救药物及抢救设备(图 2-2-6)。

病人准备　术前行胸部正位和侧位 X 线检查，必要时行胸部 CT 检查，以确定病变部位。确认无禁忌证。进行实验室检查(血常规、血生化、凝血功能、输血相关传染病检查) 及心电图检查。向病人及其家属解释纤维支气管镜检查术的目的和注意事项，消除顾虑，取得同意后签署手术知情同意书。做好麻醉药皮肤过敏试验。术前 4~6 h 禁食禁饮，术前 30 min 肌内注射地西泮 10 mg，以镇静，并减少术中发生呕吐和误吸的概率。

环境准备　检查室内空气清洁，光线明亮，温湿度适宜。

图 2-2-6　纤维支气管镜检部分用物

▶ **实施**

纤维支气管镜检查术的护理配合操作视频

操作步骤(表2-2-2)

表2-2-2 纤维支气管镜检查术的护理配合

操作流程	操作步骤	沟通与说明
解释评估	核对床号、姓名、腕带,向病人解释检查的目的及方法 评估病史、年龄、意识、心理状态及合作程度;检查鼻黏膜有无充血肿胀,鼻中隔有无偏曲,口腔有无义齿(又称假牙)	您好!我是护士小×,请问您叫什么名字?(我叫×××)让我核对您的腕带信息,您现在感觉怎么样 为了明确您做胸部CT检查时发现的右肺块状阴影的性质,我们需要给您做纤维支气管镜检查,这个过程会有一点不适,我们会尽量把不适降到最低,请您配合。我检查一下您的鼻腔,鼻腔情况良好,可以插管。请问您有义齿吗?请张开嘴让我看看 您现在需要上厕所吗
操作准备	检查室温湿度适宜,光线充足 洗手,戴口罩,合理摆放用物	您觉得温度合适吗
麻醉润滑	用2%盐酸利多卡因在咽喉部做喷雾麻醉,以减轻术中不适(图2-2-7) 使用丁卡因胶浆润滑纤维支气管镜弯曲部和插入部(图2-2-8) 图2-2-7 咽喉部局部麻醉　　　图2-2-8 润滑支气管镜	为了减轻检查中的不适,现在需要给您用点麻醉药,请您含住口含嘴,深吸气,便于药液到达呼吸道深部,使效果更好一些。您试一试,没错,就是这样
安置体位	协助病人取去枕仰卧位,肩部垫一软枕,头部后仰,下颌稍抬高。不能平卧者可取坐位或半卧位,遮盖眼睛(图2-2-9) 图2-2-9 体位	我扶您躺下,需要在您的肩部垫一个软枕,请您抬一下肩

操作流程	操作步骤	沟通与说明
协助插管	根据病情选择经鼻或口插管,边插入边观察气管管腔、黏膜情况等,随时配合医生经纤维支气管镜注入 2% 盐酸利多卡因做黏膜表面麻醉(图 2-2-10) 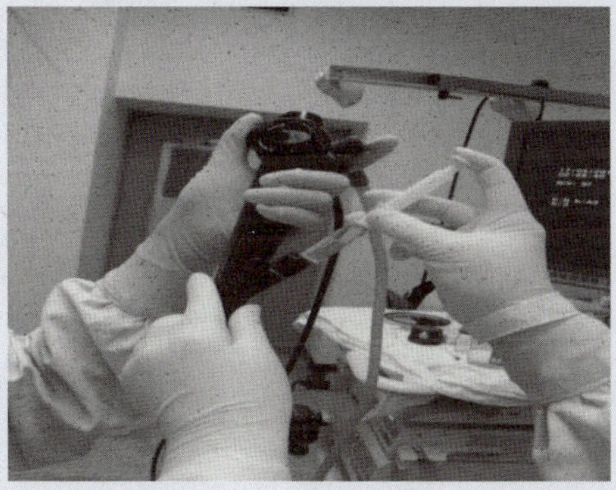 图 2-2-10　表面麻醉	放松点,马上给您插管,如果受不了,请举手示意,千万不可乱抓镜管
配合检查	按需要配合医生做好吸引、灌洗、刷片、活检等相关操作(图 2-2-11) 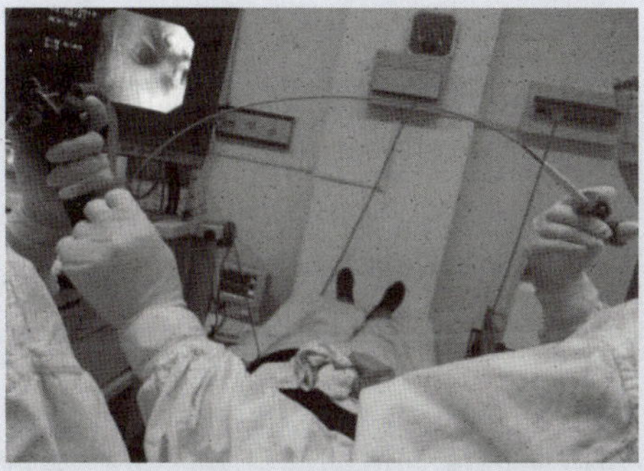 图 2-2-11　镜检 留取标本(图 2-2-12) 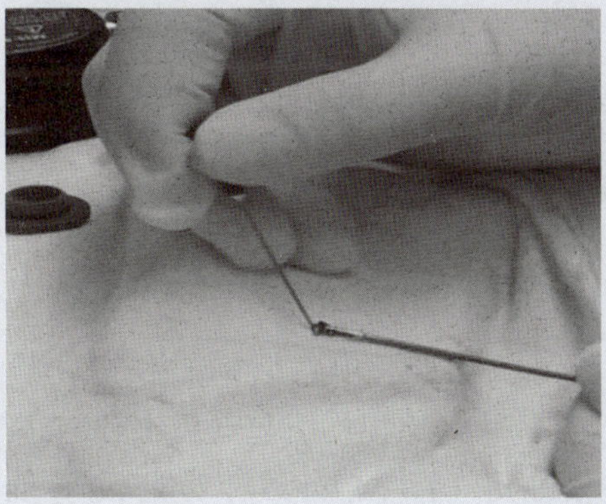 图 2-2-12　留取标本	正在给您取一点组织标本,很快就好了,请您再坚持一会儿
观察病情	密切观察病人的心率、心律、血压、面色、血氧饱和度等情况,若出现异常情况应立即告知医生并协助处理	如果感觉头晕、心慌等,请告诉我
协助拔管	拔出纤维支气管镜,擦拭病人口、鼻	您先躺着休息一会儿

操作流程	操作步骤	沟通与说明
健康指导	指导病人检查或治疗后进食和饮水的注意事项	您在 2 h 后再进食、饮水,以免咽喉仍在麻醉状态下引起呛咳或食物和水误吸入气管
用物处理	整理用物,协助病人回病房	我扶您回病房。来,慢慢躺下,您看这样可以吗?您好好休息,如果有不舒服就告诉我,我也会定时来巡视的
	用物处理	用物按感染控制要求分类处理
洗手记录	洗手,脱口罩	按七步洗手法洗手
	记录,标本送检	记录操作中病人有无不适、生命体征等

▶ 实训指导

1. 纤维支气管镜检查室必须配备有效的抢救药品和器械,以防术中出现喉部痉挛和呼吸窘迫,或分泌物不易咳出而引起窒息。

2. 操作中应在正式麻醉之前先用少许药物喷喉,若出现明显的过敏反应则不能使用该药麻醉。气道注入麻醉药后约有 30% 吸收至血液循环,因此麻醉药不宜用量过多。

3. 嘱病人术前 4 h 禁饮、禁食,减少呼吸道分泌物;术后 2 h 禁饮、禁食以免呛咳引发吸入性肺炎。

4. 检查过程中配合医生做吸引、灌洗、活检、治疗等动作时,要稳、快、准,避免引起病人不适。

5. 插管过程中注意观察病人反应,若出现频繁咳嗽、发绀、憋气或呼吸困难时,应暂停操作;若有出血现象,应及时通知医生并协助处理。

6. 严格遵守无菌操作,检查后管道必须按照内镜管道的消毒要求进行消毒,避免交叉感染,消毒后的管道要妥善保管。

7. 疑为肿瘤的病人,应尽可能地留取血痰部分送检,以提高活体组织检查的阳性率。

▶ 操作评价

 纤维支气管镜检查术的护理配合操作评价

▶ 问题探究

1. 简述纤维支气管镜检查的并发症。

答:在操作过程中,操作用力过猛导致局部软组织损伤引起喉头水肿、麻醉药过敏、低氧血症、气短及气道痉挛;在活检后发生少量出血或继发性支气管痉挛导致肺功能不全;如病人本身有基础心脏疾病,在强烈气道刺激情况下可出现恶性心律失常,导致心搏骤停;其他如自发性气胸、纵隔气肿、食管、气管穿孔以及气道梗阻等。

2. 插管过程中若病人发生心脏停搏如何处理?

答:这种情况多见于伴有严重器质性心脏病者或麻醉不充分、强行气管插入者,一旦发生应立即行心肺复苏术。

▶ 问题测试

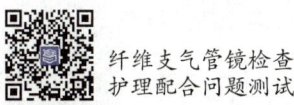
纤维支气管镜检查术的
护理配合问题测试

▶ 职业精神

微课：坚守"风暴之眼"
追赶时间　挑战极限

任务三　支气管动脉栓塞术的护理配合

支气管动脉栓塞术（bronchial artery embolization，BAE）是通过导管将栓塞剂有选择性地注入某一条支气管动脉，以堵塞血管，控制大出血，是大咯血病人内科治疗无效时首选的止血治疗方法。

▶ 目的

1. 快速堵塞支气管病变区域的血管、瘘口、破口，发挥止血作用。
2. 阻断肺部肿瘤血供，达到治疗目的。

▶ 适应证

1. 任何原因所致的急性大咯血。
2. 不适合手术或病人拒绝手术，内外科治疗咯血无效者。
3. 咯血量不大但反复发生咯血者。

▶ 禁忌证

1. 导管不能有效、牢固地插入支气管动脉内，栓塞剂会反流入主动脉者。
2. 肺动脉严重狭窄或闭锁的先天性心脏病。
3. 肺循环主要靠体循环供血者，在不具备立即手术矫正肺动脉畸形时。
4. 脊髓动脉显影极有可能栓塞脊髓动脉者。
5. 严重凝血机制障碍或出血性疾病。
6. 严重心、肝功能障碍者。

▶ 准备

护士准备　着装整洁，按七步洗手法洗手，戴口罩。

用物准备　穿刺针、4F 或 5F 动脉鞘、亲水导丝、4F 或 5F 造影管（Cobra 导管、RLG 导管、RS 导管）、SP 微导管、高压注射器、一次性介入包 1 个、无菌敷料包（包括大包皮 1 张、大单 1 条、手术衣 2 件、中单 1 条、手术孔单 1 条、小治疗巾 5 张、手术剪 1 把、小弯钳 1 把、巾钳 4 把）、无菌治疗包（治疗盘 1 个、治疗巾 3 张、弯盘 2 个、注射器若干）、手术用药（包括利多卡因、肝素、造影剂、地塞米松、甲氧氯普胺、止血药、明胶海绵、碘化油及各种急救药品）、负压吸引器、吸氧装置、知情同意书等（图 2-2-13）。

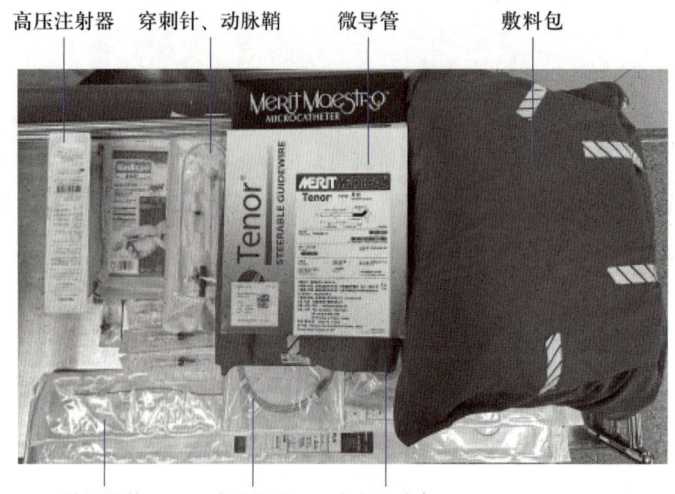

高压注射器　穿刺针、动脉鞘　微导管　敷料包

造影导管　亲水导丝　介入治疗包

图 2-2-13　支气管动脉栓塞部分用物

病人准备　了解支气管动脉栓塞术的目的、过程及注意事项；实验室检查(血常规、血生化、凝血功能、输血相关传染病检查)及心电图检查；术前病人签署知情同意书；做好碘、普鲁卡因过敏试验；术前禁食、禁饮 4~6 h；术前指导病人在床上大小便；双侧腹股沟备皮；掌握造影时需保持的体位。

环境准备　介入室术前消毒，光线明亮，温湿度适宜。

▶ **实施**

操作步骤(表 2-2-3)

表 2-2-3　支气管动脉栓塞术的护理配合

操作流程	操作步骤	沟通与说明
解释评估	核对床号、姓名、腕带，向病人解释操作的目的与方法 评估病史、意识、心理状态及合作程度	您好！我是护士小×，请问您叫什么名字？（我叫×××）让我核对您的腕带信息，您现在感觉怎么样 我们将在支气管镜下进行动脉栓塞术，以此来治疗您的咯血症状，这种手术我们已经开展得很熟练，请您放心
操作准备	介入室环境符合操作要求 洗手，戴口罩，合理摆放用物，备血，做好气管插管准备 建立静脉通路	您觉得室温合适吗 为方便手术中用药，需要先给您把留置针扎上，请您配合
安置体位	协助病人仰卧于 X 线检查床上，必要时用约束带约束四肢	您先躺到检查床上，头偏向我这边，双手平放在身体两侧，请您保持这个姿势不要乱动
监测体征	常规心电监护，监测病人的生命体征和血氧饱和度，持续低流量给氧，危重病人应采取气管插管，观察双侧足背动脉的搏动情况	现在需要给您安上心电监护仪，以监测病情的变化，如果有什么不舒服，请及时告诉我们
协助穿刺	协助医生穿无菌衣，消毒皮肤，麻醉后进行股动脉穿刺	给您消毒了，消毒液有点凉，这是正常的，很快就好了

操作流程	操作步骤	沟通与说明
配合治疗	高压注射造影剂前,注意抽回血,排出导管及造影系统中的气体,严防栓塞(图 2-2-14) 图 2-2-14　注射造影剂 支气管动脉造影时,嘱病人短暂屏气;栓塞开始时,告知病人平静呼吸,勿咳嗽 明胶海绵颗粒注入支气管动脉后,观察栓塞效果(图 2-2-15) 图 2-2-15　观察栓塞效果	要做造影了,请您屏住呼吸。正在进行栓塞,您可以平静呼吸了,但请不要咳嗽。随时注意手术进展情况,及时提供药物及物品,术中所需各种药物都应严格执行"三查七对"制度,严格遵守无菌操作规程 栓塞治疗后观察咯血是否得到控制
观察病情	术中严密观察病人的意识及生命体征变化,每 10 min 观察足背动脉的搏动情况 保持呼吸道通畅,术中出现大咯血时,立即将病人的头偏向一侧,使用负压吸引器清理,防止窒息,必要时协助医生行气管插管或气管切开 注入造影剂、栓塞剂后,观察病人有无胸骨后烧灼感、胸闷、肋间痛等不适症状,并做好解释工作,注意观察有无休克前期征象,发现问题及时配合医生抢救	您现在感觉怎么样?如果您有任何不适,请及时说出来。如果您感觉胸闷、胸骨后有烧灼感、吞咽困难是正常的,这些症状会逐渐缓解,请您别紧张
拔管止血	手术结束,协助医生拔出导管。协助病人取仰卧位,穿刺侧肢体取外展中立位,穿刺处加压止血后包扎(图 2-2-16) 图 2-2-16　加压止血	手术结束了,手术很成功,已经为您包扎好伤口,马上送您回病房

操作流程	操作步骤	沟通与说明
术后观察	返回病房,穿刺部位用沙袋压迫6小时,仔细观察有无出血或血肿。绝对卧床12~24 h,常规监测生命体征6 h,注意每30 min观察双侧足背动脉的搏动是否一致,观察穿刺侧肢体的皮温、颜色、知觉变化。若穿刺侧足背动脉搏动明显减慢或消失,应告知医生处理 备齐抢救药物,注意观察病人咳嗽、咳痰情况,注意痰液的性质。一旦发现咯血,做好心理护理,解除焦虑,及时配合医生处理(图2-2-17)  图2-2-17　触足背动脉搏动	如出血立即压迫止血,有血肿应先冷敷再热敷。请您保持穿刺腿伸直24 h,如果要大小便,就让家属帮忙在床上用便盆接。您可以吃鸡蛋、鱼、瘦肉、新鲜的蔬菜水果等,也可以喝牛奶,同时要多喝水,这样可以加速造影剂排泄。您有不适请按呼叫铃,我们也会加强巡视
用物处理		用物按感染控制要求分类处理
洗手记录	洗手,脱口罩	按七步洗手法洗手
	记录	记录手术过程及术后情况

▶ 实训指导

1. 操作前应向病人说明穿刺目的,消除顾虑。

2. 操作过程中严格无菌操作,严格进行穿刺部位的皮肤消毒。

3. 术中持续低流量吸氧,及时询问病人感受,尤其是造影后和栓塞后,间断让病人活动足趾,询问有无背痛、四肢躯干感觉异常。

4. 术后取平卧位,绝对卧床休息,注意术肢制动,穿刺部位用沙袋压迫6 h。

5. 术后加强观察,沙袋压迫或加压包扎时间过长可导致动脉血栓形成或栓塞,每30 min检查双侧足背动脉搏动是否一致,观察穿刺侧肢体有无麻木、疼痛,下肢末端皮肤色泽、温度有无改变。

6. 保持穿刺部位包扎敷料清洁干燥,观察有无皮下淤血、渗血、血肿。

7. 避免腹压升高致出血,如避免剧烈咳嗽;当病人咳嗽、咳痰、大小便时用手轻轻按压穿刺部位;多吃蔬菜、水果预防便秘。

8. 给予高蛋白、高维生素、清淡易消化饮食,同时鼓励病人多喝水,以加速造影剂排泄。

▶ 操作评价

支气管动脉栓塞术的护理
配合操作评价

▶ 问题探究

1. 常用的栓塞材料有哪些?

答:明胶海绵、聚乙烯醇(polyvinyl alcohol,PVA)、弹簧圈等均为常用栓塞材料。明胶海绵价格低廉,且易被人体吸收,而 PVA、弹簧圈等可作为长效栓塞材料。

2. 术后可能的并发症有哪些?

答:血肿、栓塞后综合征(胸闷、胸骨后烧灼感、肋间痛、吞咽痛)、发热、脊髓损伤、肠梗阻、出血、下肢深静脉血栓形成等。

▶ 问题测试

支气管动脉栓塞术的护理
配合问题测试

▶ 职业精神

微课:战斗在抗疫一线,
守护生命的"提灯人"
——李红

任务四 CT 引导经皮肺肿瘤射频消融术的护理配合

CT 引导下经皮穿刺射频消融(radiofrequency ablation,RFA),是将射频作用电极直接置入肿瘤内部,在交流电场作用下,离子或极性分子以与射频波频率相同的速度高速运动、震荡,产生摩擦热,将电能转化为热能,使局部产生焦耳热,以达到灭活肿瘤组织的方法。

▶ 目的

1. 使肺肿瘤病灶组织完全坏死,以治愈疾病或延长生存时间。
2. 最大限度地诱导肿瘤发生凝固性坏死,以减轻肿瘤负荷、缓解症状。

▶ 适应证

1. 原发性周围型非小细胞肺癌,因心肺功能差、高龄或拒绝手术者。
2. 中心型非小细胞肺癌病人。
3. 原发性肺癌术后肺内孤立性转移或复发者。
4. 原发性肺癌经放疗、化疗或分子靶向药物治疗后肺部肿瘤复发者。
5. 周围型小细胞肺癌经放疗、化疗后肺部肿瘤复发者。
6. 合并恶性胸腔积液的周围型肺癌在胸膜活检固定后。
7. 肺转移瘤,数量和大小超过根治性消融限制者。

▶ 禁忌证

1. **绝对禁忌证**

(1) 有严重出血倾向、血小板计数 $< 50 \times 10^9/L$ 和凝血功能障碍者(凝血酶原时间 >18 s,凝血酶原活动度 $<40\%$)。

(2) 活动性感染或菌血症。

2. **相对禁忌证**

(1) 靶肿瘤邻近心脏大血管等重要结构(< 1 cm),此时可考虑冷冻消融。

（2）靶肿瘤没有安全的穿刺通路。

（3）有广泛肺外转移者，预期生存时间＜3个月。

（4）有严重合并症、免疫功能低下、肾功能不全者。

（5）心脏起搏器植入、金属物植入者。

（6）对碘剂过敏，无法通过增强CT扫描评价疗效，可考虑用PET-CT或MRI。

（7）美国东部肿瘤协作组（Eastern Collaborative Oncology Group，ECOG）体力状态评分＞2分。

（8）剧烈咳嗽或严重躁动不配合者。

▶ 准备

护士准备　着装整洁，按七步洗手法洗手，戴口罩。

用物准备　协助医生调试好射频消融治疗系统，保证无故障运行；根据肿瘤的大小、形状、位置选择合适的射频电极以及与之配套的皮肤电极贴；准备好胸腔穿刺包和/或胸腔闭式引流包、心电监护仪、吸氧装置、抢救车等相关设备（图2-2-18）。

病人准备　病人及家属（被委托人）签署知情同意书；实验室检查（血常规、血生化、凝血功能、输血相关传染病检查）及心电图检查；术前4~6 h禁食，术前2 h禁水，需要全身麻醉者禁食禁水12 h；穿刺部位必要时备皮；必要时建立静脉通道和术前口服镇咳药。

环境准备　环境清洁、整齐，遵循无菌原则，严格区分清洁区、无菌区和污染区。

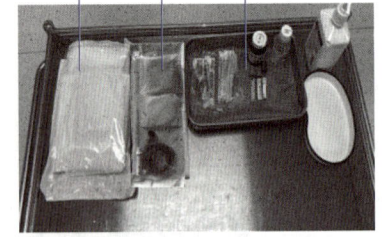

图2-2-18　射频消融用物

▶ 实施

操作步骤（表2-2-4）

表2-2-4　CT引导经皮肺肿瘤射频消融术的护理配合

操作流程	操作步骤	沟通与说明
核对解释	核对床号、姓名、腕带、医嘱等 解释操作目的及方法	您好！我是护士小×，请问您叫什么名字？（我叫×××）让我核对您的腕带信息，您现在感觉怎么样 通过检查，发现您的左下肺有个肿块，我们将采用射频消融术治疗您的肿块，请您配合
操作准备	环境温度适宜，保暖 洗手，戴口罩，合理摆放用物	
安置体位	按照穿刺点的位置协助病人摆放体位，左下肺腺癌病人宜采用俯卧位	我帮您把枕头取下放在头顶，我协助您俯卧，体位摆放好了，由于操作的时间较长，您觉得这样可以耐受吗
协助穿刺	准备消融时，协助医生确定靶肿瘤的位置以及与周围重要结构的关系，选择最佳穿刺通路。开启CT机的光标，用记号笔标记	医生在给您选择最佳穿刺点的位置，然后会用记号笔做上标记，请您尽量不要动
消毒铺巾	确定穿刺点的位置后，打开已经备好的胸腔穿刺包，进行局部消毒，铺无菌巾	医生在给您要穿刺的部位消毒，可能会有一点凉，请忍耐一下

操作流程	操作步骤	沟通与说明
设备准备	连接射频电极输液管,连接电极电缆,最后连接皮肤电极	需要把电极片贴在您身上,以便与设备建立连接
	协助医生打开灌注泵,打开射频发生器,射频发生器自检后打开射频开关,按下"A"开启输注功能,电极针的5个针尖均溢出生理盐水后,按下"B"关闭输注功能,按下模式按钮,选出 Talon 模式(图 2-2-19) 图 2-2-19 射频消融仪	
协助穿刺	协助医生首先用 2% 利多卡因局部浸润麻醉,使局部壁层胸膜充分麻醉;扫描靶肿瘤区域,判断注射器与靶肿瘤的位置关系。采用逐步进针法,不断调整,直到方向正确(图 2-2-20) 图 2-2-20 经皮肺穿刺	医生正在给您注射麻醉药,进针的时候可能会有些疼痛,一会儿就好了,如果您觉得忍受不了,请及时告诉我 对于儿童、术中不能配合、预计手术时间长、肿瘤贴近壁层胸膜可能引起剧痛的病人,推荐采用清醒镇静或全身麻醉
配合治疗	射频电极进入肿瘤后,应将射频电极子针展开超过肿瘤边缘,并通过 CT 扫描判断子针位置是否合适。然后再收回子针,从 2 cm 开始采用逐步开针法从近到远消融,根据射频消融发生器的类型、射频电极的型号、肿瘤大小及其与周围组织结构的关系设置治疗参数	您好,已经在进行消融治疗了,需要 10~20 min,在这个过程中如果您有任何不舒适,请及时告诉我
病情观察	观察操作是否成功,术后继续监测生命体征,观察有无并发症发生	手术结束了,我送您回病房

操作流程	操作步骤	沟通与说明
整理用物	为病人整理衣物,协助病人安全转运回病房,整理床单位,嘱病人术后平卧 2~4 h(图 2-2-21)  图 2-2-21　平卧休息	您需要继续平卧 2~4 h,您觉得这样躺着舒适吗? 呼叫器就放在您的床旁,有需要请按呼叫器,我也会定时巡视的 用物按感染控制要求分类处理
洗手记录	洗手,脱口罩	按七步洗手法洗手
	记录	记录手术过程及术后病人病情的变化情况

▶ **实训指导**

1. 术前需完善血、尿、大便等常规及相关检查,凝血功能异常者切忌进行手术。
2. 贴电极片时要避开破损处的皮肤,避免烧伤。
3. 注意无菌原则,操作时避开铺无菌巾处。
4. 射频消融结束后要注意观察是否发生了相关并发症,如穿刺处的出血和气胸。

▶ **操作评价**

CT 引导经皮肺肿瘤射频消融术的护理配合操作评价

▶ **问题探究**

1. 射频消融术的并发症有哪些?

答:射频消融术的并发症有:疼痛、消融后综合征、气胸、支气管胸膜瘘、胸腔积液、出血、咳嗽、胸膜反应、空洞形成、感染、针道种植、空气栓塞、肺动脉假性动脉瘤、神经损伤、膈疝、皮肤灼伤、心包积液和心脏压塞等。

2. 消融后综合征发生的原因及处理原则是什么?

答:原因主要是肿瘤坏死吸收,其严重程度及持续时间取决于产生坏死的体积以及病人的一般情况。消融后综合征的发生率为 6.6%~22.2%(18%),表现为低热及其他不适等,小病灶可能不明显,但大的病灶则会持续 2~3 周,大多数为一过性自限性症状,予以对症支持治疗即可。

▶ 问题测试

 CT 引导经皮肺肿瘤射频
消融术的护理配合问题测
试

▶ 职业精神

 微课：致敬平凡：扎根基层
三十载，妙手仁心为群众

任务五　电子支气管镜气道介入治疗的护理配合

电子支气管镜介入治疗（electronic bronchoscope interventional therapy）是以电子支气管镜为工作通道，在直视或导航下对气管、支气管、肺部疾病进行治疗的技术。与纤维支气管镜不同，电子支气管镜的传导通路是摄像处理器，具有视野更清晰、图像储存更方便的特点。

▶ 目的

1. 治疗气管、支气管及肺部疾病。
2. 改善呼吸和肺功能。

▶ 适应证

1. 取出气管异物。
2. 清除气道内异常分泌物。
3. 咯血者的局部治疗。
4. 支气管肺癌局部病变的处理，如局部放疗和化疗。
5. 气道内病变的毁损治疗（电切、冷冻、激光、氩离子体凝固、微波、光动力治疗）。
6. 支气管瘘的封堵。
7. 气管、支气管狭窄的扩张治疗（高压球囊导管扩张、支架植入）。
8. 经支气管镜引导气管插管。
9. 经支气管镜注射药物。
10. 严重肺气肿的内镜下肺减容术。
11. 严重持续哮喘的热成形治疗。
12. 肺泡蛋白沉着症时的肺泡灌洗治疗。

▶ 禁忌证

随着支气管镜治疗的开展，临床已积累了丰富的经验，禁忌证范围逐渐缩小，以下为电子支气管镜气道介入治疗的相对禁忌证。

1. 活动性大咯血，新近发生心肌梗死，或有不稳定型心绞痛的病人。
2. 严重低氧血症、贫血、心律失常、肺动脉高压者。
3. 严重支气管哮喘未控制。

4. 尿毒症。

5. 不能纠正的出血倾向。

6. 疑有主动脉瘤、严重的上腔静脉阻塞综合征。

7. 麻醉药物过敏而无法用其他药物替代者。

▶ 准备

护士准备　着装整洁,按七步洗手法洗手,戴口罩。

用物准备　药品准备:根据医嘱选择镇静和麻醉药物;器械准备:准备电子支气管镜,连接好光源、吸引器,检查支气管镜操作部,测试角度控制钮、吸引按钮及光源;准备氧气、负压吸引器、心电监护仪,如病人需要使用呼吸机,则要适当调整呼吸机报警参数及其他设置;准备无菌纱布,无菌生理盐水及容器。除上述物品外,还应根据不同治疗方法备齐相应的物品,如球囊扩张压力泵、球囊扩张压力导管、注射针、吸引活检针、不同型号的支架、粒子植入器、不同型号的导丝、圈套器、异物钳等。治疗前应备齐可能涉及的各种物品,以满足治疗的需求。同时查看这些物品是否过期,是否处于备用状态(图 2-2-22)。

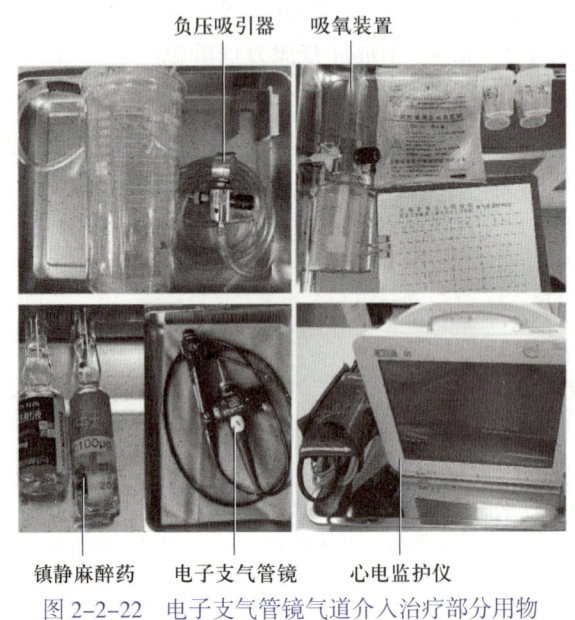

图 2-2-22　电子支气管镜气道介入治疗部分用物

病人准备　完善治疗前的检查(血常规、血生化、凝血功能、输血相关传染病检查及心电图检查);确认无禁忌证;了解电子支气管镜气道介入治疗的目的、过程及注意事项;治疗前病人签署知情同意书;治疗前禁食、禁水 6 小时;取出活动性义齿;口服抗凝血药或抗血小板药者停药 5~7 天;哮喘者治疗前预防性使用支气管扩张药。

环境准备　介入室空气、光线、温湿度符合操作要求。

操作步骤(表2-2-5)

表2-2-5　电子支气管镜气道介入治疗的护理配合

操作流程	操作步骤	沟通与说明
核对解释	核对床号、姓名、腕带、医嘱等 解释操作目的和方法	您好！我是护士小×，请问您叫什么名字？（我叫×××）让我核对您的腕带信息，您现在感觉怎么样 通过检查，发现您肺部左主支气管有球形新生物堵塞了管腔，我们将用电子支气管镜气道介入治疗解除堵塞。这种治疗需要从鼻腔插一根管子，在插管的时候有些不适，我们会尽量减轻您的不适，请您配合我们
	评估病人病史、意识、心理状态及合作程度 评估鼻黏膜有无充血肿胀，鼻中隔有无偏曲；口腔有无义齿（图2-2-23） 图2-2-23　检查口腔和鼻腔	我看一下您的鼻腔，鼻腔情况良好；请问您安装了义齿没？您张开嘴，让我看看
操作准备	介入室环境符合操作要求 洗手，戴口罩，合理摆放仪器设备与用物	您觉得室温合适吗
麻醉润滑	用2%盐酸利多卡因在咽喉部做喷雾麻醉，以减轻术中不适；使用丁卡因胶浆润滑电子支气管镜	为了减轻治疗过程中的不适，现在需要给您用点麻醉药，请您含住口含嘴，深呼吸，便于药液到达呼吸道深部，使效果更好一些。您试一试？没错，就是这样
安置体位	协助病人去枕平卧于检查床上，肩部垫枕头，头稍向后仰，下颌抬高，两手放在躯干两侧，并遮盖住病人的眼睛（图2-2-24） 图2-2-24　体位	我来协助您躺下，您头向后仰，手放在大腿两侧，我还要把您的眼睛遮住，以免镜子的光刺激眼睛。我为您摆放好了，您觉得这样可以吗
连接仪器	为病人连接心电及血氧饱和度监护仪	现在给您接上心电及血氧饱和度监护仪，这样便于我们动态了解您的情况

操作流程	操作步骤	沟通与说明
协助插管	根据病人情况选择经口插管或经鼻插管,边插入边观察气管管腔、黏膜情况等,随时配合医生经电子支气管镜注入麻醉药做黏膜表面麻醉(图2-2-25) 图 2-2-25　插管	马上给您插管了,插管过程中可能会有些刺激和不舒服,放轻松别紧张,如果受不了,请举手示意,千万不可乱抓镜管
配合治疗	按需配合医生做好吸引、灌洗等相关操作(图2-2-26) 图 2-2-26　灌洗	
观察病情	治疗过程中密切观察显示屏中术野情况,并及时配合医生操作(图2-2-27) 图 2-2-27　观察显示屏	医生正在给您进行治疗,您能坚持吗? 有觉得不舒服吗 严密观察病人血氧饱和度的变化,观察有无呼吸困难、窒息、喉痉挛、发绀等现象发生; 观察有无心率增快、血压升高等现象
协助拔管	拔出电子支气管镜,擦拭病人口鼻部。为病人整理衣物,让病人安静休息,继续观察 20 min,若无特殊情况则撤下病人身上各种监护导线等	治疗结束,已经拔管了,您先休息 20 min,稍后我会帮您把监护导线撤下,这样躺着感觉怎么样? 您还有什么需要吗
健康教育	送病人回病房休息并指导病人治疗后进食、饮水相关注意事项	您在 2 h 后再进食、饮水,以免咽喉仍在麻醉状态下引起呛咳或食物、水误吸入气管
整理用物	仪器设备的消毒整理	仪器设备按感染控制要求消毒处理
	用物和医疗废物的处理	用物按感染控制要求分类处理,分泌物用漂白粉等消毒剂消毒后再弃去
洗手记录	洗手,脱口罩	按七步洗手法洗手
	记录	记录病人治疗过程、病情变化情况及处理后结果等

▶ 实训指导

1. 治疗前常规检查血常规、凝血功能、传染病免疫四项,并做胸部 CT、心电图检查等。
2. 治疗前停用抗凝血药及抗血小板药至少 5 天。
3. 治疗前禁食、禁水 6 h。
4. 治疗过程中需严密观察病人血氧饱和度的变化,观察病人有无呼吸困难、窒息、喉痉挛、发绀、心率增快、血压升高等现象。
5. 治疗结束后需禁食、禁水 2 h。

▶ 操作评价

电子支气管镜气道介入治疗的护理配合操作评价

▶ 问题探究

电子支气管镜气道介入治疗的常见并发症及处理措施有哪些?
答:常见并发症及处理措施见表 2-2-6。

表 2-2-6　电子支气管镜气道介入治疗的常见并发症及处理措施

并发症	处理
麻醉药过敏或过量	立即停用,进行对症处理,如使用地塞米松、血管活性药物、抗抽搐药物等,对心搏过缓者应用阿托品,对心搏骤停者进行人工心肺复苏,对喉头水肿者立即行气管切开
心律失常	一旦发生,应立即拔出支气管镜,就地进行人工心肺复苏
喉痉挛或喉头水肿	大多在拔出支气管镜后可缓解,严重者应立即吸氧,给予抗组胺药物,或静脉给予肾上腺皮质激素
严重的支气管痉挛	应立即拔出支气管镜,按哮喘严重发作进行处理
感染和发热	适当使用解热镇痛药,可酌情应用抗生素
低氧血症	在鼻导管或面罩给氧,或高频通气支持下治疗
出血	少量出血经吸引后可自行止血,或用肾上腺素局部灌注止血,出血量 >50 mL 须高度重视,给予止血药物如静脉应用垂体后叶素等,并防止窒息
气胸	少量气胸且无症状者可吸氧,密切观察,无须抽气;气胸量多、症状明显时可穿刺抽气,必要时予以胸腔闭式引流

▶ 问题测试

电子支气管镜气道介入治疗的护理配合问题测试

▶ 职业精神

微课:青年工匠:技能强国中的青春力量

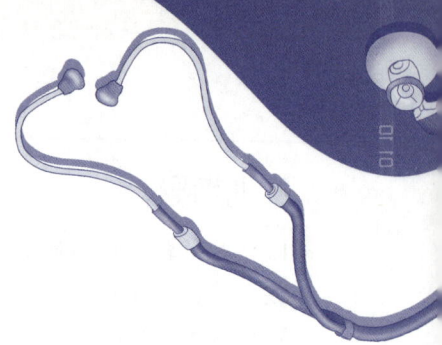

项目三
情景模拟

任务　慢性呼吸衰竭病人的护理

▶ **学习目标**

　　知识目标：1. 叙述慢性呼吸衰竭护理评估内容。

　　　　　　2. 知晓慢性呼吸衰竭的治疗要点。

　　　　　　3. 识记慢性呼吸衰竭的护理措施与健康评估内容。

　　技能目标：1. 能对呼吸衰竭病人进行护理评估。

　　　　　　2. 能正确地给病人吸氧和指导病人排痰。

　　　　　　3. 能正确地指导病人和家属进行呼吸功能锻炼。

　　素质目标：1. 具有良好的护患沟通能力，尊重、关爱病人，保护病人的隐私。

　　　　　　2. 培养学生认真积极的工作态度和团队协作的精神。

▶ **临床案例**

　　陈某，男性，65 岁，农民，小学文化。慢性咳嗽、咳痰 20 年，10 年前出现气短，起初仅在劳累后出现，随后逐渐加重，近年来在走路甚至静息时也有气短表现。1 周前受凉感冒后，胸闷、气短加剧，咳嗽加重，痰呈黄色且不易咳出。在家服用中草药治疗，疗效不佳。今晨起出现头痛、嗜睡。病人有吸烟史 30 年，15~20 支 / 天，由其妻子与子女陪同就诊。

　　体格检查：T 38.5 ℃，R 26 次 /min，P 102 次 /min，BP 135/75 mmHg，口唇发绀，桶状胸，呼吸运动减弱，呼气时间延长，语颤减弱，双肺叩诊呈过清音，听诊双肺呼吸音减弱，散在湿啰音。血常规检查：WBC 计数 13×10^9/L，中性粒细胞百分比 88%。血气分析：PaO_2 49 mmHg，$PaCO_2$ 60 mmHg。

　　入院诊断：慢性阻塞性肺疾病，Ⅱ型呼吸衰竭。

▶ **任务分析**

　　1. 病人呼吸急促，护士给予病人氧气吸入。

　　2. 病人痰液黏稠，护士协助其排痰。

　　3. 病人症状缓解，病情平稳，护士指导病人进行呼吸功能锻炼。

▶ **准备**

　　护士准备　穿戴整洁，仪表大方、举止端庄，语言温和、有亲和力。

物品准备　静脉输液用物 1 套、吸氧用物 1 套、吸痰用物 1 套、心电监护用物 1 套、雾化吸入用物 1 套、注射器、血压计、体温计、消毒棉签、别针、相关药物(氨茶碱、沙丁胺醇、抗生素、地塞米松等),放置合理。

　　环境准备　环境整洁、安静,保持适宜的温度(18~22 ℃)和湿度(50%~60%)。必要时用屏风遮挡。

　　病人准备　病人嗜睡,处于被动体位状态。

▶ **模拟流程**

　　护理该病人的流程见图 2-3-1。

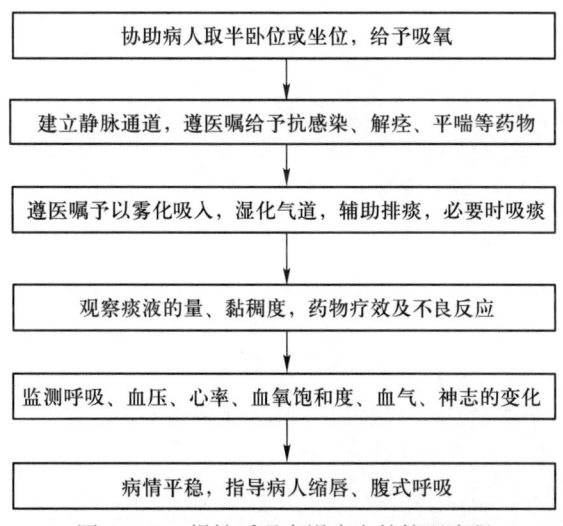

图 2-3-1　慢性呼吸衰竭病人的护理流程

▶ **操作评价**

　慢性呼吸衰竭病人的护理
操作评价

模块三

心血管系统疾病病人护理技术

—▸▸▸ 模块导航

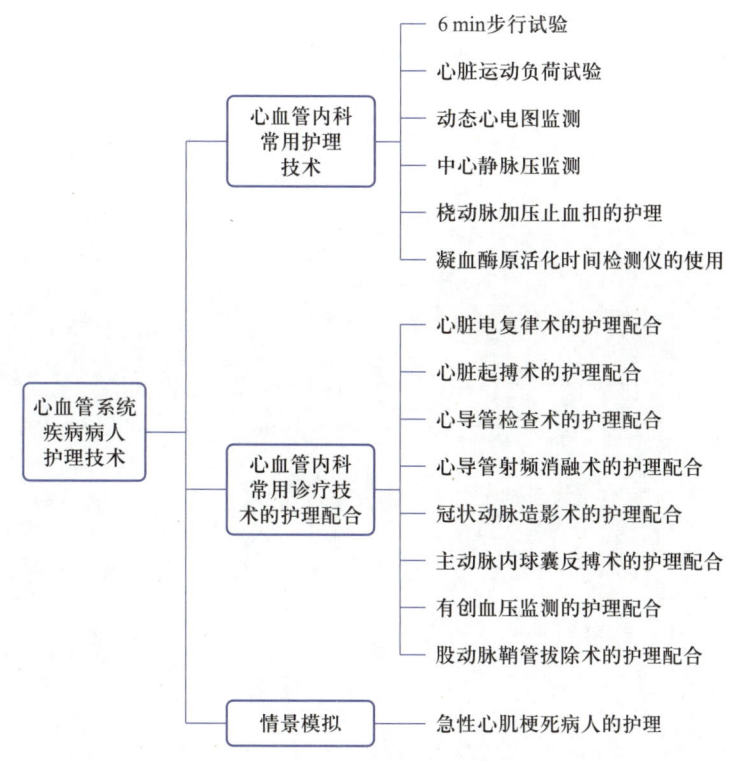

心血管系统疾病病人护理技术

- 心血管内科常用护理技术
  - 6 min步行试验
  - 心脏运动负荷试验
  - 动态心电图监测
  - 中心静脉压监测
  - 桡动脉加压止血扣的护理
  - 凝血酶原活化时间检测仪的使用
- 心血管内科常用诊疗技术的护理配合
  - 心脏电复律术的护理配合
  - 心脏起搏术的护理配合
  - 心导管检查术的护理配合
  - 心导管射频消融术的护理配合
  - 冠状动脉造影术的护理配合
  - 主动脉内球囊反搏术的护理配合
  - 有创血压监测的护理配合
  - 股动脉鞘管拔除术的护理配合
- 情景模拟
  - 急性心肌梗死病人的护理

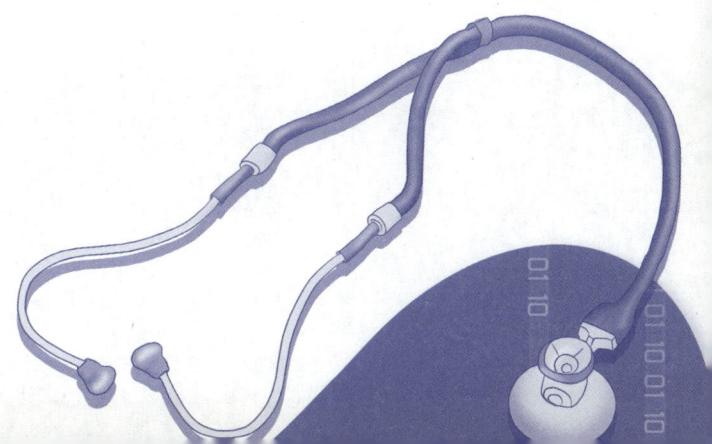

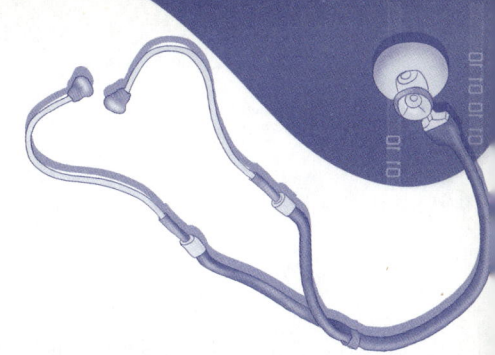

❯ 项目一
心血管内科常用护理技术

学习目标

知识目标:1. 知晓 6 min 步行试验和心脏运动负荷试验的目的、适应证与禁忌证。

2. 熟记动态心电图监测和中心静脉压监测的目的、适应证、禁忌证及注意事项。

3. 识记桡动脉加压止血扣及凝血酶原活化时间检测仪的操作流程及注意事项。

技能目标:1. 熟练掌握 6 min 步行试验、心脏运动负荷试验的操作方法。

2. 掌握动脉血压、动态心电图及中心静脉压监测技术的操作方法。

3. 会使用多功能监护仪。

素质目标:1. 具有良好的护患沟通能力,护患关系融洽。

2. 有同理心,尊重病人,保护病人的隐私。

3. 树立正确的劳动观点和劳动态度,践行社会主义核心价值观。

临床案例

陈某,女性,64 岁。因"突发胸闷心慌 1 h"入院。病人于 1 h 前吃午饭时突发憋喘,被迫终止进餐,休息后仍不能缓解,伴心悸感,无恶心、呕吐,未予处理即来院就诊。病人有高血压病史 5 年余,血压高达 180/100 mmHg,口服氨氯地平,自诉血压控制尚好,近一年来偶有一过性的心慌、胸闷,能自行缓解,未予检查和治疗。

体格检查:T 36.3 ℃,P 80 次 /min,R 17 次 /min,BP 150/80 mmHg,意识清楚,精神差,口唇无发绀,双肺呼吸音清,未闻及啰音,心率 80 次 /min,律齐,心音低钝,未闻及杂音,腹部平软,无压痛、反跳痛,肝脾未触及,无水肿,神经系统未见异常。院内胸部 CT 检查未见明显异常。

入院诊断:高血压心脏病。

任务分析

1. 为了解病人的心功能情况,护士指导病人行六分钟步行试验。

2. 为进一步了解病人的心功能情况,拟予病人行心脏运动负荷试验。

3. 病人间断胸痛、胸闷,为明确诊断,拟予动态心电图监测。

任务一　6 min 步行试验

6 min 步行试验(6 minute walking test,6MWT)是一种简单、易行、安全、经济的衡量病人运动耐力的试验,是通过测量病人 6 min 内以最快速度在 30 m 平直走廊里行走的步行距离来评价病人的心肺功能。6 min 步行试验的结果可作为判断预后和选择治疗方案的有效参考依据。

▶ 目的

1. 测评病人整体活动能力及心肺功能状态。
2. 评价病人治疗干预的效果。

▶ 适应证

1. 慢性阻塞性肺疾病、间质性肺疾病、肺动脉高压。
2. 慢性心力衰竭、心脏术后康复、周围血管疾病。
3. 认知功能障碍或精神异常。
4. 肌少症。
5. 脑卒中、帕金森病。
6. 髋关节置换术后。
7. 结直肠手术后。

▶ 禁忌证

1　绝对禁忌证

(1) 7~10 天内的急性心肌梗死、高危不稳定型心绞痛、冠状动脉血管成形术 <24 h、急性心内膜炎、急性心肌炎或心包炎、未控制的症状性或血流动力学紊乱的心律失常、未控制的症状性心力衰竭。

(2) 急性深静脉血栓形成、肺栓塞、严重主动脉狭窄或疑似夹层动脉瘤。

(3) 急性呼吸衰竭、晕厥、未控制的支气管哮喘发作、肺水肿或休息时且在吸氧条件下 $SpO_2<85\%$。

(4) 急性传染病或其他可能对进行试验产生影响的疾病(如严重贫血、急性肝肾功能衰竭、甲状腺功能低下或甲状腺功能亢进等)。

(5) 无法完成试验的精神疾病或认知障碍者。

2　相对禁忌证

(1) 静息心率 >110 次 /min、收缩压 >160 mmHg 或舒张压 >100 mmHg。

(2) 左冠状动脉狭窄、中度狭窄性心脏瓣膜病、肥厚型心肌病。

(3) 快速或缓慢型心律失常、高度房室传导阻滞。

(4) 重度肺动脉高压。

(5) 水、电解质异常。

(6) 妨碍步行的骨关节疾病。

▶ 准备

护士准备　掌握基本及高级生命支持技术,着装整洁,按七步洗手法洗手,戴口罩。

用物准备　计时器(或秒表)、圈数计数器(调整计数器设置为零、计时器设置为 6 min)、血压计、血氧饱和度监测仪、用以标志转身返回点的两个小锥体、试验记录表、便携式心电监测装置(或整合计时计数、心电监护、氧饱和度测定等功能的一体机)、氧气源、可沿着步行路线移动的椅子、试验知情同意书;抢救物品与急救药品,如氧气袋、硝酸甘油、速效救心丸、布地奈德(吸入气雾剂)、沙丁胺醇(吸入气雾剂)、简易呼吸器、除颤仪、抢救车等(图 3-1-1)。

病人准备 病人理解试验的原理、注意事项,掌握完成试验的方法;病人及其家属签署知情同意书;衣着宽松,穿平底鞋;试验前饮食清淡,不可进食过饱;试验前坐位休息至少 15 min,同时检查有无潜在禁忌证,填写试验表格基本信息,并测量动脉血压、心率、血氧饱和度(SpO$_2$),应用伯格(Borg)量表评价病人基线呼吸困难和疲劳情况;试验期间可携带日常使用的辅助行走工具(如拐杖、助行器等);试验前后 2 h 避免剧烈活动。

环境准备 走廊避免人员走动,移除障碍物,光线明亮,温湿度适宜。

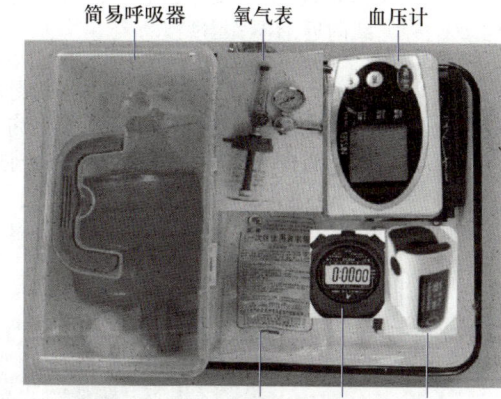

图 3-1-1 6 min 步行试验部分用药

▶ 实施

6 min 步行试验
操作视频

操作步骤(表 3-1-1)

表 3-1-1 6 min 步行试验

操作流程	操作步骤	沟通与说明
核对解释	核对床号、姓名、腕带、医嘱等,解释试验目的及操作方法	您好!我是护士小 ×,请问您叫什么名字?(我叫 ×××)让我核对您的腕带信息,您现在感觉怎么样 这项试验的目的是测量您在 6 min 内沿着两个指示小锥体来回行走的距离。您需要尽可能快地行走;如果您感觉到累了,您可以减速或休息,之后还可以继续走,时间一到就听我指令,在原地等我,好吗
操作准备	用物准备齐全,环境适宜(图 3-1-2) 6分钟步行试验 **起点** 图 3-1-2 试验场地	

操作流程	操作步骤	沟通与说明
实施试验	指导病人站在出发线上开始试验,试验过程中护士站在出发线附近,不要跟着病人步行	请站在出发线上,我说开始,您就往前走,好吗
	每分钟向病人报时 1 次,同时告知剩余时间。不要使用其他鼓励性的语言(或肢体语言),如果病人在 6 min 之前停下并拒绝再继续(或护士判断他们不应该再继续)时,记录步行距离、停止时间和过早停止的原因。如果病人在试验期间停止可用言语鼓励并监测 SpO_2、心率,询问病人停止的原因(图 3-1-3)	第 1 min 时:您走得很好,还剩 5 min 如果病人停下来:请休息一下,如果需要,您也可以靠在墙上,假如还可以继续就再请您尽最大努力行走。请问您为什么停下来呢 5 min 45 s 时:还有一会就结束了,时间一到我会叫您立即停下来,当您停下来后,请在原地等我
	图 3-1-3　步行试验	
试验结束	计时结束时,嘱咐病人停留在原地,如果病人看上去精疲力竭,应该为病人提供椅子或轮椅(图 3-1-4)	
	图 3-1-4　试验结束	试验结束,您可以停下来了,您现在感觉怎么样
量表评价	用 Borg 量表评价病人呼吸困难程度和疲劳水平,询问病人的感受,记录 SpO_2、心率、总步行距离(精确到米)和动脉血压。嘱其继续留在试验区观察 10~15 min,确认无明显不适后再离开(图 3-1-5)	我来问您几个问题,好吗? (量表内容)您现在感觉怎么样? 您中途停止不能行走更远是因为什么? 我来给您测量一下血氧饱和度、心率、血压,好吗? 请休息 10 min 再离开,以免发生不适,谢谢您的配合

操作流程	操作步骤	沟通与说明
量表评价	 图 3-1-5 监测血压	
整理用物	撤离椅子等,扶病人坐下或到床上休息	请问您是坐下休息还是在床上躺着休息
洗手记录	洗手,脱口罩	按七步洗手法洗手
	记录	记录试验数据,病人有无不良反应等

▶ 实训指导

1. 试验前详细询问病史,尽可能完善辅助检查(如血液检查、心电图检查、心脏彩超等检查)以充分评估病人病情。

2. 如病人接受长期氧疗,建议携带病人自己的氧气设备;当病人需要补充氧气并需重复试验时,建议在试验期间使用同种氧源且保持氧流量不变,记录在试验记录表中。

3. 病人试验期间每次停止或休息的时间应记录在试验记录表内。

4. 试验过程中须严密观察病人反应,如病人出现胸痛、难以忍受的呼吸困难、下肢痉挛、步履蹒跚、出汗、面色苍白等,应立即停止试验,通知医生并配合医生处理。

5. 针对老年人群的 6 min 步行试验评价,建议步行距离<150 m 为重度异常,150~300 m 为中度异常,301~450 m 为轻度异常,>450 m 为正常[1]。

▶ 操作评价

6 min 步行试验操作评价

▶ 问题探究

1. 6 min 步行试验的信息记录应该包括哪些内容?

答:6 min 步行试验记录的数据及内容见表 3-1-2。

表 3-1-2 6 min 步行试验记录的数据及内容

数据类型	主要内容
病人基本数据	姓名、性别、年龄、身高、体重
试验场地和设备	走廊长度、氧气来源和氧气流量(针对吸氧的病人)

[1] 中华医学会老年医学分会. 老年患者 6 min 步行试验临床应用中国专家共识. 中华老年医学杂志,2020,39(1):1241-1250.

数据类型	主要内容
6 min 步行距离	绝对值和预测值的百分比,预测值应提供参考值来源信息
心率	休息时、运动高峰期(6 min 时)
动脉血压	休息时、运动高峰期(6 min 时)
SpO_2	休息时、最低记录值、运动高峰期(6 min 时)、去饱和(静息时 SpO_2 与运动高峰时 SpO_2 之间的差异)
Borg 量表呼吸困难评估	休息时、运动高峰期(6 min 时)
试验期间停止和休息时	SpO_2、心率

2. 影响 6 min 步行试验结果的因素有哪些?

答:影响 6 min 步行试验结果的因素包括试验人员的经验、步行路线的布局和长度、试验人员的鼓励用语、受检者的学习效应、受试者的给氧状况、助行器的使用、药物治疗等。

▶ 问题测试

6 min 步行试验问题测试

▶ 职业精神

微课:技能点亮青春,关怀温暖人心

任务二 心脏运动负荷试验

心脏运动负荷试验是通过一定量的运动增加心脏负荷,观察心电图的变化,从而判断冠状动脉循环情况,是对心血管疾病尤其是冠心病进行临床评估的一种方法。心脏运动负荷试验包括运动平板试验、踏车运动试验、心脏超声负荷试验等,应用广泛的是运动平板试验。

▶ 目的

1. 确定个体对某运动强度的反应,预测其生活、工作中的心血管反应。
2. 提高使用心电图来早期诊断冠心病的阳性率。

▶ 适应证

1. 适用于冠心病的诊断和评估,评价冠心病的预后和治疗效果。
2. 进行心肌缺血的诊断。
3. 评估冠状动脉储备功能及心功能情况。
4. 评估抗心律失常药物的治疗效果。
5. 制定心肌梗死后病人的运动处方,指导心血管病者的康复治疗。

▶ 禁忌证

1. 心血管疾病：心肌梗死（1周内）、不稳定型心绞痛、心律失常、主动脉瓣狭窄、心功能不全、主动脉夹层、心脏炎症等。

2. 肺部疾病：肺栓塞或肺梗死。

▶ 准备

护士准备　经过专业技术培训，掌握心肺复苏技术；着装整洁，洗手，戴口罩。

用物准备　带有自动调节坡度及转速的运动平板仪，心电图机，急救设备和急救药物。急救设备包括除颤仪、吸氧用物、吸引器等，急救药物有硝酸甘油、肾上腺素、多巴胺、阿托品、利多卡因、胺碘酮等。

病人准备　病人试验前需了解运动负荷试验的目的、方法、注意事项等，签署心脏运动负荷试验知情同意书；检查心电图、测量血压；衣着宽松，穿平底鞋；试验前3 h禁食、禁烟、禁酒，可饮水；遵医嘱停用影响运动时心率和血压变化的特殊药物；检查前建立静脉通路。

环境准备　环境宽敞，温湿度适宜，必要时用屏风遮挡。

▶ 实施

操作步骤（表3-1-3）

表3-1-3　心脏运动负荷试验

操作流程	操作步骤	沟通与说明
核对解释	核对床号、姓名、腕带、医嘱等，解释试验的目的和方法	您好！我是护士小×，请问您叫什么名字？（我叫×××）让我核对您的腕带信息，您现在感觉怎么样这个试验是为了了解您心脏血管内血液的运行情况。试验中不会有明显的不适，请您配合
操作准备	环境温度适宜，设施设备良好 洗手，戴口罩，合理摆放用物（图3-1-6） 图3-1-6　运动负荷试验设备	

操作流程	操作步骤	沟通与说明
安电极片	指导受试者充分暴露前胸,保护隐私,在前胸相应位置安放电极片(图3-1-7) 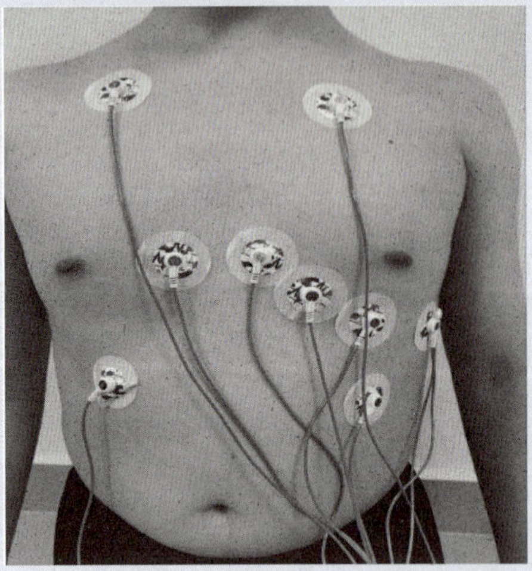 图3-1-7 安放电极片	请您解开上衣,露出胸部,我为您贴上电极片
心电监护	指导受检者坐上踏车或站立于运动平板上,连接导联线与电极片。血压袖带绑在肱动脉搏动最强处,描记受检者运动前坐位、立位心电图和血压(图3-1-8) 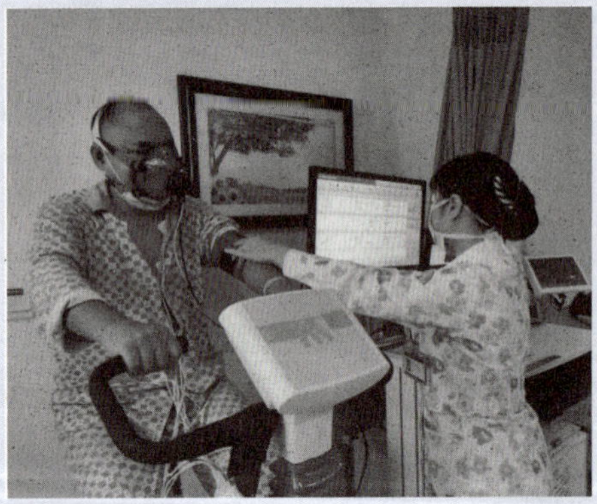 图3-1-8 运动前测量	请您坐在踏车上,我给您进行心电图和血压检测
确定方案	Bruce平板运动试验方案(见表3-1-4)	我会逐渐调整速度和坡度,您不要紧张,有什么不舒服要及时告诉我。在运动过程中可以轻轻扶住护栏,不要紧握,以免影响结果
运动监测	运动过程中每隔3分钟记录一次心电图及血压,如有异常,可随时、多次记录(图3-1-9) 运动结束后应继续监测,直到心电图及血压恢复正常。运动中应密切观察病人的一般情况,包括呼吸、意识、面色、步态等	运动过程中,我会每隔3 min为您记录心电图和血压情况,如果您有胸痛、严重乏力、头晕、关节疼痛等不适,请及时告诉我

操作流程	操作步骤	沟通与说明
运动监测	图 3-1-9　运动监测	
整理用物	去除导联线和电极片,为病人整理衣物	您好,试验结束了,您感觉怎么样? 谢谢您的配合,试验结果出来我们会及时告诉您的。 试验用物按感染控制要求分类处理
洗手记录	洗手,脱口罩	按七步洗手法洗手
	记录	记录试验过程中病人的反应、试验方法与数据等

表 3-1-4　Bruce 平板运动试验方案

级别	速度		坡度 /%	持续时间 /min	耗氧量 / mL·(kg·min)$^{-1}$	MET
	mph	km/h				
0	1.7	2.7	0	3	5.0	1.7
1/2	1.7	2.7	5	3	10.2	2.9
1	1.7	2.7	10	3	16.5	4.7
2	2.5	4.0	12	3	24.8	7.1
3	3.4	5.5	14	3	35.7	10.2
4	4.2	6.8	16	3	47.3	13.5
5	5.0	8.0	18	3	60.5	17.3
6	5.5	8.8	20	3	71.4	20.4
7	6.0	9.7	22	3	83.3	23.8

注:1 mph=1.609 km/h,MET 表示代谢当量。

▶ **实训指导**

1. 试验前确保抢救物品的工作性能状态良好,药品完备。

2. 运动过程中如出现心电图像不稳定或不清晰,应先终止运动,待查明原因并纠正后再开始运动。

3. 出现以下情况时应停止试验:达到亚极量负荷 [心率 =(220- 年龄)×85%];出现典型心绞痛;出现明显症状和体征,包括呼吸困难、面色苍白、发绀、头晕、视物模糊、步态不稳、运动失调、缺血性跛行;随运动而增加的下肢不适感或疼痛;出现 ST 段水平型或下斜型下降 ≥ 0.15 mV 或损伤型 ST 段抬高 ≥ 2.0 mV;出现恶性或严重心律失常,如室性心动过速、心室颤动、RonT 型室性期前收缩、室上性心动过速、频发多源性室性期前收缩、心房颤动等；运动中收缩压不升或降低>10 mmHg；血压过高，收缩压>220 mmHg；运动引起室内传导阻滞；病人自感劳累要求终止。

4. 运动试验结束后应注意观察心率、血压、心电图变化，确保病人安全后方可离开。

▶ 操作评价

心脏运动负荷试验操作评价

▶ 问题探究

1. 心脏运动负荷试验还有哪些类型？

答：双倍二级梯运动试验、踏车运动试验等。

2. 心脏运动负荷试验对冠心病的诊断有何意义？

答：心脏运动负荷试验可以协助冠心病的诊断，并对无症状者筛选有无隐性冠心病；估计冠状动脉狭窄的严重程度，筛选高危病人以便进行手术治疗；测定冠心病病人心脏功能和运动耐量，以便客观地安排病人的活动范围和劳动强度。

▶ 问题测试

心脏运动负荷试验问题测试

▶ 职业精神

微课：青春该有的模样——"男"丁格尔，须眉不让巾帼

任务三　动态心电图监测

动态心电图（dynamic electrocardiogram），又称 Holter 心电图，可连续记录 24 h 心电活动的全过程，包括休息、活动、进餐等不同情况下的心电图资料，能够发现常规心电图不易发现的心律失常和心肌缺血，是临床分析病情、确立诊断、判断疗效的重要客观依据。

▶ 目的

1. 观察心电图中心率及心律的动态变化。
2. 监测各种心血管疾病所致的心律失常，以便得到及时、合理的治疗。
3. 评价抗心律失常药物的疗效。

▶ 适应证

1. 间断胸痛、胸闷、心悸、头晕或发生晕厥者。
2. 植入或安装过人工心脏起搏器者。
3. 常规心电图检查结果异常者。

4. 评估冠心病心肌缺血的严重程度及治疗效果。

5. 评估各种心律失常的严重程度及治疗效果。

6. 经常失眠者。

▶ 禁忌证

1. 胸部皮肤缺损者。

2. 躁动型精神疾患病人。

▶ 准备

护士准备　着装整洁,洗手,戴口罩。

用物准备　动态心电图记录盒、动态心电图监护仪、心电导联线、电池、电极片、75% 酒精(乙醇)棉球、病人生活日志本(图 3-1-10)。

病人准备　确认无禁忌证;了解动态心电图监测的目的、过程及注意事项,病人及家属(被委托人)签署知情同意书;清洁胸前皮肤。

环境准备　室内空气清新,光线明亮,温度适宜,避免手机等电器产生强磁场。

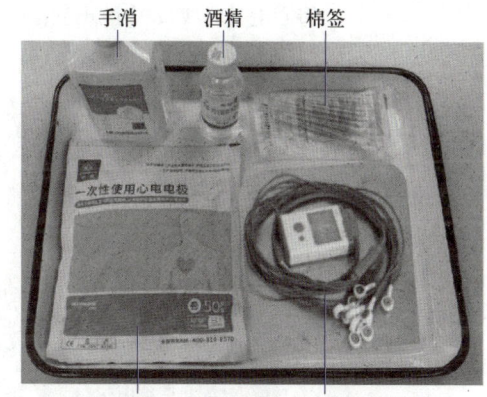

图 3-1-10　动态心电监测部分用物

▶ 实施

操作步骤(表 3-1-5)

表 3-1-5　动态心电图监测

操作流程	操作步骤	沟通与说明
解释评估	核对床号、姓名、腕带、医嘱等 解释操作目的和方法 评估病人年龄、意识、心理状态及合作程度;胸前安放电极片部位皮肤有无发红、破溃、伤口等	您好! 我是护士小 ×,请问您叫什么名字? (我叫 ×××)让我核对您的腕带信息,您现在感觉怎么样 为了动态了解您的心电活动,要为您进行动态心电图监测,这个过程不会给您带来不适,请您放轻松 我先检查一下安放电极片处的皮肤情况,皮肤情况良好。
操作准备	环境温度适宜,屏风遮挡,洗手,戴口罩,合理摆放用物(图 3-1-11) 图 3-1-11　动态心电图监护仪	保暖,保护隐私,预防交叉感染

操作流程	操作步骤	沟通与说明
安置体位	协助病人取仰卧位或坐位,暴露前胸部皮肤,注意保暖,避免受凉	我来协助您摆好位置,您觉得这样可以吗?现在需要您暴露前胸部的皮肤,已经给您拉好了床帘,您不用担心,您觉得凉吗
清洁皮肤	采用酒精棉球清洁放置电极片部位皮肤,如有体毛需剃去,要动作轻柔以免损伤毛囊	现在给您清洁皮肤,清洁棉球有点凉凉的,这是正常的,很快就好了
贴电极片	将心电导联线按规定颜色扣牢在电极片上,再将电极片正确贴在胸部相应位置上(图 3-1-12) 图 3-1-12　电极片安放	现在给您贴上电极片,如果粘贴部位有任何不适,您可以告诉我
安装记录盒	导联线接口与记录盒导联线接口连接,打开记录盒后盖,换上新电池,盖上后盖	给您接上导联线,安装好动态心电图记录盒
启动记录	启动记录按钮,进入记录模式,开始记录	
固定记录仪	整理病人衣物,将记录盒佩戴在病人腰间(图 3-1-13) 图 3-1-13　佩戴记录盒	动态心电图记录盒给您佩戴好了,您注意保护好记录盒,最好不要在监测期间做剧烈运动,不要洗澡,以免引起仪器脱落或损坏。建议您每隔 2 h 看下导联是否脱离,如果脱离请及时联系我们
	指导病人记录生活日志并阅读检查须知	监测期间,您尽量远离手机、计算机、电视等强电场和强磁场物品,尽量避免剧烈活动,减少上肢活动(如扩胸、提举重物、洗衣服等),当您有特殊不适的状况时(如胸闷、气短),请您及时记录活动情况及具体时间,便于后续分析

操作流程	操作步骤	沟通与说明
整理用物	用物和医疗废物的处理	用物按感染控制要求分类处理
洗手记录	洗手,脱口罩	按七步洗手法洗手
	记录	记录盒佩戴情况及监测结果

▶ 实训指导

1. 监测前应清洁皮肤以保证图形清晰。
2. 病人监测期间应穿宽松的衣物。
3. 病人监测期间不能洗澡以防监护仪脱落。
4. 远离手机、计算机、电视机等强电场和强磁场物品。
5. 填写生活日志本,记录特殊不适的状况,如出现胸闷、气短时的活动情况及具体时间等。
6. 尽量避免剧烈活动,减少上肢活动,如扩胸、提举重物、洗衣服等。

▶ 操作评价

动态心电图监测操作评价

▶ 问题探究

1. 动态心电图监测常见的知识误区有哪些?

答:① 动态心电图监测时要多休息、少活动。动态心电图监测时,应像平常一样正常作息,在真实的日常生活中进行心律等信息的采集,才能做出更准确、更客观的评估,所以进行动态心电图监测时要尽量休息、减少活动的说法,其实是不正确的。② 动态心电图监测需要住院。进行动态心电图监测时不需要住院,病人可佩戴设备在家中进行监测,监测结束后将设备记录的数据交给医生进行分析即可。③ 心电图正常就没问题。很多有黑矇、晕厥等心源性疾病的病人在进行动态心电图监测期间未发生不适,监测期间心电图可能未捕捉到异常。因此,并不是心电图正常就没问题,对存在心源性晕厥或与心律失常高度相关的疾病症状时,应反复进行动态心电图监测或进行长程动态心电图检查,尽可能找到心律失常的证据。

2. 如何从动态心电图中分析心律失常与临床症状的关系?

答:动态心电图可以捕获瞬时心电变化,对于判断有无心律失常、心律失常持续的时间具有常规心电图无法比拟的优势。正常成年人中,室上性心律失常的检出率为 50%~70%,且随着年龄的增长而增加,60 岁以上的老年人短暂性室性心动过速占 20%,而室性心律失常的出现则往往提示有严重的心脏疾病。观察受检者出现心悸、气短、晕厥等不适时所描记的心电图是否正常,可以明确上述症状是否由心脏疾患引起。

▶ 问题测试

动态心电图监测问题测试

▶ **职业精神**

 微课：一路前行，不忘初心——记
"抗非典，战新冠"的护理人孙
美芳

任务四 中心静脉压监测

中心静脉压是指上、下腔静脉进入右心房处的压力。通过在上、下腔静脉或右心房内置管测得，反映右心房压力。测定中心静脉压对了解有效循环血容量和右心功能具有重要的意义。成年人正常值为 $5\sim12$ cmH$_2$O，儿童为 $3\sim10$ cmH$_2$O。

▶ 目的

1. 了解病人有效循环血容量、右心功能及周围循环阻力的综合情况。
2. 对不明原因的急性循环衰竭进行鉴别。
3. 在大量输血、补液时，借以观察血容量的动态变化，避免发生循环超负荷的危险。
4. 作为危重病人、大手术及紧急情况下大量输血和补液的途径。

▶ 适应证

1. 各类重症休克、脱水、失血和血容量不足。
2. 区别低血容量性循环障碍与非低血容量性循环障碍。
3. 需要大量输液的病人指导补液量及速度。
4. 鉴别肾性（肾功能不全）与肾前性（血容量不足）少尿或无尿。
5. 在紧急情况下，可借其通道作静脉输液之用。
6. 拟行大手术的病人，借以监测血容量，使其维持在最佳水平，以更好地耐受手术。

▶ 禁忌证

1. 血小板减少或其他凝血机制严重障碍者行颈内及锁骨下静脉穿刺，操作中误伤动脉引起局部巨大血肿者（确有必要进行穿刺时，可尝试从颈外静脉穿刺）。
2. 穿刺局部皮肤感染或血栓形成者。

▶ 准备

护士准备　着装整洁，洗手，戴口罩。
物品准备　无菌治疗巾、软包装 0.9% 氯化钠注射液 100 mL、密闭输液器、一次性三通、压力管、输液架、无菌棉签。
病人准备　向病人及其家属解释中心静脉压监测的目的、过程、注意事项及配合要点，取得同意并签字。
环境准备　空气清新，光线明亮，温度适宜，适合无菌操作，必要时用屏风遮挡。

▶ 实施

 中心静脉压监测操作视频

操作步骤(表3-1-6)

表3-1-6 中心静脉压监测

操作流程	操作步骤	沟通与说明
解释评估	核对床号、姓名、腕带、医嘱等 解释中心静脉压监测的目的和方法	您好！我是护士小×，请问您叫什么名字？（我叫×××）让我核对您的腕带信息，您现在感觉怎么样
	评估病人的年龄、意识、心理状态及合作程度；病人的病情、诊断与用药情况；检查深静脉置管情况	为了了解您的血容量情况，需要给您经深静脉置管处测量中心静脉压力，这个过程会给您带来一定的不适，我们会尽量减轻您的不适，请您放轻松，您现在需要大小便吗
操作准备	环境温度适宜，洗手，戴口罩，合理摆放用物(图3-1-14) 图3-1-14 用物准备	
安置体位	协助病人取去枕平卧位，上臂稍外展平放，充分暴露肘部置管部位(以肘部静脉插管法为例)，固定输液架(图3-1-15) 图3-1-15 体位摆放	我来协助您摆好位置，您觉得这样可以吗
测压准备	检查无菌包后打开，取治疗巾铺于大静脉置管处下方。检查输液器并连接液体，再次核对后，挂液体于输液架上并排气，连接三通，排尽三通内气体，关闭三通(图3-1-16) 图3-1-16 连接三通	

操作流程	操作步骤	沟通与说明
连接管路	消毒静脉置管接头处,并连接三通于接头处,打开输液器调节阀,液路通畅后,撤去三通侧孔帽。打开测压包,取出压力管连接于三通侧孔处,使压力管的零刻度线与腋中线平齐(图3-1-17) 图3-1-17 连接压力管	您的静脉导管固定得很好,现在我要给您消毒静脉置管接头处,并连接好管路,这个过程中请您不要动,谢谢您的配合,您配合得很好
测量压力	调节三通,关闭静脉端,使输液管与测压管相通,使液体充满压力管后关闭输液端,再使压力管与静脉导管相通,压力管液面缓慢下降,当液面水平不再下降时,压力管上的读数即为中心静脉压值(图3-1-18) 图3-1-18 测压力	现在要开始测量压力,您感觉怎么样?请您继续保持不动,很快就结束了。测得的结果是 10 cmH_2O,是正常的
测压结束	关闭测压通路,取下测压管及输液装置	如有异常要及时报告医生
固定静脉	妥善固定深静脉,为病人摆好舒适的体位(图3-1-19) 图3-1-19 摆好舒适体位	检查结束了,您现在可以活动了,我协助您更换一下体位,您看现在这样躺着可以吗?呼叫器在您手边,我会经常过来看您的
整理用物	整理床单位 测压管和输液用物的处理	用物按感染控制要求分类处理,测压管及输液装置放入医用垃圾桶,输液器针头弃入锐器盒中

操作流程	操作步骤	沟通与说明
洗手记录	洗手,脱口罩	按七步洗手法洗手
	记录	记录测压过程、病人情况及结果

▶ 实训指导

1. 每次测压,需将倒流入测压管内的血液冲洗干净,防止形成血栓堵塞导管。

2. 测压时,L 形玻璃管应保持垂直位,零点刻度应与右心房最低位在同一水平。读数时视线应与液柱平面在同一水平。

3. 当液面下降较快时,中心静脉压可能为负值,此时应及时关闭三通调节阀,防止空气进入静脉通路。

4. 使用呼吸机的病人应视病情和呼吸机参数情况,减去呼气末正压(PEEP)值。

5. 指导病人测压前安静休息 15 min 以上,全身放松,平静呼吸,消除影响因素。

6. 指导病人在测压过程中避免咳嗽、移动身体等,以免影响压力值。

▶ 操作评价

 中心静脉压监测操作评价

▶ 问题探究

1. 中心静脉压正常值的参考范围是多少?

答:成年人正常值为 5~12 cmH_2O,儿童为 3~10 cmH_2O。

2. 中心静脉压的 4 个组成部分是什么?

答:右心室充盈压、静脉内壁压、静脉收缩压和张力、静脉毛细血管压。

▶ 问题测试

 中心静脉压监测问题测试

▶ 职业精神

 微课:使命召唤,"疫"不容辞

任务五 桡动脉加压止血扣的护理

经桡动脉穿刺行冠状动脉介入诊疗术具有穿刺损伤小、并发症少、不必强制卧床等优点,术后使用桡动脉加压止血扣止血,止血的同时不影响静脉回流,正确护理可减少并发症的发生。

▶ 目的

1. 减少穿刺术后局部并发症。
2. 达到较好的止血效果。
3. 减少病人术后卧床时间。

▶ 适应证

艾伦(Allen)试验阴性者。

▶ 禁忌证

Allen 试验阳性者。

▶ 准备

护士准备　着装整洁,洗手,戴口罩。

用物准备　心电监护仪、电极片、听诊器、介入诊疗术后桡动脉加压止血扣观察表 1 张、护理记录单。

病人准备　向病人及其家属解释桡动脉加压止血扣的作用及制动时间,并取得理解。

环境准备　空气清新,光线明亮,温度适宜,适合无菌操作。必要时用屏风遮挡。

▶ 实施

 桡动脉加压止血扣的护理
操作视频

操作步骤(表 3-1-7)

表 3-1-7　桡动脉加压止血扣的护理

操作流程	操作步骤	沟通与说明
		您好! 我是护士小 ×,这是 × 医生,请问您叫什么名字? (我叫×××)让我核对您的腕带信息,您现在感觉怎么样
解释评估	核对床号、姓名、腕带、医嘱等 解释止血扣应用的目的及注意事项	我看一下您穿刺处的情况,还疼吗? 这个动脉止血扣是帮助按压动脉穿刺处的,以防穿刺处出血的。使用期间医生会定时给您松解一次,您自己不要动止血扣,同时您的手腕部暂时不要用力活动,以免引起出血、血肿,但是可以移动,按摩手指、手掌等远端肢体,促进循环
	评估桡动脉穿刺处有无出血、血肿及桡动脉搏动情况	穿刺处没有渗血和肿胀,桡动脉搏动也是正常的
观察记录	填写介入术后观察记录表	为病人建立观察表,做好记录

操作流程	操作步骤	沟通与说明
持续监护	连接心电监护仪,观察生命体征的变化(图 3-1-20) 图 3-1-20 安放监护仪电极片	您现在刚刚完成冠状动脉造影术,遵医嘱给您进行生命体征监测,方便观察您的生命体征变化,需要给您连接导联线
观察减压	观察桡动脉加压止血扣是否固定好,术侧肢体颜色及活动情况,观察穿刺处有无出血,指导活动,旋转减压(图 3-1-21) 图 3-1-21 观察止血	如果无特殊情况医生会每 2 h 松解止血扣一次,逐渐减轻止血扣的压力,如果顺利 6 h 后可以撤除
撤止血扣	术后 6 h 撤除止血扣,用弹力绷带加压包扎(图 3-1-22) 图 3-1-22 弹力绷带包扎	您的止血扣已压迫 6 h,经 3 次松解您的穿刺处无出血和血肿发生,医生给您撤除止血扣。现在还需用弹力绷带加压包扎,包扎好了,您的手腕切忌用力活动
撤除绷带	术后第 2 天拆除弹力绷带,用无菌敷料覆盖	根据您的情况,现在替您撤除弹力绷带,换药后您的手腕就可以活动了,但是还是不要太用力
洗手记录	洗手、脱口罩	用七步洗手法洗手
	记录	记录病人使用桡动脉止血扣过程中的生命体征及穿刺情况

▶ 实训指导

1. 消毒穿刺点和更换敷料时,应严格无菌操作。
2. 给予分次减压,避免桡动脉突然减压导致穿刺处出血。
3. 松解旋转加压止血扣时,医护人员在床旁观察 5~10 min 后,无出血方可离开。
4. 指导病人术后活动、饮食、饮水方法,如发生穿刺部位疼痛,立即呼叫医护人员予以解压,不可自行松解止血扣。
5. 告知病人术后 6 h 避免术侧肢体用力及用穿刺侧手接听电话,以免止血扣移位、穿刺处出血。3 天内避免局部浸湿,穿刺点未完全闭合前保持局部清洁干燥。

▶ 操作评价

桡动脉加压止血扣的护理
操作评价

▶ 问题探究

1. Allen 试验是什么?

答:Allen 试验又称血管通畅试验,是用于测试桡动脉和尺动脉对掌部的供血是否顺畅的一种方法。

2. Allen 试验结果代表什么?

答:一般是用双手同时按压住病人一侧手臂的桡动脉和尺动脉,让病人反复用力地握拳和张开手指数次,直到手掌缺血变白,这时候松开对尺动脉的压迫,继续压迫桡动脉,观察手掌颜色的变化。如果手掌的颜色快速变红,恢复正常,说明尺动脉和桡动脉之间存在良好的侧支循环,称为 Allen 试验阴性,这时就可以选择桡动脉进行穿刺,就算发生闭塞也不会导致手掌缺血的情况。如果 Allen 试验阳性说明侧支循环不良,不可以选择桡动脉进行穿刺,以免出现手掌缺血的情况。

▶ 问题测试

桡动脉加压止血扣的护理
问题测试

▶ 职业精神

微课:匠心修德　强技立身

任务六　凝血酶原活化时间检测仪的使用

凝血酶原活化时间,也称激活全血凝固时间(activated clotting time of whole blood, ACT)是国内外应用在心脏手术血液体外循环时检查凝血时间的一项标定指标。检测 ACT 值可确定病人血液所需肝素抗凝和鱼精蛋白拮抗的剂量,是防止术后渗血及栓堵的重要措施。凝血酶原活化时间检测仪是在各种需要抗凝的医疗操作中,为了监测肝素的抗凝效果和凝血状态而采取的一种定量分析方法,是最常用和有效的指标之一。

▶ **目的**

1. 测定血液中凝血酶原活化时间。
2. 监测肝素及鱼精蛋白拮抗的用量和效果。

▶ **适应证**

1. 体外循环需肝素化者。
2. 血液透析、心导管检查、血管手术等需立即评价肝素抗凝状态者。
3. 行肝素化治疗的血栓及栓塞性疾病病人。
4. 进行特殊性治疗的凝血因子Ⅷ、凝血因子Ⅸ及凝血因子Ⅺ缺乏者。

▶ **禁忌证**

无明显禁忌证。

▶ **准备**

护士准备　着装整洁,洗手,戴口罩。

用物准备　治疗盘、75% 酒精棉球、凝血酶原活化时间检测仪、采血针、凝血酶原活化时间检测薄片、无菌棉签等(图 3-1-23)。

病人准备　了解凝血酶原活化时间检测的目的、过程、注意事项及配合要点。

环境准备　室内空气清新,光线明亮,温度适宜,适合无菌操作。

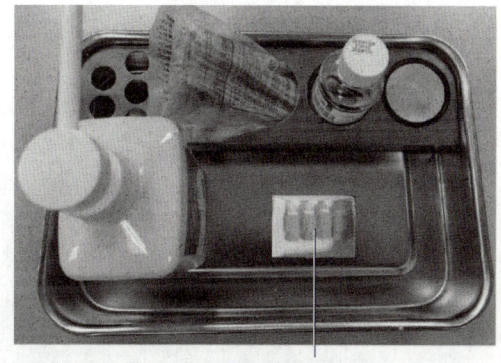

采血针

图 3-1-23　凝血酶原活化时间检测部分用药

▶ **实施**

凝血酶原活化时间检测仪的使用操作视频

操作步骤(表 3-1-8)

表 3-1-8　凝血酶原活化时间检测仪的使用

操作流程	操作步骤	沟通与说明
解释评估	核对床号、姓名、腕带、医嘱等 解释检测的目的和方法	您好！我是护士小×,请问您叫什么名字?（我叫×××)让我核对您的腕带信息,您现在感觉怎么样 为了了解您的凝血功能,需要给您采血进行检测,这个过程不会给您带来太大不适,您放轻松
	评估病人的合作程度、病情、诊断与用药情况,以及拟采血部位的皮肤情况	让我先看一下您采血部位的皮肤,皮肤情况良好,可以采血
操作准备	环境温度适宜,洗手,戴口罩,合理摆放用物,检查检测仪性能	

操作流程	操作步骤	沟通与说明
安置体位	协助病人采取舒适体位	我来协助您摆好体位,您觉得这样可以吗
开机预热	使用前确认仪器和薄片型号一致,按下电源开关,取下凝血酶原活化时间检测薄片插入仪器中,听到预热检测滴的一声后备用(图 3-1-24) 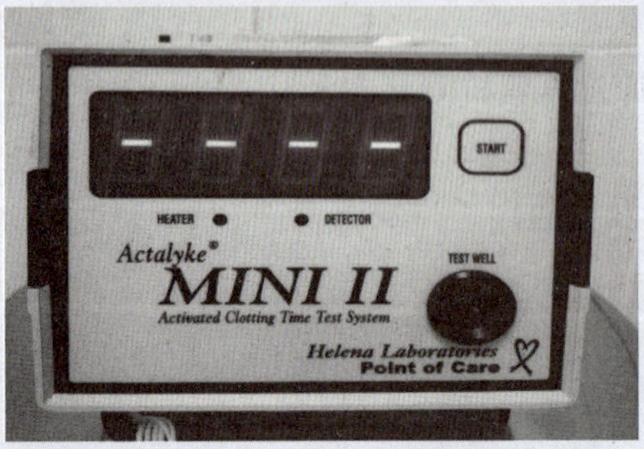 图 3-1-24　仪器预热	
消毒皮肤	用酒精棉球常规消毒采血部位 2 次,待干	要给您用酒精棉球消毒,您会感觉稍微有点凉
穿刺采血	采血针紧靠消毒部位刺入,每次选取不同的采血点,以防止出现局部肿痛(图 3-1-25) 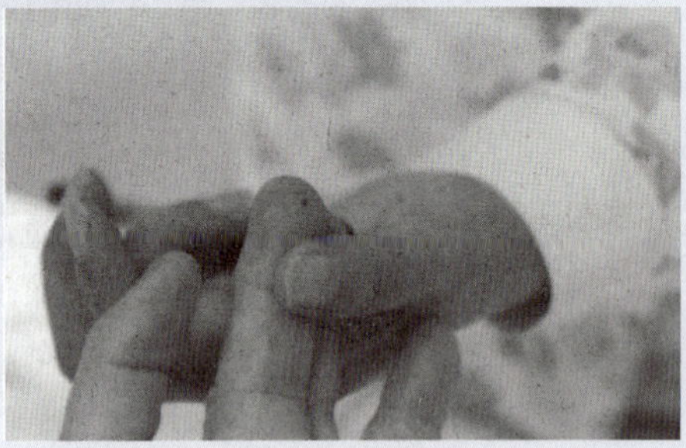 图 3-1-25　采血样 按压采血点(图 3-1-26) 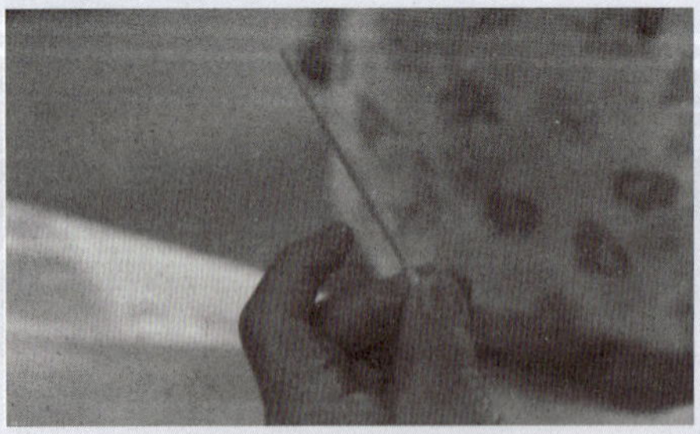 图 3-1-26　按压止血	给您采血会有些刺痛,请您忍耐一下,很快就好了 请您按压 1~2 min,防止继续出血
取血检测	将血滴入检测薄片中央,按 start 键开始检测	不可反复滴入血液,否则会导致测量结果不准确

操作流程	操作步骤	沟通与说明
结果读数	查看检测仪结果,并告知病人结果,如有异常及时报告医生(图 3-1-27)  图 3-1-27　结果显示	时间停止在多少秒就代表结果是多少秒 您的检测结果是 ×××,属于正常范围
整理用物	仪器和采血针、用物的处理	用物按感染控制要求分类处理,薄片、棉签丢入医疗垃圾桶中,将采血针弃入锐器盒中
洗手记录	洗手,脱口罩	按七步洗手法洗手
	记录	记录病人反应和检测结果

▶ 实训指导

1. 设备加热模块温度必须维持在 37 ℃ ± 0.5 ℃的水平。

2. 血液不可接触组织促凝血酶原激酶,为保证检测结果的精确性,不可从静脉或动脉置管处采血,应采新鲜血液,以免药物干扰,并应尽可能快地进行检测。

3. 应注意病人的诊断和治疗药物,部分治疗药物可改变凝血时间。

4. 按潜在污染的要求处理全部血样。

5. 应按照设备维修和质量控制要求,定期对设备进行常规维修和质量控制。

6. 术后用 ACT 判定鱼精蛋白中和肝素是否完全时,要参考病人的 ACT 生理值;当病人术后渗血偏多,又没有血凝块时,可以直接用鱼精蛋白中和,不必每个病人都做 ACT 检测;当鱼精蛋白的用量足以中和肝素,而渗出血的不凝血状况并没有改善时,可进行 ACT 检测,以决定是否继续使用鱼精蛋白或选用其他的止血药物。

▶ 操作评价

凝血酶原活化时间检测仪的使用操作评价

▶ 问题探究

1. 请问 ACT 正常值的参考范围是多少?

答:正常 ACT 的生理值为 90~130 s。

2. 可能造成结果异常的原因有哪些?

答：造成 ACT 延长的原因有使用肝素、凝血因子缺乏、肝硬化、使用狼疮抑制剂、服用华法林。造成 ACT 缩短的原因有血栓形成。

▶ 问题测试

凝血酶原活化时间检测仪
的使用问题测试

▶ 职业精神

微课：厚积一秒之功，始得
一鸣惊人

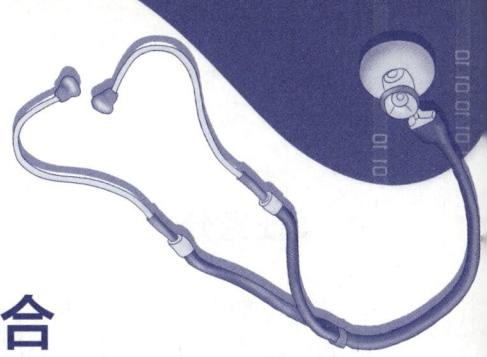

项目二
心血管内科常用诊疗技术的护理配合

学习目标

知识目标：1. 知晓心脏电复律术、心脏起搏术、心导管检查术、心导管射频消融术、有创动脉压监测、冠状动脉造影术、主动脉球囊反搏术、股动脉鞘管拔除术等常用诊疗技术的目的。

2. 明晰上述心血管内科常用诊疗技术的适应证和禁忌证。

3. 识记上述心血管内科常用诊疗技术的操作要点及注意事项。

技能目标：1. 掌握心脏电复律术、心脏起搏术、主动脉球囊反搏术、股动脉鞘管拔除术的术中配合及术后护理。

2. 掌握有创动脉压监测、心导管检查术、心包穿刺术的术前准备、术中配合及术后护理。

3. 熟练掌握除颤仪的使用。

素质目标：1. 具有良好的沟通能力和同理心，有效地缓解病人的心理压力。

2. 尊重病人，保护病人的隐私，保守病人的秘密。

3. 具有爱岗敬业、乐于奉献、一丝不苟、精益求精的职业道德修养。

临床案例一

病人，男性，70岁。因"反复胸闷、心悸1月余，加重2天"入院。既往有高血压病史30余年，血压高达195/90 mmHg，口服抗高血压药治疗，具体药名不详，血压控制不佳。

体格检查：T 36.2 ℃，P 66次/min，R 20次/min，BP 160/90 mmHg，意识清楚，慢性病容，浅表淋巴结未触及肿大，双肺未闻及啰音。心率78次/min，律不齐，第一心音强弱不等，各瓣膜区未闻及杂音。腹部平软，无压痛、反跳痛，肝脾未触及，神经系统未见异常。心电图检查示：心房颤动，左室高血压，ST-T改变。超声检查示：左房稍大，心房颤动，左房心包积液。24 h动态心电图检查示：心房颤动，偶见4：1心房扑动，全程ST-T无变化；双侧颈动脉粥样硬化斑块形成，有处狭窄率为90%，颈动脉内膜增厚，双下肢散在细小粥样硬化斑块形成。

入院诊断：原发性高血压3级极高危组，高血压心脏病，冠心病，心房颤动。

入院后给予培哚普利、氨氯地平、美托洛尔降压，降低心脏负荷；阿司匹林和硫酸氢氯吡格雷（波立维）防止血栓形成；阿托伐他汀降血脂；曲美他嗪营养心肌等。病人主观症状减轻。入院第7天开始用胺碘酮治疗，心房颤动未转复。

任务分析

1. 病人入院第 12 天拟行同步直流电复律治疗,需护士配合完成。
2. 为治愈心房扑动、心房颤动,医生拟为病人行心导管射频消融术,需护士配合完成。
3. 病人留置的股动脉鞘管可以拔除了,护士协助医生为其拔除。

临床案例二

章某,女性,60 岁。突发胸闷,胸痛 2 天。病人 2 天前无明显诱因出现胸闷、胸痛,休息 2 h 未缓解,送至当地医院急诊科就诊,心电图检查示心房颤动伴心室预激,测血压下降至 60/40 mmHg 以下,遂行"电复律"治疗,恢复窦性心律,心电图提示"急性心肌梗死",给予阿司匹林,氯吡格雷等药物治疗,病人胸闷、胸痛症状缓解,1 天前转诊至上级医院。

既往史:既往有"发作性心悸、黑矇"病史 30 年,每次持续数秒,突发突止;原发性高血压病史 5 年,血压最高达 220/120 mmHg,口服"硝苯地平缓释片 20 mg,一天两次"治疗,未规律监测血压。

任务分析

为明确诊断,医生为病人行冠状动脉造影检查,根据造影结果病人需要做冠脉介入治疗,护士配合医生完成。

任务一 心脏电复律术的护理配合

心脏电复律是在短时间内向心脏通以高压强电流,使心肌瞬间同时除极,然后心脏自律性最高的起搏点重新主导心脏节律,通常是窦房结。根据电复律时发放的脉冲是否与 R 波同步,分为同步电复律和非同步电复律,后者常称为电除颤。

▶ 目的

中止异位心律,重建窦性心律。

▶ 适应证

1. 心室颤动与心室扑动(无脉性室性心动过速)。
2. 药物治疗无效或伴明显血流动力学紊乱、严重威胁病人生命的心律失常,包括快速心房颤动、心房扑动,室性心动过速。

▶ 禁忌证

1. 洋地黄中毒及低钾血症引起的快速性心律失常。
2. 伴有病态窦房结综合征的异位性快速性心律失常。
3. 伴有高度或完全性房室传导阻滞的心房颤动或心房扑动。
4. 风湿性心脏病伴心房颤动,且风湿活动者。
5. 心脏明显增大、近 3 个月有血栓史、心房内有新鲜血栓形成而未接受抗凝治疗者。

▶ 准备

护士准备 熟悉心肺复苏术以及心脏电复律术的配合方法,着装整洁,洗手,戴口罩。

用物准备 除颤仪(功能状态良好)、导电膏、电极片、生理盐水、纱布垫、镇静麻醉药物(如地西泮、丙泊酚等)、心电监护仪、心肺复苏所需的抢救设备和药物、护理记录单(图 3-2-1)。

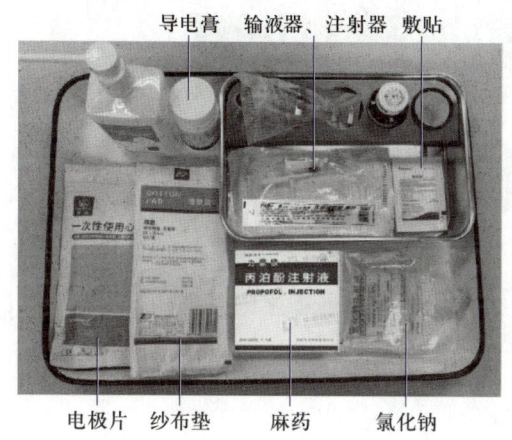

图 3-2-1 心脏电复律术部分用物

病人准备 行心肺复苏术及电复律术抢救病人时,无须向病人家属详细交代,立即进行;行择期电复律术者,病人及其家属需了解心脏电复律术的目的、过程、配合、可能出现的并发症及有关注意事项,签署知情同意书;心房颤动有栓塞史或超声心动图示心房内有附壁血栓者,术前接受抗凝治疗 2 周;术前复查心电图,检查电解质情况,异常者予以纠正;复律前 24~48 h 遵医嘱停用洋地黄类药物,给予奎尼丁、胺碘酮等抗心律失常药物;复律前禁食 4~6 h,排空膀胱;建立静脉通路,保持输液通畅。

环境准备 室内温湿度适宜,安静,床单位符合抢救条件,用屏风遮挡。

▶ 实施

操作步骤(表 3-2-1)

表 3-2-1 心脏电复律术的护理配合

操作流程	操作步骤	沟通与说明
解释评估	核对床号、姓名、住院号、腕带,向病人或家属解释 评估病史、意识、心理状态及配合程度,除颤部位的皮肤是否清洁、有无破溃或感染,有无义齿	您好!我是护士小 ×,请问您叫什么名字?(我叫×××)让我核对您的腕带信息,您现在感觉怎么样 心电监护提示您有心房颤动,为了使您的心律恢复为窦性心律,我和您的主治医生一起给您进行电复律治疗,这个过程不会有太大的不适,请您配合。我先检查一下您胸部的皮肤情况,您的皮肤情况良好。请您张开嘴,我看看有无义齿,也就是假牙。您现在需要大小便吗
操作准备	环境温度适宜,拉上围帘,嘱无关人员回避 洗手,戴口罩,合理摆放用物	请无关人员离开房间,您觉得室温合适吗

操作流程	操作步骤	沟通与说明
安置体位	协助病人去枕平卧于绝缘的硬板床上,解开衣领,暴露前胸,清洁监护导联部位皮肤。开放静脉通路,测量血压,给予氧气吸入(图3-2-2) 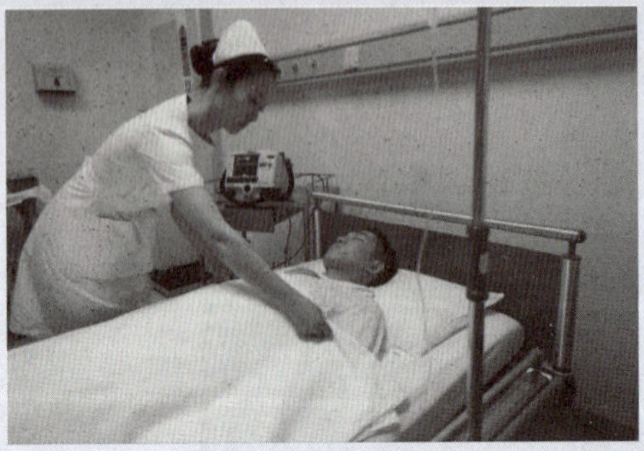 图3-2-2　摆放体位	您先躺下,松开衣领,您觉得这样还舒适吗?我来清洁一下皮肤,请您放松
连接导联	连接除颤仪的心电导联线,贴放电极片时避开除颤部位。接通除颤仪电源,打开开关。记录常规心电图,选择一个R波高耸的导联及合适的幅度进行示波观察,选择"同步"键(图3-2-3) 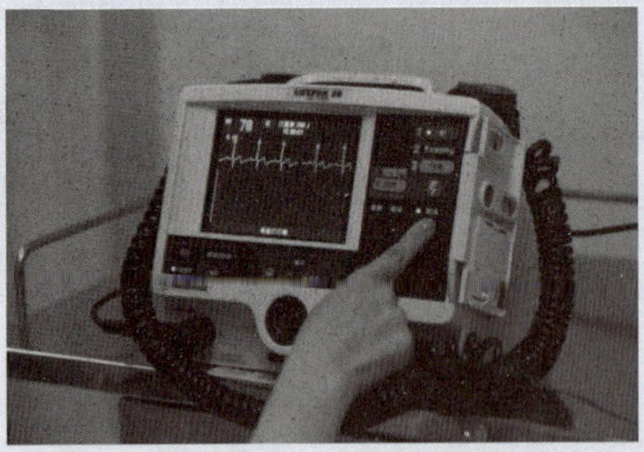 图3-2-3　连接除颤仪	给您接上除颤仪的导联线,心电图显示您还是有心房颤动
协助镇静	遵医嘱使用地西泮(或咪达唑仑 3 mL)0.3~0.5 mg/kg缓慢静脉注射,直至病人出现睫毛反射开始消失、对简单言语刺激无反应的深度,并严密观察病人的生命体征(图3-2-4) 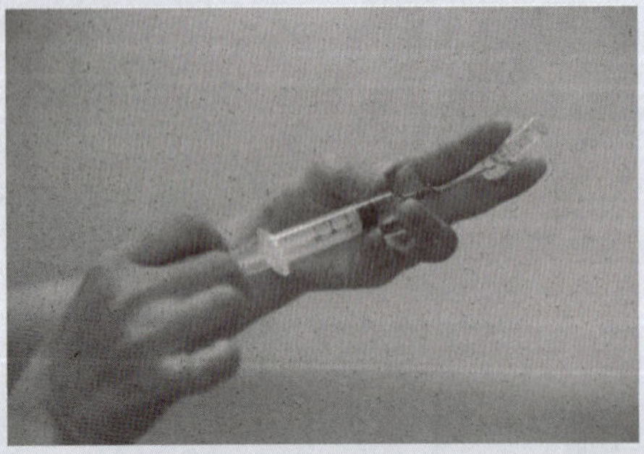 图3-2-4　药物镇静	医生给您注射麻醉药了,请您不要紧张,麻醉药起效了您就感觉不到疼痛了

操作流程	操作步骤	沟通与说明
安放电极	充分暴露病人前胸,左上臂充分外展,将两个电极板均匀涂满导电膏,或者用生理盐水浸湿的纱布包裹(图 3-2-5) 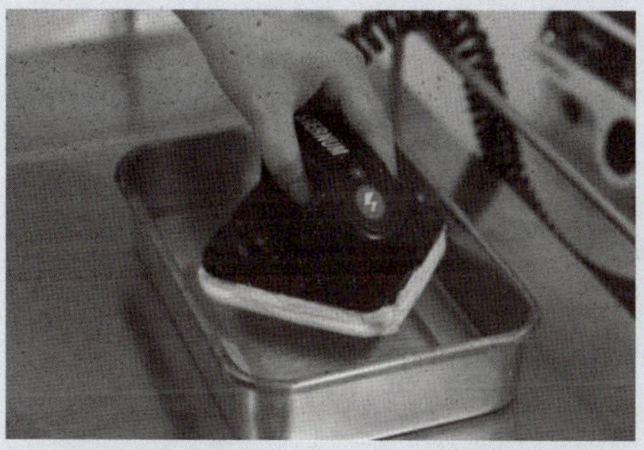 图 3-2-5　电极蘸盐水	心底部:胸骨右缘第 2~3 肋间 心尖部:左腋中线第 5 肋间 两电极板距离不少于 10 cm
安放电极	将电极板分别放置于病人的右锁骨中线第 2 肋间(或心底部)和心尖部,紧贴皮肤,并有一定的压力(垂直下压,直至指示灯为绿色)(图 3-2-6) 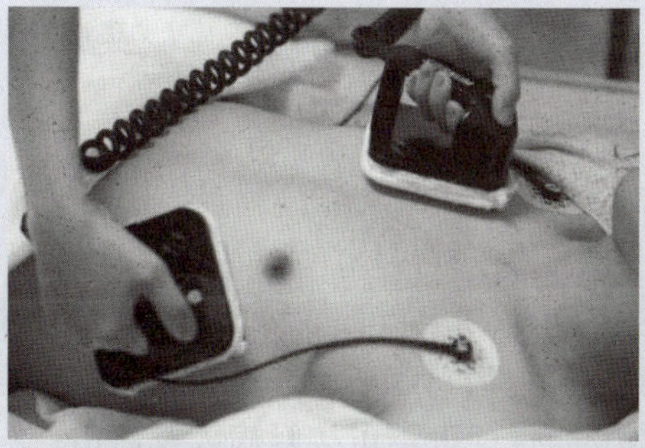 图 3-2-6　放置电极板	
放电转复	再次检查心电图,充电至所需能量(心房颤动选择单相波100~200 J),嘱所有人避免接触病人和床沿,两电极板同时放电(图 3-2-7) 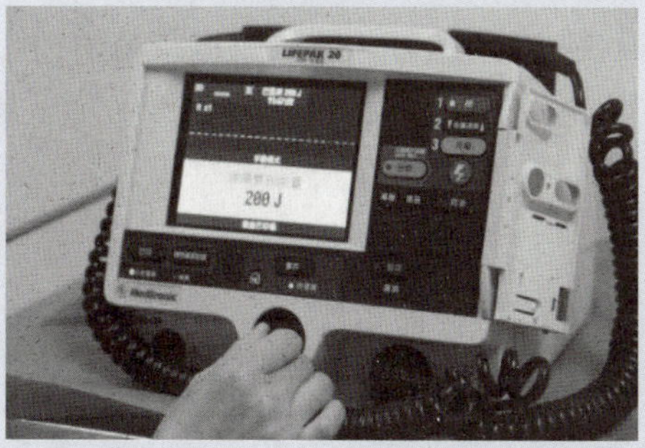 图 3-2-7　选择能量	放电后立即观察病人的心电图变化。根据情况决定是否需要再次电复律。复律成功后仍应观察病人的血压、心律、心率、呼吸情况,直至病人清醒

操作流程	操作步骤	沟通与说明
心律转复	复律后心律恢复为窦性心律（图3-2-8） 图3-2-8 转复后心律	心律已经转复，请您不要担心
整理用物	为病人清洁皮肤，整理衣物，取舒适体位，整理床单位，拉好床挡 清洁除颤仪，充电，检查性能	我为您穿好衣服，防止着凉，您现在感觉怎么样？这样躺着还舒服吗？呼叫器放在您的手边，有需要请按铃，我们也会随时来巡视的
洗手记录	洗手，脱口罩	按七步洗手法洗手
	记录	记录电复律的次数、能量、效果、有无造成各种心律失常、皮肤灼伤等

▶ 实训指导

1. 心力衰竭服用洋地黄制剂者，复律前24~48 h遵医嘱停用洋地黄类药物。

2. 对植入心脏起搏器的病人进行电复律时，需注意使电极板尽量远离脉冲发生器，电极板需距离起搏器至少10 cm，尽量使用最低的有效电能，并且电复律后对起搏器进行常规检查。

3. 电复律时，应去除病人身上所有的金属物品，任何人不可接触病人及床沿；施术者不可接触盐水纱布或将导电膏涂在电极板以外的区域，严禁用湿手操作，以免遭电击。

4. 复律后立即进行心电监护，持续24 h，观察记录心率、心律、呼吸、瞳孔、皮肤情况及肢体活动度等，及时发现与电复律相关的并发症，包括心律失常、低血压、心肌损伤、皮肤灼伤、体循环栓塞、肺动脉栓塞、急性肺水肿等，协助医生给予处理。电极板接触部位可出现红斑和酸痛，2~3天可消退，一般无须特殊处理。

5. 术后病人遵医嘱继续服用奎尼丁、洋地黄或其他抗心律失常药物以维持窦性心律。

6. 临床上一旦发现心室扑动、心室颤动，病人意识丧失，此时可不用麻醉，应紧急电除颤，除颤后还应继续按心肺复苏进行处理。

▶ 操作评价

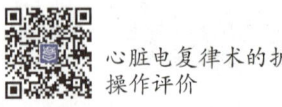

心脏电复律术的护理配合
操作评价

▶ 问题探究

1. 电复律时电极板放置的位置在哪里？经胸壁体外电复律常用的能量是多少？

答：电极板放置的位置在胸骨右缘第2~3肋间（心底部）和心尖部。常用能量选择见表3-2-2。

表 3-2-2　不同类型心律失常电复律的能量选择

心律失常类型	能量 /J
心房颤动	100~200
心房扑动	50~100
室上性心动过速	100~150
室性心动过速	100~200

2. 什么情况宜选用非同步电复律(电除颤)？

答：心室颤动与心室扑动(无脉性室性心动过速)。

3. 电复律后,需要注意哪些并发症的发生？

答：心律失常、低血压、心肌损伤、皮肤灼伤、体循环栓塞、肺动脉栓塞、急性肺水肿等。

▶ 问题测试

心脏电复律术的护理配合
问题测试

▶ 职业精神

微课：愚公移山精神

任务二　心脏起搏术的护理配合

人工心脏起搏(artificial cardiac pacing)是通过人工心脏起搏器发放脉冲电流刺激心肌,使心肌除极,从而代替正常心脏起搏点,控制心脏有节律地收缩和维持血液循环功能的治疗方法。人工心脏起搏器由脉冲发生器、电极、导线和电源组成。根据起搏器应用方式分为临时心脏起搏(采用体外携带式起搏器)和植入式心脏起搏(起搏器埋植于病人胸部皮下组织内)。

▶ 目的

纠正心律失常,或左、右心室的协同收缩,降低病死率。

▶ 适应证

1. 临时心脏起搏器的适应证

(1) 阿 - 斯综合征发作、一过性高度或完全房室传导阻滞且逸搏心动过缓。

(2) 急性心肌梗死、药物中毒、严重感染等危急情况下出现危及生命的缓慢性心律失常。

(3) 触电、溺水所致的心搏停止。

2. 植入式心脏起搏器的适应证

(1) 明确的症状性的心动过缓或临床症状可能与心动过缓有关。

(2) 二度Ⅱ型及高度或间歇性三度房室传导阻滞。

(3) 病态窦房结综合征者,出现由窦性停搏或窦房传导阻滞导致的症状性心动过缓。

(4) 药物治疗效果不满意的顽固性心力衰竭。

▶ 禁忌证

1. 基础状态差,不能耐受手术者。
2. 严重凝血功能障碍者。
3. 反复发作短阵、非持续性、室性心律失常而常可自行转为窦性心律者。

▶ 准备

护士准备　熟悉心脏起搏术的流程和护理配合要点,着装整洁,洗手,戴口罩。

用物准备　起搏器电极、起搏器、无菌敷料器械包、起搏器专用器械包、治疗巾、动脉鞘、缝合针、刀片、测试线、无菌手术衣、注射器、显影纱布、0.5% 碘伏消毒液;1% 利多卡因 40 mL、0.9% 氯化钠溶液 250 mL;电刀、急救设备和药物、呼吸机;手术清点核对单、护理记录单。

病人准备　了解心脏起搏术的目的、方法、配合、并发症及注意事项,术前病人签署知情同意书;做好术前必要的检查,包括血常规、血型、出凝血时间、心电图、胸部 X 线;训练床上排尿,以免术后保持卧床体位出现排尿困难;术前进行抗生素皮试,建立静脉通路,遵医嘱使用抗生素。

环境准备　对操作间进行空气消毒,有层流消毒条件的,术前房间空气净化 30 min,没有层流消毒条件的,术前紫外线照射 2 h。

▶ 实施

 心脏起搏术的护理配合
操作视频

操作步骤(表3-2-3)

表 3-2-3　心脏起搏术的护理配合

操作流程	操作步骤	沟通与说明
核对解释	核对床号、姓名、腕带,解释起搏器植入的目的和过程,以取得配合,评估手术部位皮肤情况	您好!我是护士小×,请问您叫什么名字?(我叫×××)让我核对您的腕带信息,您现在感觉怎么样?从心电图上看,您心脏有较严重的阻滞,需要为您安装一个起搏器来治疗,请您配合我们手术
安置体位	协助病人取平卧位,连接心电、血压、血氧饱和度监测,开放静脉输液通路并保持通畅,暴露手术部位(图3-2-9) 图 3-2-9　暴露手术部位	我们扶您平躺到手术台上,接上心电监护仪,以便我们在术中观察您的生命体征

操作流程	操作步骤	沟通与说明
器械准备	铺无菌台,打开无菌敷料器械包,将术中用物逐一递上手术台,协助医生穿无菌衣	
消毒麻醉	消毒穿刺部位皮肤,铺上无菌巾,协助医生进行局部麻醉(图3-2-10) 图 3-2-10　局部麻醉	现在为您消毒局部皮肤,您会感觉有点凉,这是正常的。要注射麻醉药了,刚开始会有点痛,麻醉药起效了就好了
置起搏器	协助术者从锁骨下静脉或头静脉穿刺插入鞘管、导丝,将电极送入右心室心尖部(心室起搏)或右心房心耳部(心房起搏),测试电极性能,固定电极,在皮下植入永久起搏器,将电极接上起搏器,缝合(图3-2-11) 图 3-2-11　协助穿刺	现在要植入起搏器了,请您不要紧张,配合我们,保持这个姿势不要动
术中协助	协助医生调试起搏器的各种参数设定,观察病人的生命体征,病人出现头晕、呼吸困难、脉搏细弱等不适时,及时报告医生并协助处理	植入成功了,您不要担心,如果感觉胸闷、头晕、呼吸困难等请告诉我
伤口固定	术后协助医生做好伤口固定(图3-2-12) 图 3-2-12　伤口固定	手术已完成,伤口处给您用敷料包扎固定好了,请您不要把敷料弄湿和脱落

操作流程	操作步骤	沟通与说明
整理用物	整理衣物,送病人回病房,整理床单位,拉好床挡	您这样躺着还舒服吗?您好好休息,呼叫器放在床边,有需要请按铃,我们也会随时来巡视的
	用物处理	手术用物按要求分类处理
洗手记录	洗手,脱口罩	按七步洗手法洗手
	记录	记录术中病人的情况、起搏器植入及运行情况等

▶ 实训指导

1. 术前禁食、禁水 6 h,停用抗血小板药 3~5 天。

2. 术后观察要点:注意观察起搏器的起搏功能和感知功能是否正常,监测心律、心率、心电图的变化;观察记录伤口处有无渗血、红、肿、疼痛、皮肤变暗发绀、波动感等,及时发现出血、感染等并发症,观察有无腹壁肌肉抽动、心肌穿孔等表现,如发现异常及时报告医生,并协助处理。

3. 经股静脉安置临时起搏器者术后需绝对卧床,平卧位或左侧卧位,术侧肢体避免屈曲或过度活动。

4. 移动电话对起搏器有一定的干扰作用,平时不要将移动电话放在离起搏器很近的口袋,避免在强磁场区域停留。CT 检查对起搏器无影响,磁共振成像(MRI)检查应尽量避免。

▶ 操作评价

心脏起搏术的护理配合
操作评价

▶ 问题探究

1. 心脏起搏术的术后不良反应有哪些?

答:局部皮肤疼痛、皮肤坏死、心律失常、感染、电极脱位、心脏穿孔等。

2. 心脏起搏器按功能分为哪些类型?

答:心脏起搏器有以下类型:① 心房按需(AAI)型:电极置于心房。起搏器按规定的周长或频率发放脉冲起搏心房,并下传激动心室,以保持心房和心室的顺序收缩。② 心室按需(VVI)型:电极置于心室。起搏器按规定的周长或频率发放脉冲起搏心室,但不能兼顾保持心房与心室收缩的同步、顺序、协调,因而是非生理性的。③ 双心腔(DDD)起搏器:心房和心室都放置电极。能保持心房和心室得到同步、顺序、协调的收缩。④ 频率反应式(R)起搏器:能根据机体对心排血量(即对需氧量)的要求而自动调节适应,起搏频率加快,则心排血量相应增加,以满足机体的生理需要。

▶ 问题测试

心脏起搏术的护理配合
问题测试

▶ 职业精神

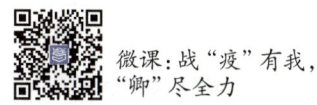
微课:战"疫"有我,
"卿"尽全力

任务三 心导管检查术的护理配合

心导管检查是通过心导管插管术进行心脏各腔室、瓣膜与血管的构造及功能的检查,包括右心导管检查与选择性右心造影,左心导管检查与选择性左心造影。

▶ 目的

1. 明确诊断心脏和大血管病变的部位与性质。
2. 明确心血管病变引起的血流动力学改变及其程度,为介入性治疗或外科手术提供依据。

▶ 适应证

1. 需做血流动力学检查者。
2. 先天性心脏病特别是有心内分流的先天性心脏病的诊断。
3. 心内电生理检查。
4. 室壁瘤需了解瘤体大小与位置以判断有无手术指征。
5. 静脉及肺动脉造影。
6. 选择性冠状动脉造影术。
7. 心肌活检术。

▶ 禁忌证

1. 感染性疾病,如感染性心内膜炎、败血症、肺部感染等。
2. 严重心律失常及严重的高血压未予控制者。
3. 电解质紊乱、洋地黄中毒者。
4. 有出血倾向、现有出血疾病或正在进行抗凝治疗者。
5. 外周静脉有血栓性静脉炎者。
6. 严重肝肾功能损害者。

▶ 准备

护士准备　熟悉心导管检查的流程及配合要点,着装整洁,洗手,戴口罩。

用物准备　准备 3~4 支 5 mL 或 10 mL 注射器、右心漂浮导管及检查设备 1 套、压力换能器 1 副、利多卡因 1 支、穿刺针 1 支、12 500 U 的肝素 1 支、8.5 F 的血管鞘 1 副、灭菌手套、消毒材料、血氧饱和度监测仪等。

病人准备　术前 1 天洗澡并行手术相应部位局部备皮,检查电解质尤其是血钾情况,术前禁食 4 h,术前 1 h 排空大小便;签署知情同意书。

环境准备　对操作间进行空气消毒,有层流消毒条件的,术前房间空气净化 30 min,没有层流消毒条件的,术前紫外线照射 2 h。

▶ 实施

操作步骤(表3-2-4)

表 3-2-4 心导管检查术的护理配合

操作流程	操作步骤	沟通与说明
核对解释	核对床号、姓名、腕带、医嘱等,解释心导管检查的目的与方法	您好!我是护士小×,请问您叫什么名字?(我叫×××)让我核对您的腕带信息,您现在感觉怎么样 为了明确您的心脏和血管病变程度,需要给您做心导管检查,这个检查不会有太大的不适,请您放心
操作准备	洗手,戴口罩,合理摆放用物 提前为病人建立静脉通道(图3-2-13) 图 3-2-13 用物齐备	需要先给您留置一个静脉留置针,方便术中输液和用药
穿刺定位	血管穿刺 般选择右股静脉,也可选择锁骨下静脉或颈内静脉	我们会在这个位置进行穿刺,您不要紧张
局部麻醉	配合医生在选定的穿刺点处进针局部使用普鲁卡因/利多卡因浸润麻醉(图3-2-14) 图 3-2-14 局部麻醉	医生正在给您注射麻醉药,局部麻醉后就可以减轻手术穿刺时的疼痛
送入鞘管	待医生送入8.5 F的血管鞘,拔出导丝,送入右心导管后,分别连接压力换能器和血氧饱和度监测仪(图3-2-15)	我给您接上血氧饱和度监测仪,我也会实时监测您的生命体征的变化

操作流程	操作步骤	沟通与说明
送入鞘管	 图 3-2-15　置动脉鞘	
术中观察	严密监测生命体征、心律、心率变化,准确记录压力数据,出现异常及时通知医生并配合处理	您能坚持吗?有觉得不舒服吗
拔管固定	按穿刺插管法退出心导管及扩张外鞘后,局部压迫止血15 min,并加压包扎(图 3-2-16) 图 3-2-16　压迫止血	已经把穿进去的鞘管拔出来了,为了防止出血,需要按压 15 min 手术结束了,伤口处已用无菌敷料包扎固定好,请您注意不要把敷料弄湿和脱落
整理用物	将病人送回病房,为病人整理好衣物,协助其取舒适体位,整理床单位	您好好休息,这样躺着舒适吗?呼叫器放您床边,有需要请按铃,我们也会随时来巡视的
	用物处理	用物按感染控制要求分类处理
洗手记录	洗手,脱口罩	按七步洗手法洗手
	记录	记录手术过程中病人的生命体征及病情变化情况等

▶ **实训指导**

1. 压力和血氧饱和度测量值的准确性直接影响到右心导管检查报告结论的准确性,所以在右心导管检查操作中要仔细、规范操作,确保数据的准确性。

2. 测压时必须保证导管、三通管、压力延长管、换能器的连接严密和通畅。每次测压前必须重新校零,以避免零点漂移带来的误差。测压取血时需要保持准确、良好的导管头端位置。

3. 各部血氧饱和度的测定受到血流层流、导管冲洗程度、测定试剂等多种因素的影响,每次测定时需要仔细核对,并且保持导管位置不变,一旦发现误差,需要及时重新取样本。

4. 密切监测病人的生命体征,观察有无心搏、呼吸明显增快的现象,防止发生心脏压塞和术后反应性肺动脉高压。注意穿刺部位有无出血、渗血、血肿以及肢体发凉等情况。

5. 术后根据病人的病情选择卧床时间,常规卧床不超过 24 h,局部用盐袋压迫 6 h 左右,不宜进行剧烈的活动。

▶ 操作评价

心导管检查术的护理配合
操作评价

▶ 问题探究

1. 心导管检查术后有哪些并发症?
答:心律失常,空气栓塞,出血,感染,热原反应,心脏压塞,心壁穿孔等。
2. 心导管检查术后出院健康指导应包括哪些内容?
答:出院后病人可以进行一般的日常活动,但是体育运动要暂时停止,直至伤口完全复原;腹股沟处伤口周边青紫色的瘀痕会在两周左右消散,如伤口有流血不止或有红肿、剧痛的现象,立即到就近医院的急诊科处理;病人应养成良好的生活习惯,如戒烟戒酒、勿暴饮暴食、少食多餐,保持大小便通畅,保持心情愉快,定期回访。

▶ 问题测试

心导管检查术的护理配合
问题测试

▶ 职业精神

微课:护理之路,韶华倾付——全
国抗疫先进个人刘启慧

任务四 **心导管射频消融术的护理配合**

心导管射频消融术是通过心导管将射频电流引入心脏内,以消融特定部位的心肌细胞,消除病灶,治疗快速性心律失常的一种方法,特别是对于窦性心律失常有着很好的疗效。

▶ 目的

1. 明确诊断。
2. 治疗心动过速。

▶ 适应证

1. 阵发性室上性心动过速。
2. 房室折返性心动过速。
3. 房室结折返性心动过速。
4. 心房扑动和房性心动过速。
5. 预激综合征,如伴有心慌或心房颤动则应行射频消融术。
6. 室性期前收缩,主要用于临床症状明显的单源性频发室性期前收缩。
7. 特发性室性心动过速无其他器质性心脏病,心慌时常伴有头昏,有时有晕厥者。
8. 阵发性或持续性的心房颤动。

▶ 禁忌证

1. 病因可去除的心动过速。
2. 存在预激综合征或房室双径路但不或很少发生心动过速。
3. 心腔内有血栓或外周血管走行异常、迂曲,有较严重的动脉粥样硬化斑块者。
4. 出血性疾病及有严重的出血倾向者。
5. 3 岁以下的快速性心律失常患儿。

▶ 准备

护士准备　了解病人病情;熟悉心导管射频消融术的操作流程与配合要点;着装整洁,洗手,戴口罩,穿铅衣,戴铅围脖。

用物准备　常规物品:介入治疗布类包、器械包、肝素钠盐水、2% 利多卡因、10 mL 注射器、无菌防护罩 3 个(机头、铅屏、机器操作盘);特殊物品:异丙肾上腺素、腺苷三磷酸、各种类型的消融导管、标测电极、穿刺鞘、心室电极尾线、冠状窦电极尾线,射频消融仪、电生理刺激仪、负极板,多导仪(图 3-2-17)。

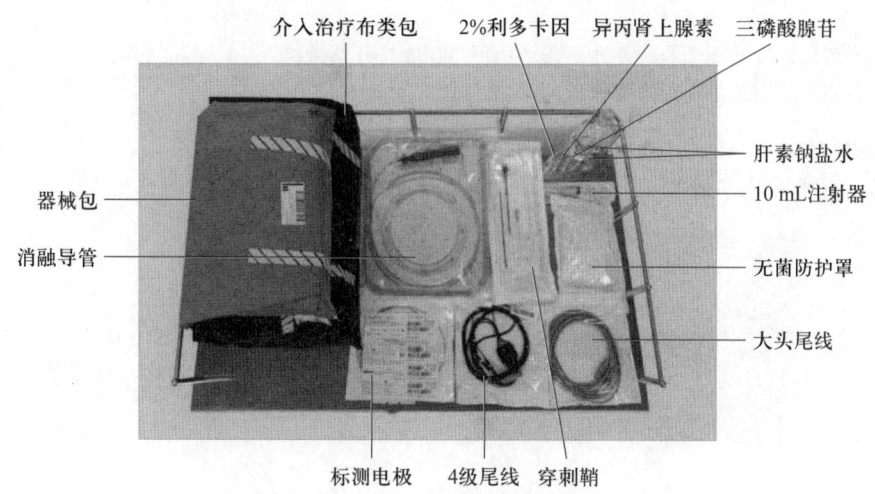

图 3-2-17　心导管射频消融术部分用物

病人准备　向病人说明射频消融术的目的,并将消融的大致过程向病人作简单介绍,以消除病人的思想顾虑和紧张情绪,取得手术配合,并签署同意书;术前 72 h 应停用所用抗心律失常的药物;穿刺部位局部备皮(备皮范围为右侧颈部、腋下、双侧腹股沟及会阴部)。

环境准备　对操作间进行空气消毒,有层流消毒条件的,术前房间密闭 30 min,没有层流消毒条件的,术前紫外线照射 2 小时。

▶ **实施**

操作步骤(表 3-2-5)

表 3-2-5　心导管射频消融术的护理配合

操作流程	操作步骤	沟通与说明
核对解释	接病人至介入室,双人核对,确认病人床号、姓名、腕带;查看病人术前检查结果,确认病人是否已停用抗心律失常药物 解释手术目的和方法,嘱病人不要紧张,消除病人紧张情绪	您好!我是护士小×,请问您叫什么名字?(我叫×××)让我核对您的腕带信息,您这几天没有服用抗心律失常药物吧?我们一会儿要准备做手术啦,您还有什么疑问吗?不要紧张,放轻松
操作准备	洗手,戴帽子、口罩,准备消融所需器材、仪器、药品,并合理放置 穿铅衣、戴铅围脖等防护品	您觉得室温合适吗?我先帮您盖好被子
安置体位	协助病人摆好体位,建立通畅的静脉通道,连接电生理刺激仪、负极板,必要时给予吸氧(图 3-2-18) 图 3-2-18　体位摆放	您这样躺着可以吗
消毒铺巾	为术者做好皮肤消毒的准备,协助医生消毒铺巾;打开器械包,准备术中所用物品和药物等	为您消毒了,消毒液有点凉,一会儿就好
局部麻醉	检查麻醉药并打开安瓿,协助医生抽取 2% 利多卡因对局部皮肤进行麻醉(图 3-2-19) 图 3-2-19　局部麻醉	医生给您打麻醉药了,刚开始可能有点痛,后面麻醉药起效了感觉就好啦

操作流程	操作步骤	沟通与说明
连接电极	连接心室电极：协助医生穿刺右侧股静脉，置入6 F血管鞘，将四级电生理标测导管送达心室位置；护士连接心室电极尾线，妥善固定，防止移位，用无菌治疗巾覆盖	您这会儿有什么不舒服吗？如果有，请及时告诉我们
	连接冠状窦电极：协助医生穿刺左锁骨下/股静脉，置入7 F血管鞘，将十级电生理标测导管送入冠状窦位置；护士连接冠状窦电极尾线，妥善固定，用无菌治疗巾覆盖	您这会儿有什么不舒服吗？如果，有请及时告诉我们
电生理检查	给予试验性药物异丙肾上腺素静脉滴注和进行心内电生理检查，护士严密观察病情变化	这会儿您可能会有点心慌、胸闷的感觉，都是正常的，您不用紧张
协助传递	医生在局部麻醉下穿刺右侧、左侧股静脉或股动脉，置入8 F血管鞘，并全身肝素化，选择适当弯度的温控消融大头或冷盐水消融大头（图3-2-20） 图3-2-20　股动脉置管	护士核对手术耗材，正确传递各种导管并记录
射频消融	连接负极板，正确调好射频消融仪的各种参数，严密观察病人病情及生命体征的变化	您的心前区可能会有疼痛的感觉，这是正常的，不要紧张，如果还有其他不舒服，请及时告知我们
协助拔管	协助医生拔管，用无菌纱布覆盖按压穿刺部位15~30 min彻底止血，再以弹力绷带加压包扎固定（图3-2-21） 图3-2-21　压迫止血	现在要拔管了，你如果有胸闷、气促等不舒服就及时告诉我，拔完之后要加压按压一会儿，这次肢体尽量先不要活动，以免出血

操作流程	操作步骤	沟通与说明
整理用物	术毕,清点、整理、清洗术中所用的器械。包好手术器械包待消毒;补充术中所用药品,清理术中用的一次性耗材,核对术中用物及一次性耗材	用物按感染控制要求分类处理
	操作间内的清洁消毒	按医院感染控制要求进行消毒
	护送病人回病房,整理好衣服和床单位,协助其取合适体位,沙袋压迫穿刺部位(图 3-2-22)  图 3-2-22 沙袋压迫	您这样躺着舒适吗? 为了防止出血,沙袋 6 h 后才能取掉,呼叫器放在您床边,有需要请按铃,我们也会随时来巡视的
洗手记录	洗手,脱口罩	按七步洗手法洗手
	记录	正确无误地填写各种护理记录

▶ 实训指导

1. 严格无菌操作技术,遵守放射防护制度。

2. 密切配合医生的手术进程,投递物品准确无误。严密观察病人的生命体征及病情变化,发生紧急情况需抢救时,应做到稳、准、快。

3. 因手术时间较长,病人在手术台上可能会发生挪动,造成体表电极片接触不良,显示心电图出现干扰波,注意观察和鉴别。放电消融时,病人会有疼痛的感觉,应告知病人这些属于正常反应,消除其紧张情绪,术中加强巡视,重视病人主诉,耐心询问病人的耐受程度,如有变化及时报告手术医生。

▶ 操作评价

心导管射频消融术的护理
配合操作评价

▶ 问题探究

1. 行心导管射频消融术的病人可出现哪些并发症?

答:常见并发症有:① 心律失常。检查过程中可能出现心动过缓或不同程度的房室传导阻滞。② 局部出血或血肿。观察或予以局部压迫,严重时需切开取出血块、处理出血点。③ 栓塞。周围动、静脉栓塞,或者脑、肺栓塞。④ 心脏压塞。可由心肌穿孔或冠状静脉窦损伤、穿孔所致。⑤ 血胸、气胸或血气胸。轻者可不做特殊处理,必要时行穿刺引流或外科手术处理。⑥ 动静脉瘘。如穿刺时动静脉损伤。⑦ 血管迷走神经反射。如低血压、心率慢等。⑧ 造影剂过敏反应。如心房颤动消融的左心房造影。

2. 在射频消融过程中,发生心脏压塞,应如何处理?

答:一旦确诊为心脏压塞,应积极穿刺抽血,如症状能够改善,保守治疗,密切观察;如症状缓解不明显,说明出血不止,应考虑心包切开引流。掌握切开引流时机可挽救病人生命,避免不必要的开胸探查。如导管射频消融中应用肝素抗凝应补充鱼精蛋白对抗。如心包出血量大,抽出的心包积血加适量肝素抗凝后可回输给病人,为抢救病人争取时间。术中、术后均应严密观察,争取及时发现,及时处理,提高抢救成功率。

▶ **问题测试**

心导管射频消融术的护理
配合问题测试

▶ **职业精神**

微课:晨曦初露,疫情终去

任务五 冠状动脉造影术的护理配合

冠状动脉造影(coronary arterial angiography,CAG)是通过影像学方法确定冠状动脉有无病变以及为冠心病的诊治和研究提供可靠依据的介入性诊断技术。

▶ **目的**

1. 明确诊断心脏和大血管病变的部位与性质。
2. 了解病变是否引起了血流动力学的改变及其程度。
3. 为采用介入性治疗或外科手术提供依据。

▶ **适应证**

1. 药物治疗效果不好,估计要做血运重建的心绞痛病人;病人的心绞痛症状不严重,但其他检查提示多支血管病变、左主干病变。
2. 不稳定型心绞痛,如新发生的心绞痛、梗死后心绞痛、变异型心绞痛;急性心肌梗死病人等。
3. 冠心病的诊断不明确,需要做冠状动脉造影明确诊断,如不典型的胸痛,无创检查的结果模棱两可。
4. 难以解释的心力衰竭或室性心律失常。
5. 拟进行其他较大手术而疑诊有冠心病的病人,包括心电图异常(Q波、ST-T改变)、不典型心绞痛和年龄>65 岁的病人;拟行心脏手术的病人,如年龄>50 岁应常规行冠状动脉造影术。

▶ **禁忌证**

以下禁忌证是相对的,若因冠状动脉血管原因而危及病人生命急需行经皮冠状动脉介入治疗(PCI)

时,则无须考虑禁忌证,但应做好充分的术前准备。

1. 无心肌缺血或心肌梗死症状和证据者。
2. 冠状动脉轻度狭窄(<50%)或仅有痉挛者。
3. 近期有严重出血病史,凝血功能障碍,不能耐受抗血小板和抗凝双重治疗的病人。
4. 造影剂过敏、严重心肺功能不全不能耐受手术、晚期肿瘤、消耗性恶病质、严重肝肾功能衰竭者。

▶ 准备

护士准备　① 确认病人身份,复核术前准备是否完善。② 穿刺股动脉者应检查两侧足背动脉搏动情况并标记,以便术中、术后对照观察;拟行桡动脉穿刺者,术前行 Allen 试验(即同时按压桡动脉、尺动脉,嘱病人连续伸曲五指至掌面苍白时松开尺侧,如 10 s 内掌面颜色恢复正常,提示尺动脉功能良好,可行桡动脉介入治疗)。③ 手术当日携带病历及各种检查结果至导管室。④ 着装整洁,洗手,戴口罩。

用物准备　根据身高、体重、主动脉宽度,选择导管及插送器械,三通板、延伸管。心电监护仪及压力监测仪、除颤器、吸引装置、临时起搏器等。另需备好各种药品如肝素、地塞米松、阿托品、利多卡因、哌替啶、碘比乐、硝酸甘油及其他抢救药品和物品等。充足的电源插座板,麻醉机、除颤仪要有单独的插座板,避免仪器、电缆、导线扭曲、打结或重物挤压而发生漏电事故(图 3-2-23)。

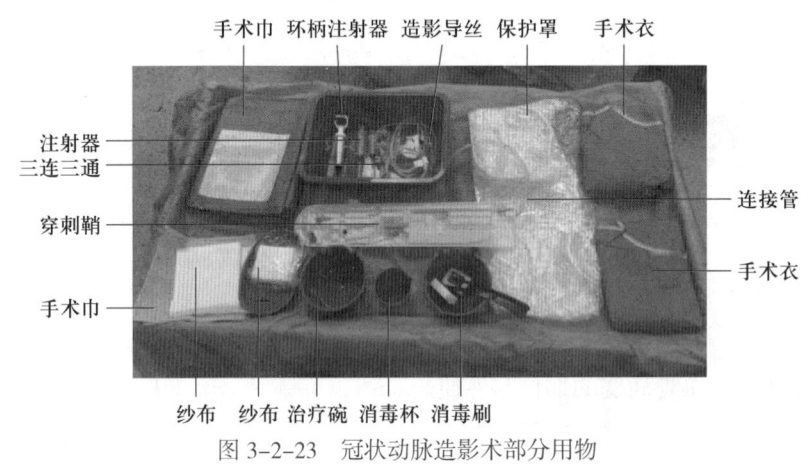

图 3-2-23　冠状动脉造影术部分用物

病人准备　了解冠状动脉造影术的目的、过程、效果及注意事项;做好各种常规检查如肝、心、肾功能,动态心电图等;术前 1 天备皮,做好普鲁卡因、碘过敏试验;术前排空大小便;对术前紧张者,可肌内注射镇静药;术前病人签署知情同意书。

环境准备　对操作间进行空气消毒,有层流消毒条件的,术前房间空气净化 30 min,没有层流消毒条件的,术前紫外线照射 2 h,温度保持在 22~24 ℃。

▶ 实施

操作步骤(表3-2-6)

表3-2-6　冠状动脉造影术的护理配合

操作流程	操作步骤	沟通与说明
评估解释	核对床号、姓名、腕带,向病人解释 评估病史、意识、心理状态及合作程度;穿刺部位皮肤是否清洁、有无感染、有无外伤等	您好!我是护士小×,请问您叫什么名字?(我叫×××)让我核对您的腕带信息,您现在感觉怎么样? 根据您的病情,您需要进行冠状动脉造影术检查,这个过程不会增加您太大的不适,请您配合。我先检查一下您穿刺部位的皮肤情况,皮肤情况良好,可以穿刺
操作准备	环境温度适宜,洗手,戴口罩,合理摆放用物	您觉得室温合适吗
安置体位	协助病人仰卧于介入手术台上,经桡动脉造影者采用平卧位,右上肢外展,手掌向上并垫腕垫	请保持我摆放的姿势不动。 经股动脉造影者,双下肢分开稍外展,暴露双侧腹股沟区,必要时用约束带固定双下肢,背部粘贴不透X线的标记尺协助定位
心电监护	给病人连接上心电监护仪,方便术中持续心电监护和压力监测	我需要给您贴几个电极片,请配合一下
建立通道	建立静脉通道,连接三通管,以保证急救药品的及时给予	
消毒麻醉	一般选右桡动脉或右股动脉,协助消毒穿刺侧肢体(图3-2-24) 图3-2-24　术肢消毒 打开穿刺包,戴无菌手套,铺巾。检查并打开2%利多卡因安瓿,协助医生抽取麻醉药行穿刺点局部麻醉(图3-2-25) 图3-2-25　铺手术巾	给您消毒了,消毒液有点凉,这是正常的,很快就好了。 马上要注射麻醉药了,刚开始可能有点痛,后面麻醉药起效了就好了

操作流程	操作步骤	沟通与说明
冲洗导管	给予充分的生理盐水冲洗导管内外腔,配制 25 mg/500 mL 肝素注射液备手术用	
协助穿刺	配合医生将动脉鞘经皮穿刺插入桡动脉或股动脉内,再将心导管经鞘管推送至主动脉根部,使导管顶端进入左冠状动脉和右冠状动脉开口	现在要穿刺了,请保持这个姿势不要动。请您不要担心,如果有感觉不舒服,请及时告诉我们 正在送导管,您别动,有不舒服吗
注造影剂	将造影导管尖端推入右或左冠状动脉开口部后,推注少量造影剂,使冠状动脉显影。观察压力曲线、心电图和血压均正常后,可固定造影导管。迅速调整好造影体位,用力加压推注造影剂并拍摄影像图片(图 3-2-26) 图 3-2-26 推造影剂	
密切监测	密切监测心率、心电图、血压、意识、冠状动脉内压力的情况,如发现心律失常、ST 段和 T 波改变,立即报告医生并配合处理 询问病人有无心前区疼痛及其他不适,准确记录压力数据	请问您有不舒服吗
按压包扎	造影完毕鞘管拔出后,用无菌敷料加压包扎(图 3-2-27) 图 3-2-27 拔除鞘管	手术结束了,穿刺针也拔出了,穿刺的地方用敷料包扎固定好了,请您保持敷料的清洁干燥,如果有潮湿或松脱,请及时通知我们,我们会尽快来处理的
整理用物	整理病人衣物,用平板车送病人回病房,协助病人取舒适体位,整理床单位	您这样躺着舒服吗?您还有什么需要帮助的吗?那您好好休息,呼叫器放在您的床旁,有事按呼叫器
	用物处理	用物按感染控制要求分类处理

操作流程	操作步骤	沟通与说明
洗手记录	洗手,脱口罩	按七步洗手法洗手
	记录	记录手术过程、时间等

▶ 实训指导

1. 术前嘱病人行平卧位排尿训练;训练病人深吸气、憋气和咳嗽动作。

2. 术后回病房立即测血压、查心电图,予以心电监护。1 h 内每 15 min 测血压 1 次,血压稳定后,可每 2~4 h 测血压 1 次。

3. 若出现低血压可能为:① 低血容量(术中失血,术后大血肿)。② 心排血量下降(心肌缺血、心律失常、心脏压塞)。③ 血管过度扩张(如迷走反射,应用血管扩张药)、急性肺栓塞。

4. 观察有无穿刺局部并发症:观察穿刺点有无出血、渗血。1 h 内每 15 min 观察 1 次,无异常后每 2~4 h 观察 1 次。

5. 鼓励病人多饮水,不能饮水者,予以静脉补液,以促进造影剂的排出。

6. 股动脉穿刺者术后卧床休息 12~24 h,术侧肢体严格制动。

7. 股动脉穿刺者术后持续心电监护 24 h,密切观察病情,伤口有无渗血及穿刺侧肢体的温度、颜色、感觉和足背动脉搏动的情况。

8. 术后第 2 天做十二导联心电图检查,以了解术后心电图情况。

▶ 操作评价

冠脉造影术的护理配合
操作评价

▶ 问题探究

1. 简述冠状动脉造影的穿刺部位。

答:穿刺部位可选择股动脉、上肢桡动脉或肱动脉。

2. 冠状动脉造影术的并发症有哪些?

答:急性心肌梗死、持续心绞痛、心律失常、穿刺局部动脉血栓形成与栓塞、重要脏器栓塞、动脉夹层、局部出血及血肿、血管迷走神经反射等。

▶ 问题测试

冠脉造影术的护理配合
问题测试

▶ 职业精神

微课:朝曦之光,奉献青春

任务六　主动脉内球囊反搏术的护理配合

主动脉内球囊反搏(IABP)是一种机械辅助循环的方法,是指通过动脉系统置入一根带气囊的导管到左锁骨下动脉开口远端和肾动脉开口上方的降主动脉内,在心脏舒张期,气囊充气,在心脏收缩期,气囊排气,达到辅助心脏功能的作用。

▶ 目的

1. 降低左心室前后负荷,增加心排血量,减轻心脏负荷。
2. 提高舒张压,增加冠状动脉灌注,改善缺血心肌的供血状况。

▶ 适应证

1. 急性心肌梗死合并心源性休克。
2. 心脏移植手术前后的辅助治疗。
3. 心脏直视术后有脱机困难、左心衰竭、急性心肌梗死的病人;复跳后血压无法维持,必须依赖人工心肺机辅助的病人。
4. 人工心脏的过渡治疗。
5. 难治性不稳定型心绞痛。
6. 血流动力学不稳定的高危 PCI 病人(左主干病变、严重多支病变、重度左心功能不全)。
7. 因心肌梗死的并发症、病毒性心肌炎、特发性心肌炎、低心排血量综合征、心肌病晚期导致的心脏泵衰竭。

▶ 禁忌证

1. 严重主动脉瓣关闭不全,尤其是中、重度者。
2. 主动脉夹层动脉瘤、主动脉瘤、主动脉及大动脉有病理改变或有损伤者。
3. 凝血功能障碍,有出血倾向的病人。
4. 心脏停搏、心室颤动及终末期心肌病病人、心内畸形纠正不满意者。
5. 周围血管疾患放置气囊导管有困难者、恶性肿瘤有远处转移者。
6. 其他:如严重贫血、脑出血急性期等。

▶ 准备

护士准备　熟悉主动脉内球囊反搏术的操作流程和配合要点,着装整洁,洗手,戴口罩。

用物准备　反搏物品准备:根据病人身高选择合适的主动脉内球囊反搏导管、主动脉内球囊反搏泵、压力套装、穿刺鞘、加压袋、主动脉内球囊置管包、治疗巾、一次性注射器、无菌方纱、无菌手术衣、缝合线、贴膜、0.5%碘伏消毒液。药品准备:2%盐酸利多卡因注射液、0.9%氯化钠溶液 250 mL、肝素生理盐水。抢救物品:急救车、呼吸机、临时起搏器。各种抢救仪器备于床旁,设备处于正常工作状态,功能完好(图 3-2-28)。

病人准备　向病人及家属做好相关解释,消除顾虑并签署知情同意书;指导病人配合及完善各项术前准备;穿刺部位清洁备皮;协助病人摆好体位。

环境准备　紧急床边置管时,可不进行环境准备。非紧急情况需在介入手术室进行此操作时,对操作间进行空气消毒,有层流消毒条件的,术前房间空气净化 30 min,没有层流消毒条件的,术前紫外线照射 2 h。

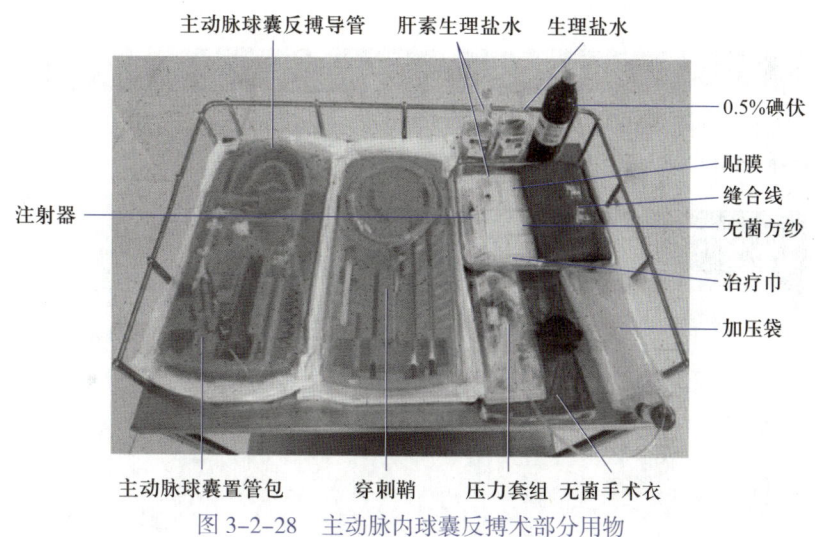

图 3-2-28　主动脉内球囊反搏术部分用物

标注（顺时针）：主动脉球囊反搏导管　肝素生理盐水　生理盐水　0.5%碘伏　贴膜　缝合线　无菌方纱　治疗巾　加压袋　无菌手术衣　压力套组　穿刺鞘　主动脉球囊置管包　注射器

▶ **实施**

主动脉内球囊反搏术的护理配合操作视频

操作步骤(表 3-2-7)

表 3-2-7　主动脉内球囊反搏术的护理配合

操作流程	操作步骤	沟通与说明
核对解释	接病人至介入室,双人核对,确认病人床号、姓名、腕带,查看病人术前检查结果 向病人解释手术目的和方法,消除病人的紧张情绪	您好! 我是护士小×,请问您叫什么名字? (我叫×××)让我核对您的腕带信息 为了缓解您的病情,需要在您血管里放置一根气囊导管,手术过程中不会有太大的不适,请您不要紧张。您有什么疑问吗
操作准备	环境符合操作要求,洗手、戴口罩;用物、药品和仪器准确齐全,摆放合理	您觉得室温合适吗? 我帮您盖好被子
充气	打开电源,连接 IABP 的心电监护,将肝素生理盐水置压力袋内充气(图 3-2-29)  图 3-2-29　加压袋充气	

操作流程	操作步骤	沟通与说明
安置体位	协助病人取平卧位或30°半卧位,暴露穿刺部位,协助医生消毒穿刺部位,铺无菌治疗巾(图3-2-30) 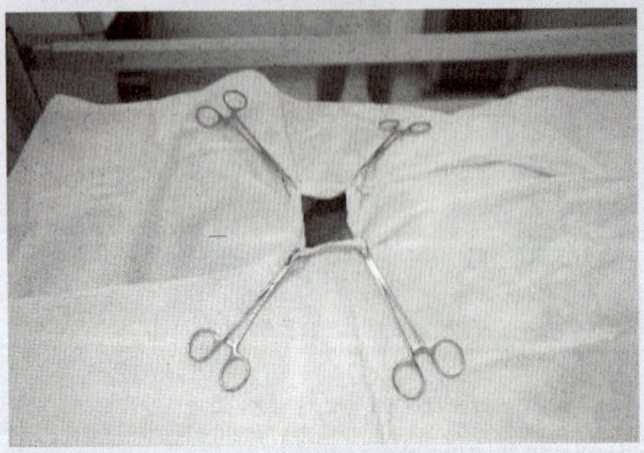 图 3-2-30　暴露穿刺部位	我协助您躺好,这样可以吗 医生正在为您消毒,消毒液有点凉,请您不要紧张
协助麻醉	协助医生抽取利多卡因对局部皮肤进行麻醉(图3-2-31) 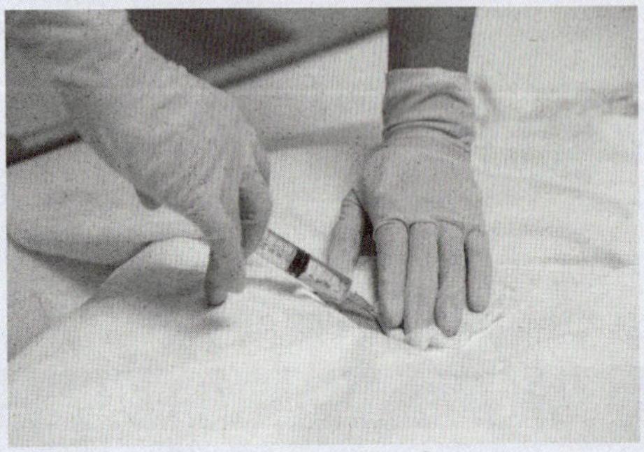 图 3-2-31　局部麻醉	为您注射麻醉药了,刚开始可能有点痛,麻醉药起效了就不痛了
协助穿刺	协助医生穿刺股动脉,置入主动脉内球囊反搏导管(图 3-2-32) 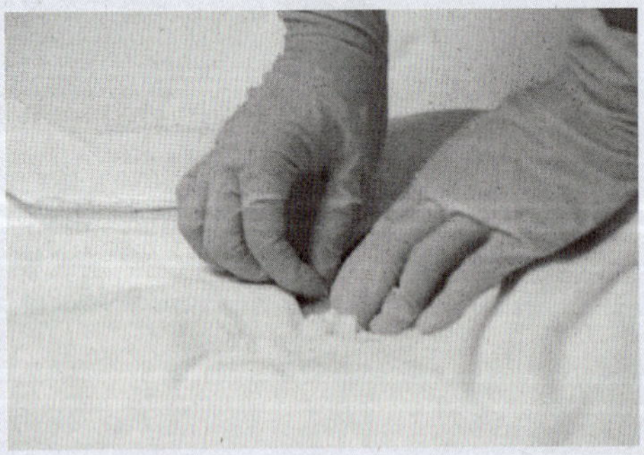 图 3-2-32　置入球囊导管 置管过程中密切观察病人的生命体征,询问病人有无不适	您这会儿有什么不舒服吗? 如果有,请及时告诉我

操作流程	操作步骤	沟通与说明
连接冲管	连接压力套装各管路,检查管路是否通畅,置管成功后将压力套装头端与病人相接,冲管(图 3-2-33) 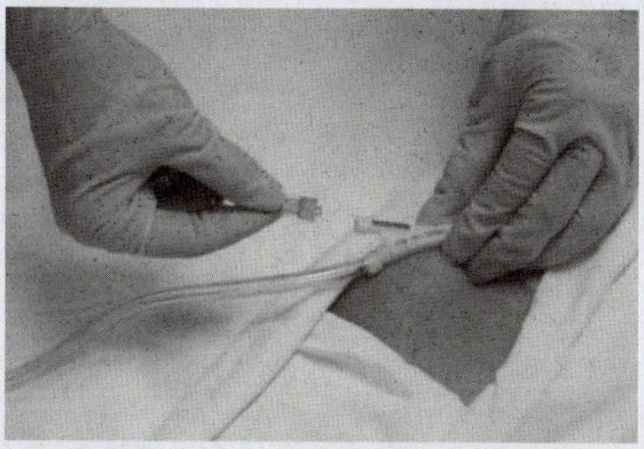 图 3-2-33　连接压力套装头端	
连接固定	将气囊延长管与主动脉内气囊反搏泵相连,固定,检查管路有无弯曲、打折(图 3-2-34) 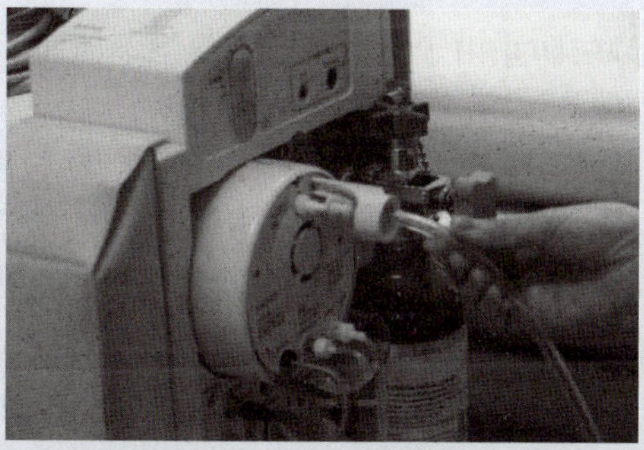 图 3-2-34　接氦气管	
触发开始	压力调零,选择触发模式,将气囊充气,然后按开始键,根据病情选择反搏比	请问有感觉不舒服吗?如果有,请及时告诉我们
妥善固定	妥善固定导管及覆盖的敷料,标记置管时间(图 3-2-35) 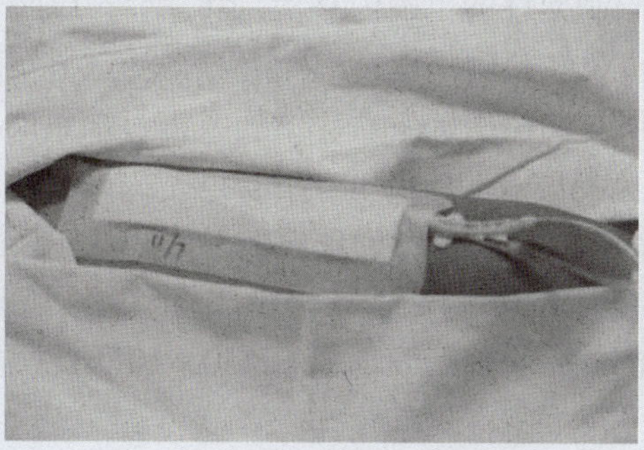 图 3-2-35　固定导管	手术做好了,我送您回病房

操作流程	操作步骤	沟通与说明
整理用物	整理各种管路,协助病人取舒适体位,整理床单位	您需要卧床休息,置管的这只腿弯曲和上抬不能超过30°。您这样躺着舒适吗?您暂时不能下床,大小便需要在床上用便盆接,敷料要保持干燥,如果有潮湿或松脱,请及时告诉我们。您还有什么需要吗?呼叫器放在床边,有需要请按铃,我们也会随时来巡视的
	用物处理	用物按感染控制要求分类处理
洗手记录	洗手,脱口罩	按七步洗手法洗手
	记录	记录置管的时间、部位、穿刺部位皮肤情况、主动脉内球囊反搏频率、反搏压、动脉内压力等情况

▶ 实训指导

1. 心电触发模式应选择 R 波向上的最佳导联,防止由于电极脱落或接触不佳而影响反搏效果,QRS 波群振幅应>0.5 mV,若低于此标准应改变触发模式。

2. 血流动力学状态的监测:主要观察和记录的数据包括常规生命体征、有创动脉压、中心静脉压、肺动脉压、肺毛细血管楔压(PCWP)、心排血量、体温、液体出入量、血气分析及其他实验室检查结果。严密观察反搏效果,并监测病人心率及心律的变化,心动过缓、过速及心律失常均会影响反搏效果。

3. 术中重视病人主诉,注意观察病人下肢的血运情况,如动脉搏动、感觉、肢体活动度、皮肤的颜色、温度等,并与对侧相比较,在主动脉内气囊导管插入后第 1 h 内每隔 15 min 判断一次,此后每 1 h 判断一次。发生下肢缺血时,应撤除气囊导管。同时观察管路有无弯曲、尿液颜色,出现异常及时报告医生。

4. 主动脉内气囊反搏导管的妥善固定:按照无菌原则对插管部位进行包扎处理,将主动脉内气囊反搏导管固定在病人的大腿上,防止脱位。检查弹力绷带是否过紧,有无渗血,术后 24 h 可拆除弹力绷带。每 24 h 更换伤口敷料,必要时可随时更换。

5. 病人需绝对卧床,避免屈膝、屈髋,插管侧大腿弯曲不应超过30°,床头抬高的斜面也不应超过30°,以防导管打折或移位。鼓励和协助病人在限制允许的范围内移动,定时翻身,以防止压疮发生。

6. 预防感染:按照无菌原则进行伤口换药,观察穿刺部位,注意伤口有无红、肿、热、痛和分泌物,若被污染,及时消毒、换药,甚至重新放置。常规预防性使用抗生素。对病人进行细致的生活护理,包括口腔护理、深静脉插管护理、导尿管护理等。密切监测病人的体温、白细胞计数等,必要时进行血培养。

7. 如出现球囊导管内血液流出并伴顽固低搏压,高度怀疑为球囊破裂,必须立即处理。

8. 密切监测凝血功能:术后病人需要达到全身肝素化,病人的活化部分凝血活酶时间一般被控制在正常时间的 1.5~2 倍;ACT 维持在 180~250 s;血小板计数一般不低于 150×10^9/L;注意伤口出血情况及皮肤黏膜、泌尿系统等有无出血。

9. 严格执行换泵的操作程序,避免循环波动。

▶ 操作评价

主动脉内球囊反搏术的
护理配合操作评价

1. 辅助比率如何设定？

答：在正常情况下，无论心率快慢，都选择 1∶1 辅助比率，该比率对病人的辅助效果最好。心率过快时，仍然保持 1∶1 辅助比率。只有在病人稳定，准备脱机时，才逐渐调低辅助比率为 1∶2 或 1∶3，如病人病情依然稳定，可以考虑撤机。

2. IABP 撤离的指征有哪些？

答：IABP 撤离的指征：① 心指数 >2.0 L/(m² · min)。② 动脉收缩压 >90 mmHg。③ 左心房和右心房压 <20 mmHg。④ 心率 <100~110 次 /min。⑤ 尿量 >30 mL/h。⑥ 无正性肌力药物支持或用量 <5 μg/(kg · min)。但是对于有主动脉血管内并发症、下肢缺血、气囊导管内血栓形成等并发症时，应酌情早期撤离 IABP。

3. 如何保持最佳的主动脉内气囊反搏效果？

答：IABP 治疗的有效性取决于病人的血流动力学状态和仪器有关参数的正确选择。监护人员可以通过 IABP 治疗期间主动脉压力波形的变化来判断辅助治疗效果。另外，监护人员应知晓判断主机工作状态的方法和常见问题及故障的排除。

4. 如何预防血栓、出血和血小板减少症的发生？

答：正确执行肝素钠抗凝治疗，监测血小板计数、血红蛋白、血细胞比容，使 ACT 维持在 180~200 s。如果发生出血，根据需要进行输血，必要时输血小板。

5. 影响主动脉内球囊反搏使用的因素有哪些？

答：影响主动脉内球囊反搏使用的因素包括反搏触发信号、病人自身因素（>120 次 /min 的窦性心动过速、心房颤动、心房起搏信号干扰）、严重低血压、球囊大小、球囊位置、氦气压力、导管曲折、管道密闭性等。

▶ 问题测试

主动脉内球囊反搏术的
护理配合问题测试

▶ 职业精神

微课：白衣铠甲 最美逆行

任务七 有创血压监测的护理配合

有创血压监测是指将动脉导管置入周围动脉内，直接测量动脉内压力的方法，可反映动脉压的动态变化。

▶ 目的

1. 提供准确、连续的动脉血压数据，指导临床治疗。

2. 方便动脉血气标本的采集。

▶ 适应证

1. 各类危重病人和复杂大手术及有大出血的手术。
2. 体外循环直视手术。
3. 低温治疗或需控制性降压的手术。
4. 严重低血压、休克需反复测量血压的病人。
5. 需反复采取动脉血标本做血气分析的病人。
6. 需要应用血管活性药物的病人。
7. 心肺复苏术后的病人。

▶ 禁忌证

1. 穿刺部位或其附近存在感染。
2. 凝血功能障碍：对已使用抗凝血药的病人，最好选用浅表且处于机体远端的血管。
3. 患有血管疾病的病人，如脉管炎等手术操作涉及同一部位者。
4. Allen 试验阳性者禁忌行桡动脉穿刺测压。

▶ 准备

护士准备 熟悉有创血压监测的操作流程和配合要点，着装整洁，洗手，戴口罩。

用物准备 一般用物：穿刺置管包（内有缝线）、动脉穿刺置管包（桡动脉为 20 G 套管针、股动脉为单腔或双腔中心静脉置管）、肝素生理盐水（肝素注射液 100 mg 加入 500 mL 0.9% 氯化钠注射液）、加压袋（检查有无漏气）、贴膜、治疗巾、2% 盐酸利多卡因注射液、10 mL 注射器、0.9% 氯化钠注射液 250 mL。压力监测系统：多功能重症监护仪、压力套装（内含压力换能器和冲管装置）、压力监测导联线（与压力套装相匹配的）。其他抢救物品：急救车、除颤仪。

病人准备 向病人及其家属解释有创血压监测的目的及过程，并让其签字同意。

环境准备 室内空气清洁，光线明亮，关闭门窗，调节室温，必要时用屏风遮挡。

▶ 实施

 有创血压监测的护理配合
操作视频

操作步骤（表 3-2-8）

表 3-2-8 有创血压监测的护理配合

操作流程	操作步骤	沟通与说明
解释评估	核对床号、姓名、腕带、医嘱等	您好！我是护士小 ×，请问您叫什么名字？（我叫 ×××）让我核对您的腕带信息，您现在感觉怎么样 为了持续监测您的动脉血压，需要给您留置动脉套管针，这个过程一般不会给您带来太大不适，您放轻松
	评估病人的年龄、意识、心理状态及合作程度；病人病情、诊断与用药情况；拟留置动脉套管针局部的皮肤情况	我先检查一下您要穿刺部位的皮肤情况，皮肤情况良好，可以穿刺，您现在需要大小便吗

操作流程	操作步骤	沟通与说明
操作准备	环境温度适宜,洗手,戴口罩,用物齐备,摆放合理(图 3-2-36) 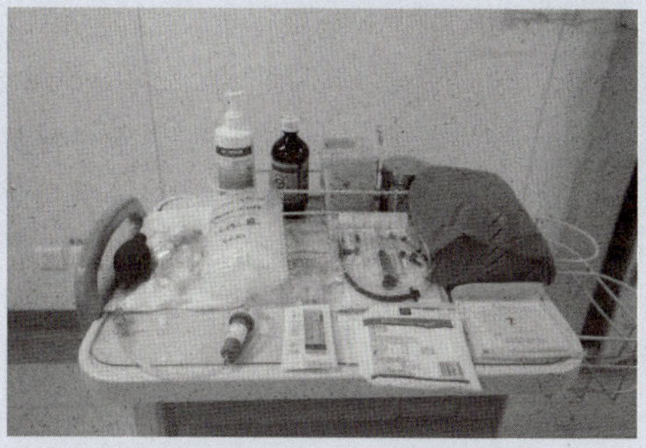 图 3-2-36　用物准备	
连接监护	连接多功能重症监护仪,安装压力监测导联线。测量生命体征并记录(图 3-2-37) 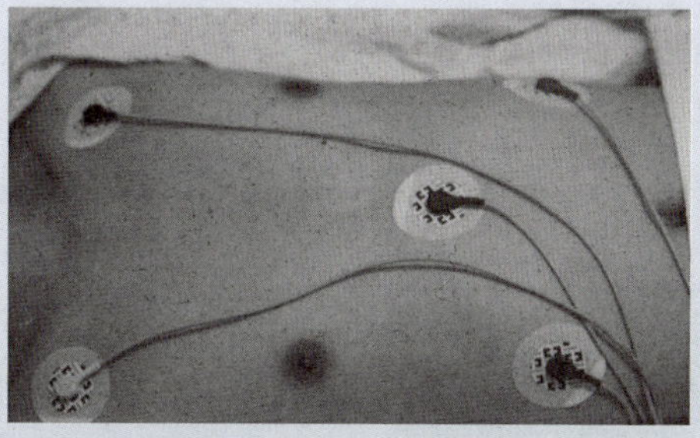 图 3-2-37　电极连接	您好,遵医生的要求需要为您进行生命体征监测,这样可密切观察您的生命体征变化,我为您连接好仪器
连接压力套装	固定输液架,将肝素生理盐水放入压力袋中,连接压力套装并向压力袋内充气至压力在 300 mmHg 左右,排尽管道内空气(图 3-2-38) 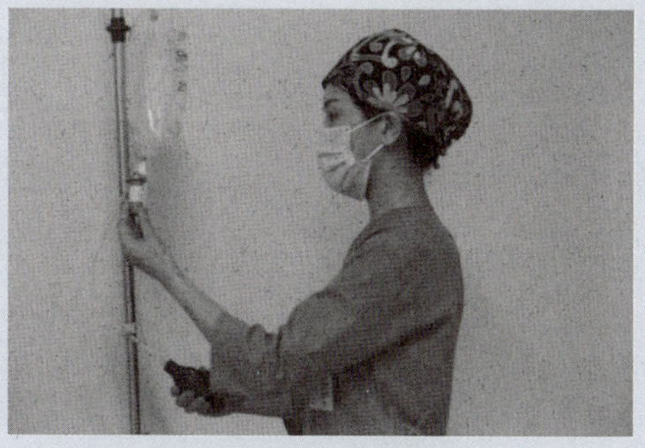 图 3-2-38　加压袋充气	
安置体位	协助病人取平卧位,暴露穿刺部位	我来协助您摆好位置,您觉得这样可以吗
消毒铺巾	协助医生消毒穿刺部位皮肤,铺无菌巾	现在为您消毒穿刺部位的皮肤,消毒棉球有点凉,请您忍耐一下,很快就好了。消毒好了,请您保持不动,避免污染

操作流程	操作步骤	沟通与说明
麻醉穿刺	协助医生进行局部麻醉、穿刺(图3-2-39) 图 3-2-39 协助穿刺	检查麻醉药质量后打开安瓿,供医生抽吸麻醉药行局部麻醉 穿刺时稍微有点疼,很快就好了
连接管路	置管成功后,压力套装再次排气,连接动脉穿刺置管,冲管通畅	您配合得很好,动脉针已经留置成功了,现在我们开始连接管路
压力调零	关闭调节夹,转动压力传感器、压力换能器三通开关,使压力换能器与大气相通,按下监护仪的调零键,监护仪屏幕上压力线为"0"时,转动压力换能器的三通开关,使压力换能器与动脉相通。读取收缩压、舒张压和平均压的数值与波形(图3-2-40) 图 3-2-40 压力调零	现在已经给您连接好了动脉血压监测装置,您现在的动脉血压是×××,是正常的
整理用物	整理床单位,固定导联线,协助病人取舒适体位	您现在这样躺着舒服吗? 呼叫器就在您手边,有需要您随时可以呼叫我,我也会经常过来看您
	用物处理	用物按感染控制要求分类处理。
洗手记录	洗手,脱口罩	按七步洗手法洗手
	记录	记录置管时间,部位,长度,穿刺处有无渗血、血肿,动脉压数值等

▶ **实训指导**

1. 保持测压管路固定、通畅,局部清洁,每班交接置管深度,定时更换穿刺部位敷料。

2. 每次测压前必须先进行压力调零,压力传感器位置应平齐于第4肋间隙腋中线水平,过高或过低均会影响血压读数。

3. 加压输液袋压力保持在 300 mmHg,以 3 mL/h 的速度均匀冲洗管路。

4. 测压装置的延长管不宜长于 100 cm,直径应大于 0.3 cm,防止压力衰减。

▶ 操作评价

有创血压监测的护理配合
操作评价

▶ 问题探究

1. 如何预防动脉内血栓形成?

答:除以肝素生理盐水持续冲洗测压管道外,尚应做好以下几点。

(1) 每次经测压管抽取动脉血后,均应立即用肝素生理盐水进行快速冲洗,以防发生凝血。

(2) 管道内如有血块堵塞时应及时予以抽出,切勿将血块推入,以防发生动脉栓塞。

(3) 动脉置管时间长短也与血栓形成成正相关,在病人循环功能稳定后,应及早拔出。

(4) 防止管道漏液,如测压管道的各个接头应连接紧密,压力袋内肝素生理盐水袋漏液时,应及时更换,各个三通应保持良好的性能等,以确保肝素生理盐水的滴入。

2. 有创血压监测的并发症有哪些?

答:常见并发症如下。

(1) 远端肢体缺血。引起远端肢体缺血的主要原因是血栓形成、血管痉挛、血管壁损伤、导管太硬太粗、置管时间长、局部长时间包扎过紧等。

(2) 局部出血、血肿。主要原因有穿刺失败、拔管后压迫止血时间不够、抗凝血药的应用等。

(3) 感染。动脉置管后可并发局部感染,严重者可引起血液感染,应积极预防。主要与操作无菌观念不强、置管时间太长有关。

▶ 问题测试

有创血压监测的护理配
合问题测试

▶ 职业精神

微课:百年仁心善若水
——护士奶奶陆月林

任务八 股动脉鞘管拔除术的护理配合

为防止经皮冠状动脉介入治疗术后并发症的发生,通常在术中放置动脉鞘管,术后观察 4~6 h 无并发症即可拔除动脉鞘管。拔除鞘管的过程中可能会出现血肿、出血、迷走神经反射等并发症。因此,规范地拔除股动脉鞘管尤其重要。

▶ **目的**

1. 成功拔除股动脉鞘管。
2. 减少并发症。

▶ **适应证**

行冠状动脉介入术者。

▶ **禁忌证**

无禁忌证。

▶ **准备**

护士准备　衣帽整齐,洗手,戴口罩。

用物准备　心电监护仪、除颤仪、氧气、换药包、纱布、弹力绷带、无菌手套、盐袋、0.5% 碘伏消毒液、一次性注射器,多巴胺、阿托品、利多卡因(图 3-2-41)。

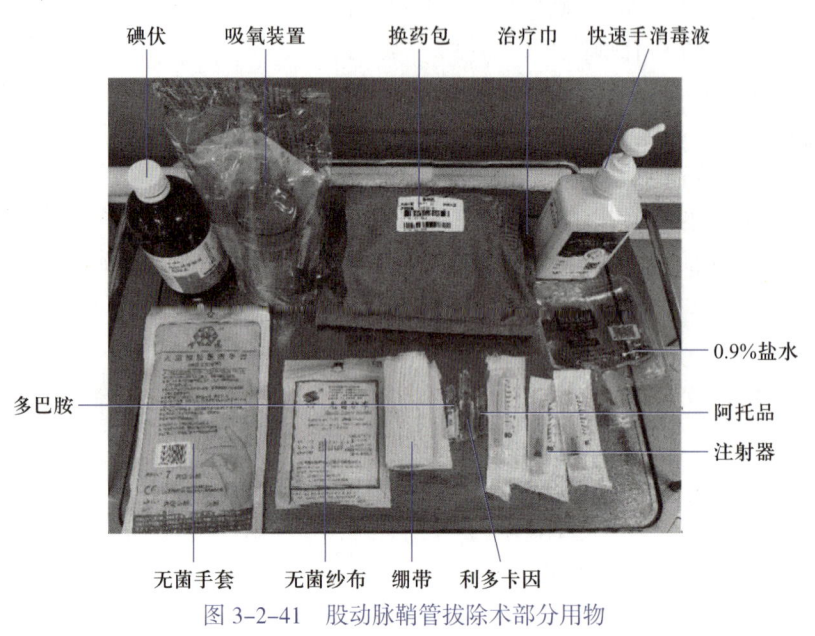

图 3-2-41　股动脉鞘管拔除术部分用物

病人准备　向病人及其家属解释拔除鞘管的目的及过程。

环境准备　室内空气清洁,光线明亮,温湿度适宜,必要时用屏风遮挡。

▶ **实施**

操作步骤(表 3-2-9)

表 3-2-9　股动脉鞘管拔除术的护理配合

操作流程	操作步骤	沟通与说明
解释评估	核对床号、姓名、腕带、医嘱等 解释操作目的及方法,消除病人紧张情绪	您好!我是护士小×,请问您叫什么名字?(我叫×××)让我核对您的腕带信息,您现在感觉怎么样
	评估病人的意识、心理状态及合作程度;病人病情、诊断与用药情况;检查动脉鞘管情况	您病情好转了,根据您的情况,放置的鞘管可以拔除了,医生将为您拔除动脉鞘管,这个过程一般不会给您带来明显不适,您放轻松。您现在需要大小便吗
操作准备	环境温度适宜,关闭门窗,用屏风遮挡 洗手,戴口罩、合理摆放用物	保暖,预防感染,节省体力
持续监护	连接心电监护仪,监测生命体征	您好,为了方便监测您的生命体征变化,我为您连接心电监护仪
建立通道	建立静脉通路	拔除鞘管前要给您先留置静脉通路,这样方便用药
安置体位	协助病人采取平卧位,暴露鞘管部位	需要您平卧,我协助您摆好位置,您觉得这样可以吗
消毒铺巾	协助医生消毒穿刺部位皮肤,铺无菌巾	医生正在为您消毒皮肤,消毒液有点凉,很快就好了。消毒后您需要保持不动,避免污染
协助麻醉	打开麻醉药,协助医生行局部麻醉(图 3-2-42) 图 3-2-42　局部麻醉	医生给您做局部麻醉,进针时会有点疼,麻醉药起效了就不痛了
协助拔管	协助医生拔除鞘管。拔管过程中观察病人心率、心律、血压变化,并询问病人有无不适感(图 3-2-43) 图 3-2-43　拔出鞘管	医生要给您拔鞘管了,请您保持下肢不要动

操作流程	操作步骤	沟通与说明
按压止血	拔除鞘管后局部按压动脉穿刺处(图 3-2-44) 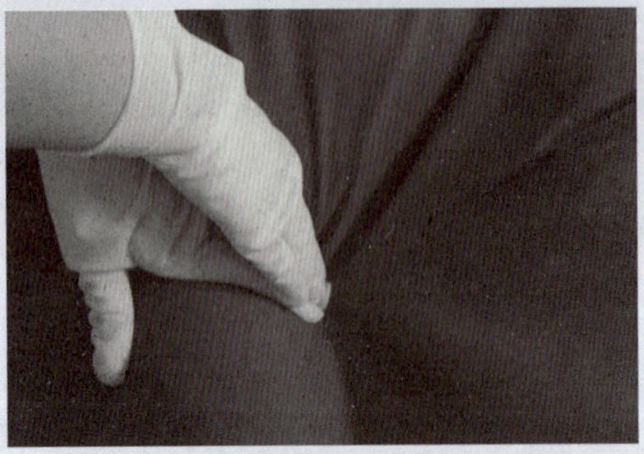 图 3-2-44　按压止血	您配合得很好,动脉鞘管已拔除成功了;为了减少出血,伤口要按压大概 30 min,如果您有什么不舒服,请及时告诉我们
加压包扎	拔管后观察穿刺点有无出血、血肿,用无菌纱布覆盖,弹力绷带加压包扎后,再用沙袋压迫 2 h(图 3-2-45) 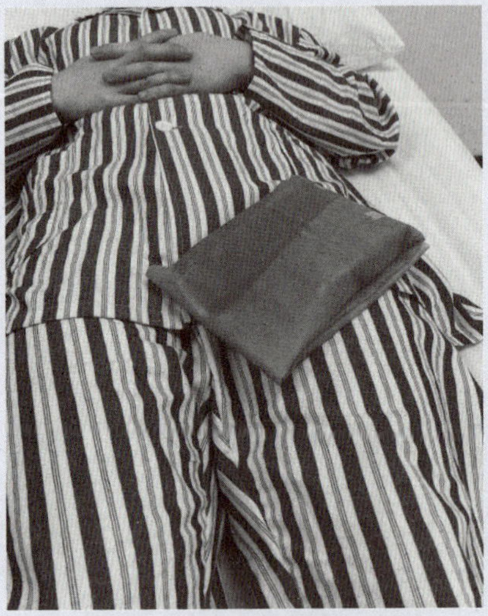 图 3-2-45　沙袋压迫	穿刺点很好,没有血肿、出血。但是为避免穿刺点出血还需要给您用弹力绷带加压包扎,绷带固定好了,再用沙袋压迫 2 h,如果没有出血,2 h 后会撤除沙袋,请您保持这只腿伸直不动
密切观察	观察穿刺点有无渗血、血肿,以及足背动脉搏动情况(图 3-2-46) 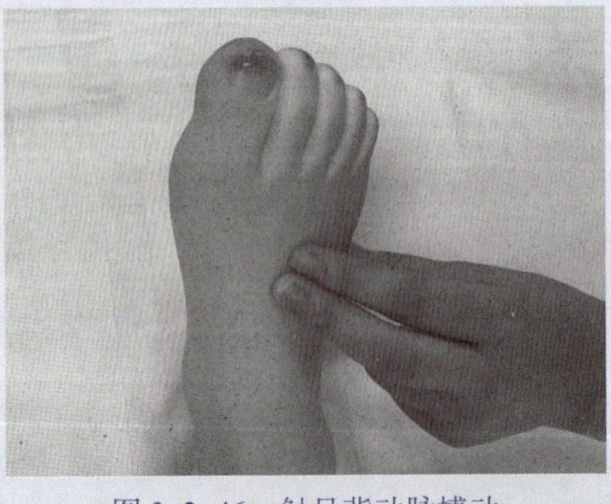 图 3-2-46　触足背动脉搏动	您的足背动脉搏动良好,皮肤温度正常,请您继续保持这条腿伸直不动

操作流程	操作步骤	沟通与说明
整理用物	整理床单位,因病人卧床休息,下肢限制运动,需要对病人进行生活护理	您这样躺着舒服吗？呼叫器就在您床边,有需要您随时可以呼叫我,我也会经常过来看您
	用物处理	用物按感染控制要求分类处理
洗手记录	洗手,脱口罩	按七步洗手法洗手
	记录	记录鞘管拔除时间,股动脉穿刺处有无渗血、血肿及足背动脉搏动情况

▶ 实训指导

1. 严格遵循无菌操作规程。

2. 备好阿托品、多巴胺等急救药物。

3. 拔管时注意观察病人的面色、心率、血压,警惕发生迷走神经反射。

4. 弹力绷带包扎要松紧适宜,能够触及足背动脉搏动。

5. 指导病人在拔管过程中有不适或疼痛时可做深呼吸,或与医护人员交谈,以分散注意力。

6. 告知病人拔管后术侧肢体需限制伸直运动,避免出血。

7. 指导病人使用床旁呼叫器,如有出血及其他不适,立即呼叫医护人员。

▶ 操作评价

股动脉鞘管拔除术的护理配合
操作评价

▶ 问题探究

1. 股动脉放置动脉鞘管有哪些并发症?

答:常见并发症如下。

(1) 穿刺部位出现动静脉瘘。表现为局部搏动性包块,伴有疼痛,甚至出现下肢肿胀或者麻木的感觉。

(2) 穿刺部位皮下出现血肿。主要是穿刺之后局部压迫时间不足,或者压迫不牢固导致的。另外,对于凝血机制异常的病人,也容易出现出血的并发症。所以在手术操作过程中,应仔细消毒,术后应及时压迫止血。

(3) 继发感染。这也是常见的一种并发症。对于免疫力低下的病人,或者合并局部软组织感染的病人,应该配合应用抗感染的药物,如可以选择广谱的抗生素静脉输入。

2. 迷走神经反射的应急措施是什么?

答:立即减轻按压或者绷带加压力量;吸氧,改善循环灌注不足引起的机体缺氧状态;遵医嘱给予扩容升压、提升心率的药物;病人如出现恶心、呕吐,立即使其去枕平卧,头偏向一侧,防止呛咳或窒息;持续心电监护,严密监测生命体征;安抚病人,缓解其紧张焦虑的情绪,消除其他诱因。

▶ 问题测试

 股动脉鞘管拔除术的护理配合
问题测试

▶ 职业精神

 微课：红色传承—守护生命的铿
锵玫瑰

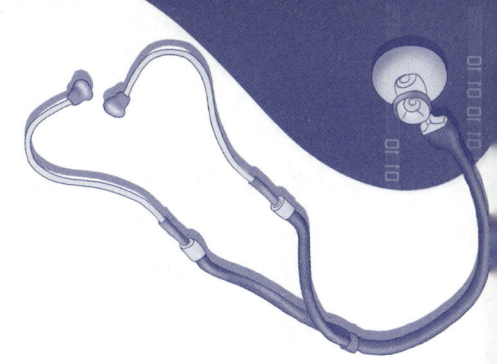

项目三
情景模拟

任务 急性心肌梗死病人的护理

学习目标

知识目标: 1. 叙述急性心肌梗死病人护理评估的内容。

2. 知晓急性心肌梗死病人的治疗要点。

3. 识记急性心肌梗死病人的护理措施及健康指导要点。

技能目标: 1. 能对急性心肌梗死病人进行全面护理评估。

2. 能正确地对病人进行心电监护且能识别异常心电图。

3. 能识别急性心肌梗死的并发症,并能配合抢救。

4. 能对急性心肌梗死病人和家属进行健康指导。

素质目标: 1. 具有良好的护患沟通能力和人文关怀精神,有效地缓解病人的心理压力。

2. 培养学生认真积极的工作态度和团队协作的精神。

3. 树立正确的劳动观点和劳动态度,践行社会主义核心价值观。

临床案例

病人,男性,60岁,已婚,汽车司机。4 h 前因"胸骨后压榨性疼痛,伴恶心、呕吐一次"急诊入院。既往有心肌梗死病史 4 年,但病情一直保持稳定,无药物过敏史,有吸烟史 25 年,每天抽 20~30 支香烟,周末喝酒。他的父亲多年前在心脏病发作后突然死亡。

体格检查:T 37.9 ℃,P 108 次 /min,R 26 次 /min,BP 104/66 mmHg,急性痛苦面容,心界不大,心率 100 次 /min,有期前收缩 5~6 次 /min,心尖部有 S_4,心律规则,第一心音减弱。实验室检查:WBC 计数 11.9×10^9/L,中性粒细胞百分比 70%。心电图检查:V_1~V_5 导联 ST 段明显抬高,与 T 波相混,呈弓背向上的单向曲线,无异常 Q 波。两肺及腹部检查无特殊。

入院诊断:急性广泛前壁心肌梗死。

任务分析

1. 病人被送入冠心病监护治疗病房(CCU),护士对其进行严密的心电监护。

2. 病人胸痛剧烈、烦躁不安、出冷汗、有濒死感,护士协助缓解病人疼痛。

3. 病人突然出现烦躁、呼吸极度困难、咳嗽、发绀、双肺满布湿啰音,护士配合医生进行抢救。

4. 病人病情稳定准备出院,护士对其进行出院指导。

▶ 准备

护士准备　穿戴整洁,洗手,戴口罩。仪表大方,举止端庄,有亲和力。

用物准备　静脉输液用物 1 套、常规消毒治疗盘 1 套、心电监护用物 1 套、体温计、吸氧用物 1 套、吸痰器、消毒棉签、注射器、别针、相关药物(吗啡或哌替啶、呋塞米、氨茶碱、去乙酰毛花苷(西地兰)、盐酸胺碘酮片(可达龙)、硝酸甘油、硝普钠等;准备抢救车,如果病人心力衰竭严重,可以准备导尿管导尿,以便准确记录出入量;准备抽血物品,快速进行血气分析、急查电解质、心肌酶等,用物放置合理。

病人准备　愿意合作,有安全感。

环境准备　环境整洁、安静,保持适宜的温度(18~22 ℃)和相对湿度(50%~60%),必要时用屏风遮挡。

模拟流程

护理该病人的流程见图 3-3-1。

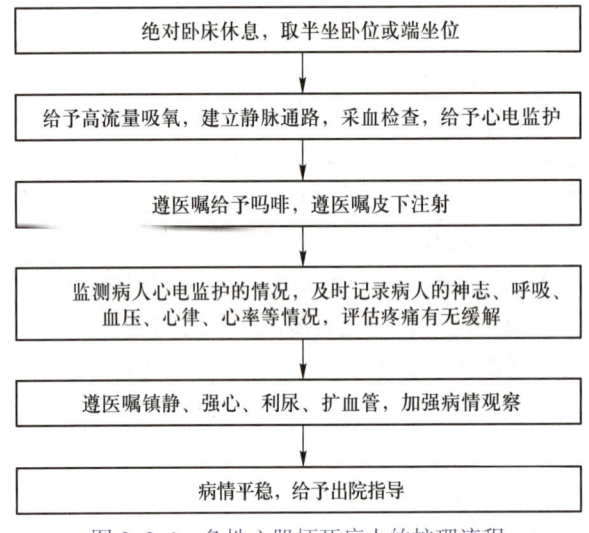

图 3-3-1　急性心肌梗死病人的护理流程

▶ 操作评价

　急性心肌梗死病人的护理操作评价

模块四

消化系统疾病病人护理技术

▬ ▸▸▸ 模块导航

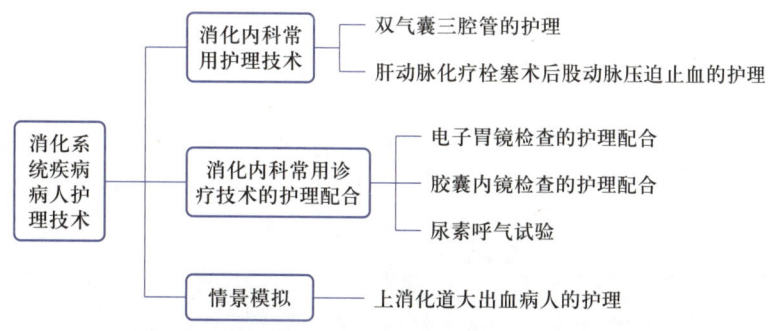

- 消化系统疾病病人护理技术
  - 消化内科常用护理技术
    - 双气囊三腔管的护理
    - 肝动脉化疗栓塞术后股动脉压迫止血的护理
  - 消化内科常用诊疗技术的护理配合
    - 电子胃镜检查的护理配合
    - 胶囊内镜检查的护理配合
    - 尿素呼气试验
  - 情景模拟
    - 上消化道大出血病人的护理

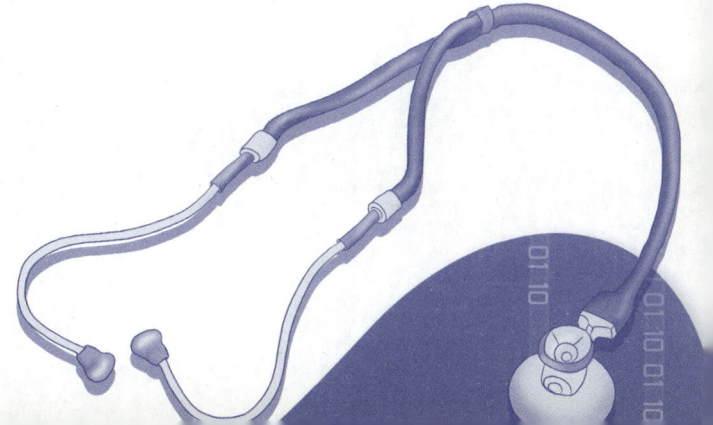

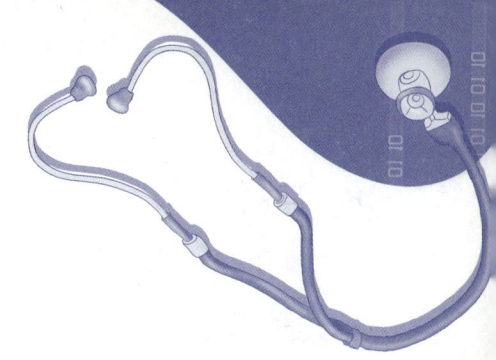

项目一
消化内科常用护理技术

学习目标

知识目标:1. 知晓留置双气囊三腔管的适应证、禁忌证及肝动脉化疗栓塞术后股动脉压迫止血的注意事项。

2. 识记留置双气囊三腔管的操作流程和肝动脉化疗栓塞术后股动脉压迫止血护理的观察要点。

技能目标:1. 熟练掌握留置双气囊三腔管的操作方法和护理。

2. 掌握肝动脉化疗栓塞术后股动脉压迫止血的操作方法。

素质目标:1. 具有同理心,与病人及其家属沟通良好。

2. 体现较强的人文关怀理念,关爱病人,动作轻柔。

3. 尊重病人,保护病人的隐私。

临床案例

张某,男性,61 岁。患慢性乙型病毒性肝炎 30 余年,因"呕血 1 天"收入院。病人 1 天前无诱因出现呕吐咖啡色胃内容物,量约 500 mL,急诊科给予抑酸、止血治疗后病情平稳,为进一步诊治收入消化内科。

体格检查:T 36 ℃,P 113 次 /min,BP 87/56 mmHg。胃镜检查结果示:食管胃底部静脉曲张。腹部 CT 检查考虑:肝硬化失代偿期,原发性肝癌。B 型超声检查示:肝实质有大小不等的结节状光电回声,肝静脉显示不清,门静脉扩张。

入院诊断:消化道大出血。

任务分析

1. 病人突发消化道大出血,为紧急止血,遵医嘱予留置双气囊三腔管。
2. 经止血处理,病人病情稳定后行肝动脉化疗栓塞术,术后给予股动脉压迫止血。

任务一　双气囊三腔管的护理

双气囊三腔管包括胃管、胃气囊、食管囊,在胃管末端开叉为三腔,即胃气囊注气管、食管囊注气管和胃管末端。双气囊三腔管利用充气气囊直接按压破裂的静脉,达到压迫止血的目的。

▶ 目的

食管－胃底静脉曲张破裂的病人压迫止血。

▶ 适应证

一般止血措施难以控制的门脉高压导致的食管－胃底静脉曲张破裂出血。

▶ 禁忌证

1. 拒绝接受双气囊三腔管置入压迫止血治疗的病人。
2. 意识不清,不能配合操作的病人。

▶ 准备

护士准备　衣帽整齐,洗手,戴口罩。

用物准备　双气囊三腔管、止血钳、无菌手套、弯盘、治疗碗、治疗巾、一次性注射器(5 mL、20 mL、50 mL)、纱布、液状石蜡、棉签、线绳、胶布、0.5 kg 重物、滑轮牵引固定架、测压表、剪刀;其他抢救物品:抢救车、呼吸机、输血用物等(图 4-1-1)。

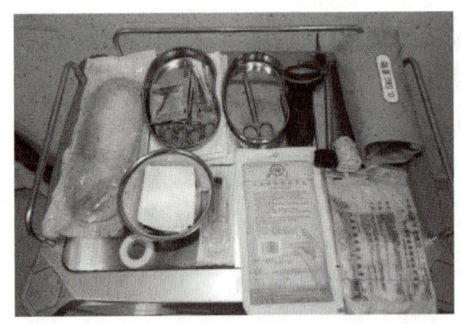

图 4-1-1　双气囊三腔管护理部分用物

病人准备　告知病人及其家属留置双气囊三腔管的目的、过程及注意事项;病人签署知情同意书。

环境准备　室内空气清新,光线明亮,温度适宜,必要时用屏风遮挡。

▶ 实施

操作步骤(表 4-1-1)

表 4-1-1　双气囊三腔管的护理

操作流程	操作步骤	沟通与说明
解释评估	核对床号、姓名、腕带,向病人或家属解释操作的目的和操作要点 评估病史、意识、鼻腔情况、心理状态及合作程度	您好!我是护士小×,请问您叫什么名字? (我叫×××)让我核对您的腕带信息前面我们已经给您用了止血药,效果不明显,为了能尽快止血,接下来需要给您留置双气囊三腔管,留置过程可能有些不适,我们会尽量减轻您的不适,请您配合
操作准备	环境温度适宜,拉上围帘 洗手,戴口罩,合理摆放用物	充分润滑

操作流程	操作步骤	沟通与说明
操作准备	检查胃气囊、食管囊充气情况(图 4-1-2),检查合格后抽尽气囊内气体,用液状石蜡润滑管路前端和双气囊(图 4-1-3) 图 4-1-2　检查气囊 图 4-1-3　润滑气囊	
安置体位	协助病人将头偏向一侧	请您把头偏向我这边
插入导管	将双气囊三腔管经鼻腔缓慢插入咽喉处(约 15 cm),确认胃管是否盘在口腔内(图 4-1-4) 图 4-1-4　插入导管	准备给您插管了,如果您觉得不能耐受,请举手示意我 请您做吞咽动作,好的,非常棒。您现在张开嘴巴,我确认一下管路位置是否正常。您放心,一切正常 插至 55~65 cm,通过自胃管端抽取有无胃液或听诊有无气过水声,判断是否在胃中
注入气体	先向胃气囊内注入 200~300 mL 气体,再向食管囊内注入 100~150 mL 气体(图 4-1-5)。使用压力表测两囊压力 图 4-1-5　注入气体	胃管已经留置好了,我需要向管内注入气体来帮助您压迫止血,有任何不适,比如疼痛,请及时告诉我 胃气囊内压力为 40~50 mmHg,食管囊内压力为 30~40 mmHg

操作流程	操作步骤	沟通与说明
引流固定	连接引流袋(图4-1-6),监测病人生命体征的变化。妥善固定胃管,固定时注意避免造成病人鼻腔压力性损伤。协助病人取舒适体位,牵引固定胃管(图4-1-7) 图4-1-6　接引流袋 图4-1-7　牵引固定	我帮您把床摇高一点,高度合适吗?头晕吗?我帮您盖好被子,您有问题可以随时按呼叫器,我们也会经常过来巡视的
整理用物	整理病人衣物,整理床单位 垃圾分类处理	接触病人体液的物品弃至医用垃圾桶内
洗手记录	洗手,脱口罩	按七步洗手法洗手
	记录留置过程	记录生命体征、插管时间、深度、注气量、引流量等

▶ 实训指导

1. 双气囊三腔管压迫期间,每 2 h 抽吸胃液 1 次,每 4 h 测量气囊压力 1 次,24~48 h 放气 1 次,放气时长一般为 20~30 min。

2. 使用气囊压迫的时长一般为 3~4 天,最长不超过 10 天。压迫过久可造成胃、食管黏膜缺血,甚至糜烂。

3. 气囊压迫期间,床旁应备好剪刀。若病人出现呼吸困难、发绀、窒息,应立即剪断牵引绳,放出气囊内气体。

4. 置管后告知病人取侧卧位或平卧位,头偏向一侧,以免口腔内的分泌物反流至气管。床上活动时注意保护管路,避免管路滑脱、移位。

5. 监测生命体征和引流液情况。

▶ 操作评价

双气囊三腔管的护理操作评价

▶ 问题探究

1. 双气囊三腔管置入后容易发生哪些并发症?

答:① 压力过大容易导致鼻腔、食管、胃壁黏膜损伤,甚至溃疡。② 口腔内分泌物反流可引起吸入性肺炎,严重者引起窒息。

2. 为什么要先向胃气囊充气,再向食管囊充气?

答:食管囊充气量太少达不到止血目的,充气量过多,食管易发生压迫性溃疡,因此,应先向胃气囊充气,再向食管囊充气,而放气顺序则相反。

▶ 问题测试

双气囊三腔管的护理问题测试

▶ 职业精神

微课:弓背弯腰彰显"天使"魅力——欢迎走进蔡蕴敏的故事

任务二 肝动脉化疗栓塞术后股动脉压迫止血的护理

肝动脉化疗栓塞术是经股动脉穿刺通过导管向靶血管注入化疗药物及栓塞剂,堵塞肿瘤供血动脉使肿瘤缺血坏死的一种治疗方法。术后对股动脉进行正确按压以预防穿刺部位出血。

▶ 目的

肝动脉化疗栓塞术经股动脉穿刺,术后穿刺部位易出现出血、皮下血肿,因此应给予有效的压迫止血。

▶ 适应证

肝动脉化疗栓塞术后的病人。

▶ 禁忌证

无明显禁忌证。

▶ 准备

护士准备　衣帽整齐,洗手,戴口罩。

用物准备　沙袋或动脉止血器、无菌敷料、绷带。

病人准备　告知病人及其家属肝动脉化疗栓塞术后股动脉压迫的目的、过程及注意事项。

环境准备　室内空气清新,光线明亮,温度适宜,必要时用屏风遮挡。

▶ 实施

肝动脉化疗栓塞术后股动脉压
迫止血的护理操作视频

操作步骤(表4-1-2)

表 4-1-2　肝动脉化疗栓塞术后股动脉压迫止血的护理

操作流程	操作步骤	沟通与说明
评估解释	术后用平车送病人回病室,医护人员协助将病人移至病床,核对信息 评估病人凝血功能,穿刺部位有无渗血	您好!我是护士小×,请问您叫什么名字?(我叫×××)刚刚您做的治疗是经股动脉进行穿刺,由于股动脉较粗且动脉压力大,现在需要再进行局部按压,预防出血。穿刺这一侧的下肢12 h内不要活动(如使用动脉止血器止血,制动时间为6~8 h),比如抬腿这些用力的动作。24 h后没有问题就可以下床活动
操作准备	环境温度适宜,拉上围帘	注意保护病人隐私
安置体位	协助病人取平卧位	您需要静卧休息,穿刺这一侧下肢不要活动
按压止血	手动按压,用拇指按压穿刺点上方,稍用力,不要揉 如使用动脉止血器止血(图4-1-8),2 h后逆时针旋转螺旋手柄半圈减压(以不出现出血或血肿为原则),之后每2 h松解一次  图 4-1-8　动脉止血器	按压的时候我会稍加用力,您如果有不舒服就告诉我 穿刺侧下肢不要活动,避免止血器倾斜
沙袋压迫	手动按压20 min后观察穿刺处,如无渗血可继续将沙袋置于穿刺点上方压迫(图4-1-9) 图 4-1-9　沙袋压迫止血	您的穿刺处没有渗血,放心吧。接下来我会把沙袋继续放在您大腿根部加压。沙袋使用前套于一次性塑料袋内

操作流程	操作步骤	沟通与说明
观察病情	密切监测病人穿刺部位敷料、生命体征及下肢情况,如足背动脉搏动等(图 4-1-10)  图 4-1-10　触摸足背动脉	您现在需要平躺,一定注意穿刺侧的下肢不要活动。您有问题可以随时按呼叫器,我们也会经常过来巡视的 止血器已经取下来,您尽量卧床休息,减少下床活动,避免穿刺部位出血
解除压迫	沙袋压迫 2 h 后,如穿刺处无异常(如淤青、血肿)即可撤除	套沙袋的一次性塑料袋用后弃去。动脉止血器使用 6~8 h 后即可解除压迫
整理用物	整理病人衣物,协助病人取平卧位,整理床单位	为您整理好衣服和床铺了,请注意穿刺部位敷料需保持干燥,您这样躺着舒服吗?您还有什么需要帮助的吗?那您好好休息,呼叫器放在您的床旁,有事按呼叫器
	用物处理	用物按感染控制要求分类处理
洗手记录	洗手,脱口罩	按七步洗手法洗手
	记录	记录病人有无不适、生命体征、穿刺处及敷料情况

▶ 实训指导

1. 协助病人由平车移至病床时,医护人员配合,避免病人下肢用力。
2. 压迫股动脉时,观察病人足背动脉搏动、有无下肢麻木情况,并注意保暖。
3. 凝血功能较差的病人应适当延长按压时间,如出现皮肤淤青或皮下血肿应及时告知主管医生,给予对症处理。
4. 病人下肢制动及卧床期间,协助病人做好生活护理。
5. 监测生命体征和穿刺处皮肤情况。

▶ 操作评价

肝动脉化疗栓塞术后股动脉压迫止血的护理操作评价

▶ 问题探究

1. 使用动脉止血器的病人术后有哪些不良反应?

答:① 疼痛:原因为动脉止血器过紧、移位或病人耐受能力差。② 穿刺处出血、血肿:原因为压迫过松、反复穿刺、病人肢体制动效果不佳。③ 下肢麻木:原因为压迫过紧,导致右下肢神经水肿,局部缺血。

2. 使用动脉止血器的病人如何预防并发症的发生?

答:① 加强病人术后宣教,尤其是制动要求,同时告知缓解长时间制动造成的腰背部疼痛的方法。② 评估病人病情、凝血功能等,凝血功能较差的病人适当延长压迫时间。③ 密切观察穿刺部位的皮肤,避免动脉止血器移位。

▶ 问题测试

 肝动脉化疗栓塞术后股动脉压迫止血的护理问题测试

▶ 职业精神

 微课:初心不忘,言传身教树担当——游建平

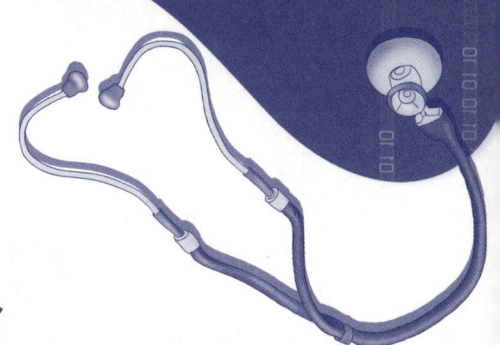

项目二
消化内科常用诊疗技术的护理配合

学习目标

知识目标：1. 正确地陈述电子胃镜、胶囊内镜及尿素呼气试验的目的。

2. 知晓电子胃镜、胶囊内镜及尿素呼气试验的适应证和禁忌证。

3. 识记消化内科常用诊疗技术的操作流程及注意事项。

技能目标：1. 掌握电子胃镜的术前准备、术中配合及术后护理。

2. 掌握胶囊内镜的检查前准备及检查后注意事项。

3. 掌握尿素呼气试验的操作要点。

素质目标：1. 培养学生的沟通能力，建立同理心，能够有效地缓解病人紧张情绪。

2. 培养学生认真负责的工作态度和团队协作的精神。

3. 关爱病人，动作轻柔，不拖沓。

临床案例

刘某，男，56 岁。因"烧心、反酸 6 个月，加重 14 天"来院诊治。病人自诉半年前出现进食后烧心、反酸，嗳气明显，自服铝碳酸镁咀嚼片（达喜）后症状可缓解。两周前饮酒后上述症状加重，服药后无效。

入院查体：T 36.8℃，R 18 次 /min，P 84 次 /min，BP 116/82 mmHg。神志清楚，一般状态佳，心肺无异常，腹软，肝脾未触及，上腹压痛，无反跳痛，肠鸣音 3 次 /min。

入院诊断：消化性溃疡。

任务分析

1. 病人烧心、反酸达半年，用药效果差，为明确诊断，拟为病人行电子胃镜检查加幽门螺杆菌检测，护士指导并协助病人做好检查前准备，检查中配合及检查后护理。

2. 电子胃镜检查示胃小弯侧胃窦部有一 3 cm × 3.5 cm 溃疡面，病理切片染色提示有幽门螺杆菌感染。遵医嘱给予奥美拉唑 + 阿莫西林 + 替硝唑抗幽门螺杆菌、枸橼酸铋钾保护胃黏膜等治疗。两周后病人病情明显好转，医生拟为病人做尿素呼气试验，检测抗幽门螺杆菌治疗效果。

任务一　电子胃镜检查的护理配合

电子胃镜检查是上消化道疾病诊断和治疗中应用较为广泛的一项技术。医生将一根用塑胶包裹导光纤维的管道,通过病人口腔进入食管至胃、十二指肠,利用光源器所发出的强光,通过导光纤维,将病人上消化道的情况清晰展现。同时,还可在病变部位钳取组织进行活检分析,通过电凝切除息肉及进行其他治疗。

▶ 目的

1. 明确诊断:确定上消化道病变的部位、性质、程度。
2. 治疗疾病:切除息肉,胃出血病人止血,食管静脉曲张病人注射硬化剂或结扎,进行食管狭窄扩张术等。

▶ 适应证

1. 有上消化道症状,需明确病因。
2. 有不明原因上消化道出血的病人。
3. 有可疑上消化道肿瘤的病人。
4. 需随诊的病变,如溃疡、萎缩性胃炎、息肉、癌前病变、术后胃等情况。
5. 需通过内镜进行治疗的病人。

▶ 禁忌证

1. 严重心、肺疾病病人,如控制不佳的高血压、严重心律不齐、心肌梗死活动期、肺心病、严重哮喘等。
2. 食管、胃、十二指肠穿孔急性期病人,腐蚀性食管炎病人。
3. 严重脊柱成角畸形或纵隔疾病,如胸主动脉瘤病人。
4. 消化道人出血未控制的病人。
5. 精神或智力障碍不能配合的病人。
6. 各脏器严重衰竭的病人。
7. 急性重症喉部疾病病人。

▶ 准备

护士准备　衣帽整齐,洗手,戴口罩。

用物准备　电子胃镜设备检查(插入表面是否光滑,弯曲部外皮有无破损,管道是否通畅,胃镜角度控制旋钮是否正常,光源器、监视器工作是否正常,胃镜注水、注气、吸引功能是否正常);将电子胃镜与光源器、吸引器、注水瓶连接好,注水瓶内盛装 1/2~2/3 的蒸馏水;20 mL 注射器 2~3 支,抽好生理盐水备用。

病人准备　术前空腹 8 h,术前排空膀胱,咽部麻醉(检查前 10 min 左右,嘱病人口服利多卡因胶浆。头后仰,尽量使麻醉药位于喉部并停留 1~2 min,然后缓慢咽下。麻醉过程中观察病人有无不适(如头晕、恶心、呼吸困难等过敏反应)。

环境准备　室内空气清新,光线明亮,温度适宜,注意保护病人隐私。

▶ 实施

电子胃镜检查的护理配合
操作视频

操作步骤(表4-2-1)

表 4-2-1　电子胃镜检查的护理配合

操作流程	操作步骤	沟通与说明
评估解释	核对病人信息,评估病人病史、凝血功能、有无传染病病史,有无义齿,协助病人松解领口、裤带解释操作目的和方法	您好!请问您叫什么名字?(我叫×××)电子胃镜检查前需要评估一下您的一般情况……检查过程中需要您的配合,我会告诉您注意事项。操作时可能有些不适,这都是正常现象。您要放松,用鼻子吸气,不适一般都可以缓解。检查时间一般为5~10 min。如果不适加重或不能缓解,请告知我们
操作准备	环境温度适宜,拉上围帘 洗手,戴口罩,合理摆放用物(图4-2-1) 图 4-2-1　用物准备	注意保护病人隐私
安置体位	病人取左侧卧位于治疗床上,头下垫一次性垫巾及弯盘或口水袋。头微屈,下颌内收,双腿屈曲(图4-2-2) 图 4-2-2　摆放体位	检查过程中您需要保持这个姿势,您能坚持吗?非常好
插管配合	嘱病人轻轻咬住口垫,护士立于病人身后,协助固定口垫(图4-2-2)。如在插管过程中,胃镜被污染影响观察时,协助医生注入少量生理盐水,清洗镜面	请您轻轻咬住口垫,身体和头不要扭动,不要紧张,我会全程陪在您身边。胃镜插至咽部时需要做吞咽动作。如果感觉有唾液,尽量不要吞咽,让它流入弯盘(或口水袋)内。如果您觉得恶心,请尽量放松,用鼻吸气、用口呼气
活检配合	如需进行活体组织检查,应协助医生操纵活检钳瓣的开启。当钳头进入视野后,张开钳瓣。医生将活检钳命中选定的活检点时,稍加压,关闭活检钳,取下组织。将取得的标本黏附于滤纸片上,置入10%甲醛溶液内保存	很快就好了,请保持身体和头不动

操作流程	操作步骤	沟通与说明
病情观察	密切监测病人的呼吸、面色等情况,观察病人有无强烈恶心、呕吐,保持病人的头部不动(图 4-2-3)  图 4-2-3　胃镜检查	当病人出现恶心、呕吐等不适时,可能会出现不自觉拔管的动作。护士应随时观察,预防病人拔管
协助拔管	检查完毕退出胃镜。协助病人坐起,嘱病人将口腔内唾液吐出	检查结束了,因为您刚才使用了麻醉药,所以吞咽会有些影响,为了防止呛咳,您需要把唾液吐干净
整理用物	协助收拾用物,清洗胃镜,垃圾分类处理	用物按感染控制要求分类处理
洗手记录	洗手,脱口罩	按七步洗手法洗手
	记录	记录病人的检查过程、活检部位、活检数量、生命体征;有无活动性出血,如呕血、便血;有无腹痛、腹胀等情况

▶ 实训指导

1. 服用阿司匹林、华法林的病人术前停药 7 天。抗高血压药可以照常服用。胃潴留病人术前 2 天进食流食。

2. 术后禁食禁饮 2 h,息肉切除后少渣饮食 3 天。

3. 术后如果有轻微的咽部不适,如疼痛、声音嘶哑、咽部异物感,可用淡盐水漱口或口含润喉片,进食温凉、流质饮食。不适症状长时间未缓解应及时就医。

▶ 操作评价

电子胃镜检查的护理配合
操作评价

▶ 问题探究

1. 胃镜检查术后病人的饮食指导内容有哪些?

答:麻醉作用消失后,可先饮少量水,如无呛咳可进饮食。当日饮食以流质、半流质食物为宜,行活检的病人应进食温凉饮食。

2. 行活检或息肉切除术的病人如何指导其进行出血的自我监测?

答:活检或息肉切除后,如出现剧烈腹痛、呕血、黑便等应及时就医。

▶ 问题测试

 电子胃镜检查的护理配合
问题测试

▶ 职业精神

 微课：无私奉献——共产主义战
士白求恩

任务二　胶囊内镜检查的护理配合

　　胶囊内镜检查是指检查者通过口服内置摄像与信号传输装置的智能胶囊,借助消化道蠕动使之在消化道内运动并拍摄图像,通过传感器传送到记录仪并记录的检查方法。

▶ 目的

1. 了解受检者整个消化道的情况。
2. 确定消化道病变的部位、性质、程度。

▶ 适应证

1. 食管胶囊内镜

(1) 疑似巴雷特(Barrett)食管、食管炎或食管静脉曲张者。

(2) 需要食管内镜检查,但不愿接受或不能耐受胃食管镜检查者。

2. 结肠胶囊内镜

(1) 需要接受结肠镜检查,但不耐受或条件不允许者。

(2) 结肠镜检查无法到达回盲瓣,同时无消化道梗阻者。

(3) 溃疡性结肠炎随访。

(4) 普通人群结肠病变筛查。

3. 小肠胶囊内镜

(1) 不明原因消化道出血。

(2) 不明原因缺铁性贫血。

(3) 疑似克罗恩病或监测并指导疾病治疗。

(4) 疑似小肠肿瘤。

(5) 监控小肠息肉综合征的发展。

(6) 疑似或难以控制的吸收不良综合征(乳糜泻等)。

(7) 检测非甾体抗炎药相关性小肠黏膜损伤。

(8) 临床上需要排除小肠疾病者。

4. 磁控胶囊胃镜

(1) 需行胃镜检查,但不愿接受或不能耐受胃镜检查者。

(2) 健康体检人群的胃部检查、胃癌初筛。

(3) 检测药物(如抗血小板药、非甾体抗炎药等)相关性胃肠道黏膜损伤。

(4) 部分胃部病变复发或随访,如胃底静脉曲张、萎缩性胃炎、胃溃疡规范治疗后、胃息肉等。

(5) 胃部分切除及内镜下微创治疗术后的复查随访。

(6) 完成胃部检查后,尚可继续检查小肠,适应证参考小肠胶囊内镜。

▶ **禁忌证**

1. 绝对禁忌证:无手术条件或拒绝接受任何部位腹部手术者(一旦胶囊滞留将无法通过手术取出)。

2. 相对禁忌证:已知或怀疑胃肠道梗阻、狭窄及瘘管,心脏起搏器或其他电子仪器植入者,吞咽障碍者,孕妇。

▶ **准备**

护士准备　衣帽整齐,洗手,戴口罩。

用物准备　胶囊内镜、记录仪满电备用。

病人准备　根据不同位置胶囊内镜要求,禁烟 24 h;告知检查目的和注意事项,并签署知情同意书。

环境准备　室内空气清新,光线明亮,温度适宜,注意保护病人隐私。

▶ **实施**

操作步骤(表 4-2-2)

表 4-2-2　胶囊内镜检查的护理配合

操作流程	操作步骤	沟通与说明
评估解释	核对病人信息,评估病人病史、凝血功能、吞咽功能、排便情况	您好!请问您叫什么名字?(我叫×××)在服用胶囊前需要评估您的一般情况,检查过程中需要您的配合,我会告知您注意事项,操作时可能有些不适,这是正常现象
操作准备	环境温度适宜,拉上围帘 确认胶囊内镜、记录仪电量充足(图 4-2-4) 图 4-2-4　胶囊内镜设备	注意保护病人隐私

操作流程	操作步骤	沟通与说明
安装仪器	病人取坐位或立位,协助安装传感器和数据记录仪(图4-2-5),并将两者连接 图 4-2-5　安装传感器	我现在给您安装的这个小仪器是负责将内镜拍到的照片传输并记录下来的,为保证它能够正常工作,您要保证远离强力电磁区域,比如磁共振成像检查机器、电台发射器等,也要避免与其他进行胶囊内镜检查的人接触
吞服胶囊	嘱病人吞服胶囊(图4-2-6),确认成功后可自由活动 图 4-2-6　胶囊内镜	很好,吞下的胶囊已经开始工作
健康宣教	告知病人检查后的注意事项,以及异常情况的处理	您身上佩戴的记录仪会有灯光闪烁,说明它运转正常。当您发现它长时间不闪烁,请记录下时间,并告知您的医生。您不要断开传感器和记录仪之间的线路,以免影响您的检查结果。8 h后检查结束,您可以将仪器交给医生 请密切观察您的排便情况,一般8~72 h胶囊会排出体外,请清洗干净后交还我们
洗手记录	洗手,脱口罩 记录	按七步洗手法洗手 记录胶囊内镜吞服时间;病人有无不适等

▶ **实训指导**

1. 吞服胶囊后 2 h 内禁食、禁水,2 h 后可以喝水或无颜色的饮料,进食情况根据检查部位不同要求不同,小肠、结肠检查在吞服胶囊 8 h 后进餐,食管、胃检查可 4 h 后进餐。如果出现恶心、呕吐、腹痛等情况,请及时就医。

2. 检查期间可适当增加活动如散步,以促进肠蠕动,加快胶囊排出体外。

3. 如果两周后胶囊还未排出体外,需要依靠药物、内镜或外科手术取出。

▶ 操作评价

胶囊内镜检查的护理配合操作评价

▶ 问题探究

1. 不同位置胶囊内镜检查的肠道准备及注意事项有哪些？
答：不同位置胶囊内镜检查的肠道准备及注意事项见表4-2-3。

表4-2-3　不同位置胶囊内镜检查的肠道准备及注意事项

检查类型	肠道准备及注意事项
食管胶囊内镜	① 检查前2 h禁食。② 检查过程中病人取仰卧位或采用5 min法：吞服胶囊后2 min取仰卧位；2 min取30°半坐卧位；1 min取60°半坐卧位。之后保持坐位15 min。
结肠胶囊内镜	① 检查前一天进食低纤维、低渣饮食。② 检查前一天晚行肠道准备：分次口服2~3 L聚乙二醇电解质等渗溶液。1 h内服用1 L，服用后轻揉腹部，来回走动，当排出无色或黄色透明水样便时，肠道准备结束。③ 吞服1 h后胶囊尚未通过幽门部位者，建议给予胃肠促动药或经胃镜将胶囊送入十二指肠
小肠胶囊内镜	① 检查前需禁食8~12 h，禁水4~12 h。② 检查前4 h行肠道准备，分次服用2 L聚乙二醇电解质等渗溶液，继而服用适量去泡剂，以减少泡沫对视野的影响。③ 不推荐使用胃肠促动药
磁控胶囊胃镜	① 检查前一天忌烟酒、不易消化食物；前一晚晚餐进软食，晚8点后禁食；至检查结束不能饮用或服用有色饮料和药品；检查前至少3天内不能接受需吞服钡剂进行的检查；需要进行小肠检查的病人，参照小肠胶囊内镜要求进行肠道准备。② 检查当天清晨饮清水一杯，进行初步的胃腔冲洗；检查前40 min服用适量去泡剂（5~10 mL西甲硅油或二甲硅油），以减少泡沫对视野的影响；服用去泡剂后尽量不说话，减少气体进入。分次饮水500~1 000 mL使胃腔充盈。③ 除去身上携带的手表、手机、钥匙、饰品、腰带等金属物品。④ 饮水后卧位吞服胶囊内镜

2. 胶囊内镜检查的常见并发症有哪些？
答：① 胶囊嵌顿，可嵌顿于狭窄处、憩室内，或进入术后胃的输入袢不能排出。② 食管、胃、十二指肠滞留。

▶ 问题测试

胶囊内镜检查的护理配合问题测试

▶ 职业精神

微课：至精至微　做一个有温度的医务人员

任务三　尿素呼气试验

尿素呼气试验是采用核素标记的尿素检测人体内幽门螺杆菌感染的非侵入性方法,具有准确、特异、快捷的特点。

▶ 目的

检测幽门螺杆菌感染。

▶ 适应证

1. 幽门螺杆菌根除治疗后的复查。
2. 消化性溃疡(无论是否活动和有无并发症)。
3. 慢性萎缩性胃炎、肠化生、上皮内瘤变。
4. 一级家属有胃癌家族史。
5. 监控小肠息肉综合征的发展。
6. 早期胃癌内镜黏膜下剥离术后。
7. 慢性非萎缩性胃炎。
8. 服用非甾体抗炎药,长期接受质子泵抑制剂治疗。
9. 免疫性血小板减少症,其他原因不能解释的缺铁性贫血、维生素 B_{12} 缺乏症。
10. 家庭成员有幽门螺杆菌感染。

▶ 禁忌证

吞咽功能障碍的病人。

▶ 准备

护士准备　衣帽整齐,洗手,戴口罩。
用物准备　集气袋2个,根据医嘱准备 ^{13}C(颗粒剂或散剂)或 ^{14}C 胶囊。
病人准备　检查前空腹至少6 h,服用 ^{13}C 时第一次呼气前后清洁口腔。
环境准备　安静,光线明亮。

▶ 实施

尿素呼气试验操作视频

操作步骤(表4-2-4)

表 4-2-4　尿素呼气试验

操作流程	操作步骤	沟通与说明
核对解释	核对床号、姓名,检查医嘱信息。向病人解释尿素呼气试验的注意事项	您好!请问您叫什么名字?(我叫×××)这里有两个集气袋。接下来我会告诉您如何做,请您仔细听

操作流程	操作步骤	沟通与说明
第一次收集气体	¹³C：将第一个集气袋交予病人，告知病人勿深呼吸，呼气时将吸管插入收集管底部。病人收集好气体后，护士协助拧紧集气袋盖子，并做好标记(图4-2-7) 图4-2-7　集气袋 ¹⁴C：使用液体闪烁法检测时，取出集气瓶和吹气管 使用卡式法检测时，取出集气卡(图4-2-8)和吹气管 图4-2-8　集气卡	现在您需要向第一个集气袋内呼气。首先，您要正常吸气后屏气10 s以上，呼出前半段气体，弃去。然后，把肺部末端气体通过吸管吹入集气袋内。收集气体时不可中断呼吸，平缓呼出(4~5 s)，呼气的同时缓慢拔出吸管 液体闪烁法：吹气1~3 min，当集气瓶由紫红色变为无色时停止，注意不要倒吸气。 卡式法：通过吹气嘴向集气卡内吹气3~5 min，集气卡上的指示片颜色大部分由蓝色转为白色(或者由橙红色转变为黄色)时停止。确保呼出的气体来自肺部，可以将吹气嘴取出换气，不要倒吸
服用尿素	建议病人清洁口腔，取坐位，协助其服用颗粒剂或胶囊	服用尿素后您尽量安静休息，不要剧烈活动，不能吃东西、喝水，不要吸烟，等待30 min。
第二次收集气体	¹³C：操作同第一次，切记勿从吸管内吸出已呼入的气体	现在开始第二次收集气体，方法和第一次是一样的，注意收集过程不能中断，更不能从集气袋内往外吸气 ¹⁴C无须再次采集
标本处理	将两次收集的集气袋做好标记，第一次为底气，第二次为样气	您好，检查已经结束，请您回家等待结果
用物处理	将吸管弃于垃圾桶内	用物按感染控制要求分类处理
洗手记录	洗手，脱口罩	按七步洗手法洗手
	记录、送检	将集气袋交予相关检查科室

▶ **实训指导**

1. 尿素呼气试验前要求至少禁食6 h，试验过程中不宜剧烈运动。
2. 充分告知病人注意事项，以免造成药物误用或采集样本不合格。

3. 试验前停用各类抗生素至少 4 周,停用质子泵抑制剂(PPI)、铋剂、H_2 受体拮抗剂 2 周,停用有抑菌作用的中药 4 周。

▶ **操作评价**

尿素呼气试验操作评价

▶ **问题探究**

1. 哪些情况可造成试验结果假阴性或假阳性?

答:上消化道急性出血等病变情况可能会导致结果假阴性;曾行胃切除术可能导致结果假阳性或假阴性。

2. 幽门螺杆菌的传播途径是什么? 幽门螺杆菌感染可引起哪些消化道疾病?

答:幽门螺杆菌主要通过口 – 口途径在人与人之间传播,也可通过胃 – 口、粪 – 口途径传播。幽门螺杆菌感染几乎均可引起胃黏膜活动性炎症,在慢性活动性炎症的基础上部分病人还可发生消化性溃疡和胃癌等一系列疾病。

▶ **问题测试**

尿素呼气试验问题测试

▶ **职业精神**

微课:明察秋毫——临床一线的"侦察兵"

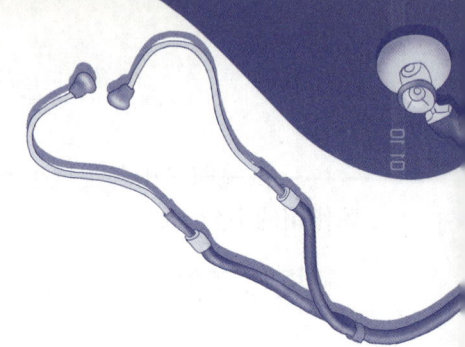

项目三
情景模拟

任务 上消化道大出血病人的护理

▶ 学习目标

知识目标：1. 知晓上消化道大出血护理评估的内容。

2. 正确地陈述上消化道大出血的治疗要点。

3. 识记上消化道大出血病人的护理措施。

技能目标：1. 能对上消化道大出血病人进行护理评估。

2. 能配合医生做好上消化道大出血病人的抢救工作。

3. 能为上消化道大出血的病人提供正确的饮食指导。

素质目标：1. 培养学生团队协作的精神。

2. 参与病人的抢救配合，提升工作认同感。

3. 具有良好的护患沟通能力，能有效地缓解病人的心理压力。

▶ 临床案例

病人，男性，26岁，因"反复呕血、黑便2年，再发3小时"来院救治。病人2年前饮酒后出现呕血、黑便，入院后予以"输血、补液、抑酸"等对症支持治疗后好转出院。病人平时有进食前胃痛，偶尔有恶心、呕吐，呕吐物为咖啡色，但未予规律治疗，自行服用胃药治疗。3小时前，病人少量饮酒后再次出现呕鲜血，量约450 ml，含少量食物残渣，解稀黑大便约750 ml，由急诊入院。

体格检查：T 37.5℃，R 23次/min，P 116次/min，BP 86/56 mmHg。神志清楚，精神差，贫血貌，皮肤、结膜苍白，全身无瘀斑及出血点。肺部听诊无异常。腹平软，剑突下局限性压痛，未触及包块，移动性浊音阴性，肠鸣音8次/min。

初步诊断：消化性溃疡、上消化道出血。

▶ 任务分析

1. 安置病人绝对卧床休息，去枕平卧，拉上床挡，防坠床；吸氧。

2. 禁食、禁饮；观察并记录呕吐物、粪便性状及量；监测生命体征。

3. 急查血常规、血型、肝肾功及血生化等。血常规示 WBC 12.5×10^9/L，N 77%，Hb 65 g/L，PLT 110×10^9/L。经输血、补液、止血等对症支持治疗，生命体征相对平稳。

4. 第二天上午行胃镜检查示：十二指肠球部有 2.6 cm×3.0 cm 的溃疡，见溃疡面血管残端有出血点,采用胃镜下高频电凝止血;病理切片染色示幽门螺杆菌感染。

5. 给予奥美拉唑 + 阿莫西林 + 替硝唑抗幽门螺杆菌,枸橼酸铋钾保护胃黏膜等治疗。护士执行医嘱,观察治疗效果及不良反应等。

6. 病人出血停止后,早期为其提供清淡、易消化的食物,如面汤、米汤、稀米粥等;逐渐增加富含优质蛋白质的食物,如猪肝、瘦肉、鸡蛋等。这些食物中的蛋白质、铁等营养物质,能够为机体补充营养,促进疾病恢复。

7. 病人病情明显好转,准备出院。护士指导病人戒酒,避免喝浓茶、浓咖啡等刺激性的饮料,避免吃过冷、过热、过于粗糙和坚硬的食物等;按医嘱继续服用药物,以促进疾病完全康复,预防复发。

▶ 准备

护士准备　着装整洁,戴口罩。仪表大方,举止端庄,语言温和,有亲和力。

物品准备　抢救车、治疗盘(止血带、留置针、棉签、无菌敷料)、输液器、输血器、注射器、吸氧用物 1 套、心电监护用物 1 套。

环境准备　环境安静、整洁,温湿度适宜。必要时用屏风遮挡。

病人准备　愿意合作,有安全感。

▶ 模拟流程

护理该病人的流程见图 4-3-1

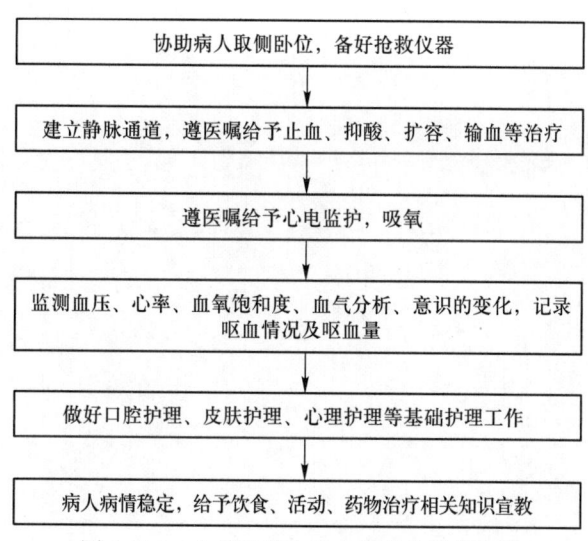

图 4-3-1　上消化道大出血病人的护理流程

▶ 操作评价

 上消化道大出血病人的护理操作评价

模块五

泌尿系统疾病病人护理技术

▶▶▶ 模块导航

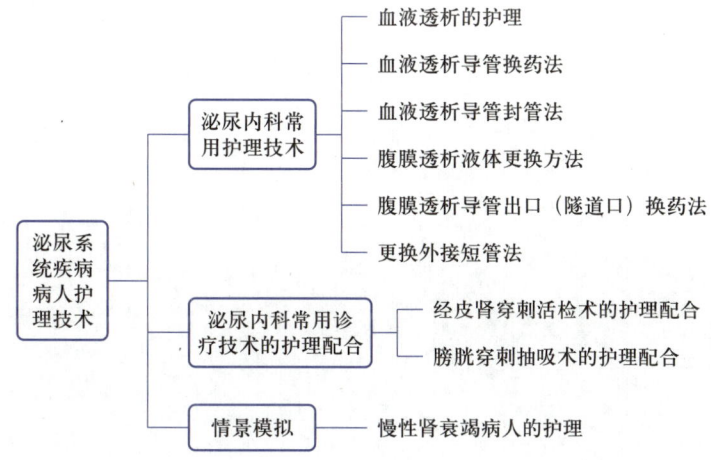

- 泌尿系统疾病病人护理技术
  - 泌尿内科常用护理技术
    - 血液透析的护理
    - 血液透析导管换药法
    - 血液透析导管封管法
    - 腹膜透析液体更换方法
    - 腹膜透析导管出口（隧道口）换药法
    - 更换外接短管法
  - 泌尿内科常用诊疗技术的护理配合
    - 经皮肾穿刺活检术的护理配合
    - 膀胱穿刺抽吸术的护理配合
  - 情景模拟
    - 慢性肾衰竭病人的护理

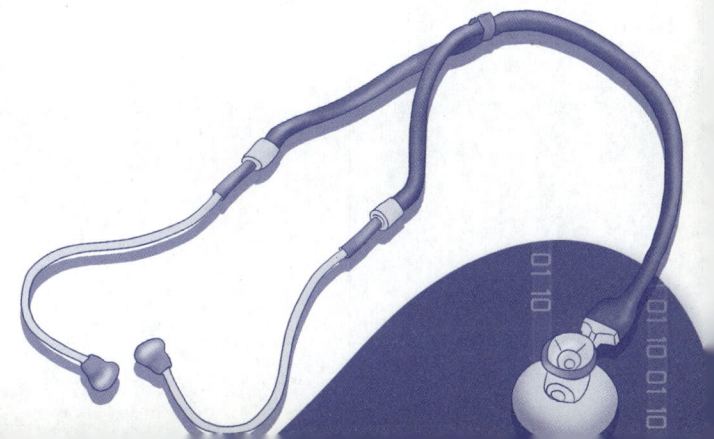

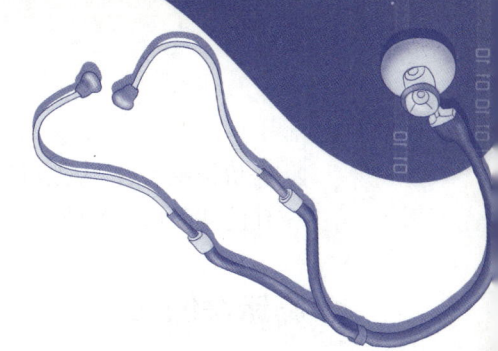

项目一
泌尿内科常用护理技术

学习目标

知识目标: 1. 说出血液透析、腹膜透析的原理。

2. 知晓血液透析、导管换药、导管封管,腹膜透析液体更换、导管换药、更换外接短管的适应证和禁忌证。

3. 叙述血液透析、导管换药、导管封管,腹膜透析液体更换、导管换药、更换外接短管的目的。

4. 识记血液透析、导管换药、导管封管,腹膜透析液体更换、导管换药、更换外接短管的操作流程及注意事项。

技能目标: 1. 掌握血液透析导管换药、导管封管,腹膜透析液体更换、导管换药、更换外接短管的方法。

2. 掌握血液透析和腹膜透析在透析前、透析中、透析结束后的护理。

素质目标: 1. 具有良好的沟通能力,护患关系融洽,有爱心、耐心、细心、同情心。

2. 关爱病人,动作轻柔。

3. 尊重病人,保护病人隐私。

4. 热爱护理工作,有高度的责任心。

临床案例一

王某,女性,52 岁。1 年前查血肌酐为 144 μmol/L,无肉眼血尿,排尿不适,未进一步检查及治疗。半年前查血肌酐结果为 508 μmol/L。2 周前无明显诱因出现水肿,胸闷、气短,活动后明显。5 天前上述症状明显加重,逐渐出现夜间不能平卧,伴咳嗽,咳少量白痰,遂来院就医。

体格检查:T 37.1℃,R 24 次 /min,P 97 次 /min,BP 170/110 mmHg。神志清楚,查体合作。贫血貌,色深而萎黄,中度水肿,尿量减少。双肺叩诊清音,双肺呼吸音稍粗,两肺底可闻及湿啰音伴少量哮鸣音。

初步诊断:呼吸道感染、慢性肾功能不全。

任务分析

1. 病人胸闷气短、夜间不能平卧症状明显,入院后实验室检查示:Hb 50 g/L,SCr 890 μmol/L,BUN 28 mmol/L,血钾 7.5 mmol/L,为清除代谢产物和毒素,纠正电解质、酸碱平衡,护士遵医嘱为病人进行血液透析。

2. 透析结束后,护士拟对透析导管进行封管,以预防血栓形成及导管相关性感染。

3. 住院 4 天后,为预防导管感染,护士拟对该病人进行导管换药。

临床案例二

李某,女性,69 岁。病人 15 年前发现高血压及 2 型糖尿病,6 年前血肌酐增高(具体不详)。3 天前突然出现恶心、呕吐、食欲减退,活动后感心慌、胸闷,遂来院就医。

体格检查:T 36.6℃,R 22 次 /min,P 108 次 /min,BP 200/116 mmHg,神志清楚,精神差,贫血貌,眼睑浮肿,心界向左侧扩大,心率 108 次 /min,心律齐,双侧下肢中度凹陷性水肿。

初步诊断:慢性肾功能衰竭、良性高血压肾硬化症、糖尿病肾病。

任务分析

1. 病人入院后实验室结果示:血红蛋白 65 g/L,血小板 54×10^9/L,尿蛋白(++++),血肌酐 1 138 μmol/L,血钙 1.86 mmol/L,血磷 1.87 mmol/L,甲状旁腺素 392.7 pg/L,双肾 B 超提示双肾缩小。立即予以静脉置管行血透治疗,恶心、呕吐、胸闷的症状明显缓解,病情稳定后行腹透管植入术,第 2 周开始腹透治疗,护士拟为病人进行腹膜透析液体更换。

2. 护士拟为该病人导管出口(隧道口)换药,以观察导管出口皮肤愈合情况及防止隧道口皮肤感染。

3. 为防止外接短管功能障碍,预防导管感染,护士定期为病人更换外接短管。

任务一　血液透析的护理

血液透析是通过建立体外循环,将病人的血液引出,利用弥散、超滤和对流原理清除血液中的有毒物质和过多水分,再将净化后的血液回输病人体内的过程,以达到治疗的目的。

▶ 目的

1. 超滤体内过多的水分。
2. 清除体内的代谢产物和毒素,纠正电解质紊乱和酸碱平衡失调。

▶ 适应证

1. 急、慢性肾衰竭。
2. 急性药物或毒物中毒。
3. 严重水、电解质紊乱和酸碱平衡失调等。
4. 严重高热、低体温以及常规内科治疗无效的严重水肿、心力衰竭、肝功能衰竭等。

▶ 禁忌证

1. 颅内出血和颅内高压。
2. 严重休克。
3. 严重心肌病变并有难治性心力衰竭。
4. 活动性出血。
5. 精神障碍不能配合血液透析治疗者。

▶ 准备

护士准备　着装整齐,洗手,戴口罩。

物品准备　A、B 浓缩透析液,透析管路及滤器,预冲盐水(0.9% 氯化钠注射液)1 000 mL,一次性冲洗管,废液收集袋,透析护理包,一次性穿刺针,无菌棉签,听诊器,注射器(图 5-1-1)。

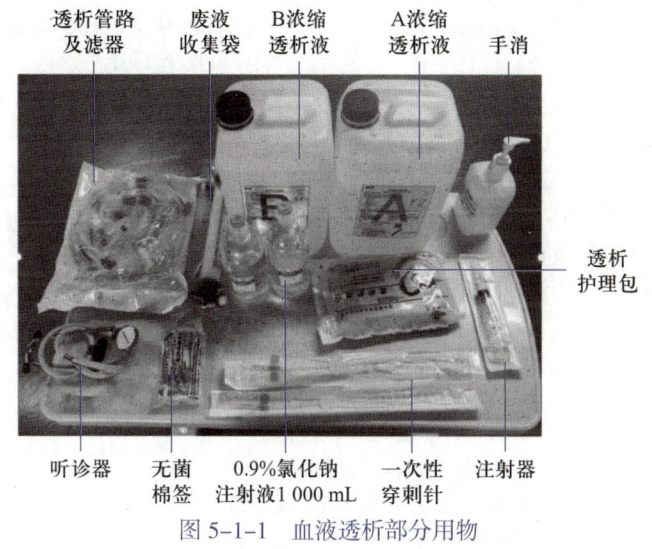

图 5-1-1　血液透析部分用物

病人准备　确认无禁忌证。向病人及其家属解释血液透析的目的和配合过程,消除顾虑并取得同意。

环境准备　关闭门窗,调节室温,必要时用屏风遮挡。

▶ 实施

操作步骤(表 5-1-1)

表 5-1-1　血液透析的护理

操作流程	操作步骤	沟通与说明
核对解释	核对床号、姓名、腕带、医嘱等,解释血液透析的目的及过程	您好! 请问您叫什么名字? (我叫×××)让我核对您的腕带信息,根据您的病情,遵医嘱将为您进行血液透析,目的是过滤血液中的代谢产物和毒素,改善您的病情,达到治疗的目的,请您配合我好吗
操作准备	环境温度适宜,拉上围帘 洗手、戴口罩,检查并合理摆放用物	保暖,保护隐私 检查电源、水源连接情况;A、B 浓缩透析液有效日期,连接 A、B 浓缩透析液,进行机器自检 检查预冲盐水的浓度、剂量、有效日期,瓶体有无裂痕、破损,液体有无浑浊及絮状物。 检查血液透析护理包、一次性冲洗管、一次性穿刺针、无菌棉签的包装有无破损,挤压有无漏气,是否在有效期内

操作流程	操作步骤	沟通与说明
安装管路	悬挂预冲盐水,打开透析管路及滤器,动脉端朝上放在支架上,正置。血液管路按血液运行顺序依次安装,动脉血管路的连接端固定于透析机支架上,打开泵门,按透析机要求安装泵管	动脉壶反向安装在支架上,动脉端与透析器动脉端连接;翻转透析器静脉端朝上,静脉血管路连接于透析器静脉端,静脉壶从前面放入空气探测器内,静脉管路放入气泡夹内,静脉血管路连接端连接废液收集袋正向挂在输液架上,动脉血管路连接端连接预冲盐水,连接静脉压力感应器
管路预冲	检查血管路,关闭各个侧支小管夹子。打开输液器开关,调节墨菲氏滴管至2/3满,利用重力预冲动脉血管路的连接端,并关闭动脉夹打开血泵开关,以≤100 mL/min血泵流量进行预冲,当动脉壶充满2/3液体后正向安装,当预冲盐水充满透析器时,调整血泵流量至200 mL/min,调节静脉壶液面在2/3处,并用手不断摇动透析器以排尽透析器膜内气体 翻转透析器,将透析机连接器正确连接到透析器上,按液体流向相反方向安装,必须保证膜内液体流向与膜外透析液流向相反进行膜外预冲 将输液器连接到泵管前的补液管上,将动静脉血管路用一字形连接管连接,打开动静脉管上的大夹子,调整血泵流量至250~300 mL/min,闭路循环至15~20 min,进行跨膜预冲	无菌生理盐水流向为动脉端→透析器→静脉端 预冲盐水的量应按照不同透析器说明的要求执行,如无特殊要求,应大于500 mL
设置参数	预冲完毕,遵医嘱设置透析参数:超滤量、时间、透析液	
安置体位	协助病人取舒适卧位,暴露动静脉内瘘侧肢体	我协助您躺好,帮您把衣袖卷起来
评估内瘘	评估病人动静脉内瘘表面皮肤有无红肿、渗血、硬结;触摸血管有无震颤,听诊血管杂音是否清晰	我检查一下你的内瘘情况。 一看、二听、三搏动增强试验、四举臂试验
定位穿刺	选择动静脉瘘及静脉穿刺点,消毒两个穿刺部位后穿刺并规范固定(图5-1-2、图5-1-3) 图5-1-2 消毒穿刺部位 图5-1-3 内瘘穿刺	要为您消毒了,会有点凉,请您忍耐一下 消毒两个穿刺部位(引出血液和回输血液的部位),消毒范围为10 cm×10 cm,待干,以25°~45°穿刺血管,固定穿刺针

操作流程	操作步骤	沟通与说明
连接环路	启动血泵,血流速量设置为 80~100 mL/min,逐渐调整至 300 mL/min。连接动脉端管路,打开血泵,连接静脉端管路,建立密闭式体外循环	马上就要开始了,请您放轻松
透析治疗	打开超滤,进入治疗状态	如果您有任何不适,请及时告诉我
病情观察	透析过程中,观察病人生命体征的变化,观察机器压力及监测各项治疗参数的变化	现在一切情况都正常,您不用担心,可以休息一会儿
回血下机	治疗结束,进入"回血"界面,回输动脉端血液、滤器及静脉端血液,关闭血泵,拔出内瘘穿刺针,用弹力绷带压迫止血(图 5–1–4) 观察穿刺部位有无出血,测量生命体征,听诊内瘘杂音是否良好 图 5–1–4　弹力绷带压迫止血	您的治疗已经结束,请您按压穿刺部位直到不出血为止
整理用物	测量体重,告知病人注意事项,整理用物	给您称一下体重,您的体重正常。呼叫器已经为您放在枕边,如果您有什么不适,请您呼叫我,祝您早日康复!谢谢您的配合
	垃圾分类处理	使用过的透析器血路管行废液排放,用物按感染控制要求分类处理,治疗车、治疗盘擦拭消毒备用
洗手记录	洗手,脱口罩	按七步洗手法洗手
	记录透析过程及病人情况	记录透析的时间;病人的生命体征、体重及穿刺部位情况;病人精神状态等

▶ **实训指导**

1. 在治疗过程中穿刺侧肢体避免活动,以防穿刺针脱出或发生皮下血肿。
2. 透析结束后,病人应缓慢起床,避免发生直立性低血压,防止跌倒。
3. 透析结束 24 h 后,动静脉内瘘处可湿热敷、局部涂抹多磺酸黏多糖乳膏(喜辽妥)等外用药膏,保持穿刺部位清洁。
4. 避免用内瘘侧肢体提重物、戴手表,睡觉时避免压迫内瘘侧肢体。
5. 合理饮食,控制透析期间的体重,预防心力衰竭、高钾血症等并发症。
6. 鼓励病人每天进行握拳运动,促进血液循环,防止内瘘栓塞。

▶ **操作评价**

血液透析的护理操作评价

▶ **问题探究**

1. 血液透析的饮食指导内容有哪些?

答:① 热量:透析病人能量供给一般为 147 kJ/(kg·d),即 35 kcal/(kg·d),其中,碳水化合物占 60%~65%,以多糖为主;脂肪占 35%~40%。② 蛋白质:摄入量以 1.2 g/(kg·d)为宜,合并高分解状态的急性疾病时可增加至 1.3 g/(kg·d),其中 50% 以上为优质蛋白。③ 控制液体的摄入:两次透析之间,体重增加不超过 5% 或每天体重增加不超过 1 kg。每天饮水量一般以前 1 天尿量加 500 mL 来计算。④ 限制钠、钾、磷的摄入:给予低盐饮食,食盐摄入量一般控制在 2~3 g/d,严重高血压、水肿、无尿时食盐摄入应低于 2 g/d。慎食含钾高的食物,如蘑菇、海带、豆类、莲子、卷心菜、榨菜、香蕉、橘子等。磷的摄入量应控制在 800~1 000 mg/d,避免摄入含磷高的食物,如全麦面包、动物内脏、干豆类、坚果类、奶粉、乳酪、蛋黄、巧克力等。⑤ 维生素和矿物质:透析时水溶性维生素严重丢失,需补充 B 族维生素和维生素 C、叶酸等。透析病人每天钙的摄入量应达到 2 000 mg,除膳食中的钙以外,一般还要补充钙剂(碳酸钙或醋酸钙)和活性维生素 D_3。

2. 血液透析过程中发生低血压时的临床表现有哪些? 如何预防及处理?

答:血液透析过程发生低血压时的临床表现及预防处理措施见表 5-1-2。

表 5-1-2　血液透析过程中低血压的临床表现及预防、处理措施

临床表现	预防措施	处理措施
透析过程中收缩压下降 ≥ 20 mmHg,平均动脉压下降≥ 10 mmHg。病人可出现恶心、呕吐、胸闷、面色苍白、出冷汗、头晕、心悸,甚至一过性意识丧失等	① 严格控制透析期间的体重。② 避免透析前服用抗高血压药;透析期间只可少量进食,有低血压倾向者尽量不在透析时进食。③ 改用序贯透析,即单纯超滤与透析序贯进行,或提高透析液中钠离子的浓度。④ 对醋酸盐透析液不能耐受者改为碳酸氢盐透析液	① 立即减慢血流速度,停止超滤,协助病人平躺,抬高床尾,并给予吸氧。② 在血管通路输注生理盐水、高渗葡萄糖溶液、高渗盐水、20% 甘露醇,或白蛋白。③ 监测血压变化,必要时加用升压药,若血压仍不能回升,需停止透析

▶ **问题测试**

血液透析的护理问题测试

任务二　血液透析导管换药法

透析导管换药即定期消毒、清除导管置管处皮肤周围的分泌物,清洁创面,更换无菌敷料,预防感染。

▶ 目的

1. 防止导管脱出。
2. 预防感染。

▶ 适应证

血液透析病人。

▶ 禁忌证

无明显禁忌证。

▶ 准备

护士准备　着装整齐,洗手,戴口罩。

用物准备　换药盘、无菌手套、复合碘消毒棉签、无菌伤口敷料、污物罐(图5-1-5)。

病人准备　了解血液透析导管换药的目的、过程及注意事项;愿意积极配合。

环境准备　关闭门窗,调节室温。

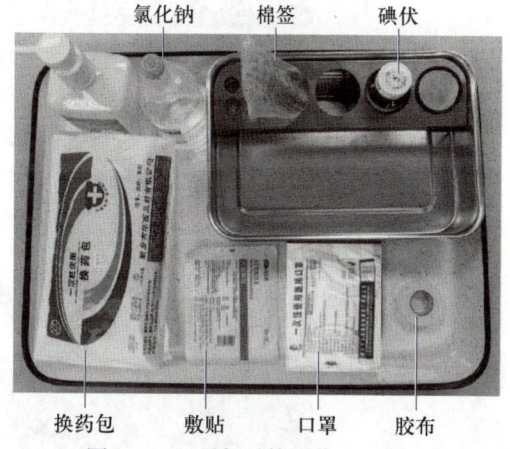

图 5-1-5　透析导管换药部分用物

▶ 实施

血液透析导管换药法操作视频

操作步骤(表5-1-3)

表 5-1-3　血液透析导管换药法

操作流程	操作步骤	沟通与说明
核对解释	核对床号、姓名、腕带,向病人或家属解释换药的目的及过程	您好!我是护士小×,请问您叫什么名字?(我叫×××)让我核对您的腕带信息,现在感觉怎么样根据您的病情,遵医嘱为您进行血液透析导管换药,目的是防止感染,请您配合我好吗
操作准备	环境温度适宜,拉上围帘 洗手,戴口罩,合理摆放用物	您觉得室温合适吗?请您放轻松,我要为您换药了
安置体位	病人取平卧位,戴口罩,头偏向置管对侧	我协助您平躺,我协助您把口罩戴好,头偏向置管的对侧

操作流程	操作步骤	沟通与说明
导管评估	戴手套,揭开敷料,检查管路固定情况,中心静脉导管置管处有无渗血、渗液、红肿,皮肤有无破损,缝线有无脱落(图5-1-6) 图 5-1-6　检查导管	请您不要紧张,我为您揭一下敷料,可能会有点疼,我尽量轻柔点。管路固定良好,伤口无渗血、渗液,无红肿,无破溃,缝线及导管无脱落
消毒换药	取一根复合碘消毒棉,以置管处为中心顺时针旋转消毒,消毒范围为直径 8~10 cm,重复消毒 3 遍,待干(图5-1-7)。用无菌棉签取适量莫匹罗星软膏(百多邦)涂于插管处 图 5-1-7　消毒导管	给您消毒,请保持这个姿势不要动
覆盖敷料	打开无菌伤口敷料,以穿刺点为中心无张力贴于置管处皮肤上,并注明更换时间(图5-1-8)	给您更换新的无菌敷料,马上就好了
覆盖敷料	 图 5-1-8　覆盖敷料	
整理用物	整理病人衣物,协助病人取舒适体位,整理床单位	您这样躺着舒服吗?您还有什么需要帮助的吗?那您好好休息,呼叫器放在您的床旁,有事按呼叫器
	用物分类处理	用物按感染控制要求分类处理
洗手记录	洗手,脱口罩	按七步洗手法洗手
	记录	记录换药部位的皮肤情况,有无渗血、渗液、红肿等;病人有无不适

▶ 实训指导

1. 打开敷料时动作轻柔,避免损伤皮肤。
2. 检查导管与皮肤缝合情况,如有脱落,及时通知医生处理。
3. 无菌敷料应与皮肤粘贴紧密,将置管处皮肤与缝线处覆盖严密,防止暴露。

▶ 操作评价

血液透析导管换药法操作评价

▶ 问题探究

1. 血液透析置管常见的并发症有哪些?
答:① 感染。② 出血、血肿。③ 血栓。
2. 血液透析导管换药的健康宣教内容有哪些?
答:① 告知病人可适度活动,避免过度牵拉导管。② 保持导管伤口敷料清洁、干燥,避免潮湿,敷料若有潮湿、污染、移位,或伤口有红、肿、热、痛时,要立即报告医护人员。

▶ 问题测试

血液透析导管换药法问题测试

▶ 职业精神

微课:遵"伦"循"道",呵护生命

任务三 血液透析导管封管法

血液透析导管封管法是指留置透析导管期间,给予管腔内注入抗凝血药(常为配制的肝素生理盐水),以确保透析导管通畅,预防血栓形成及导管相关性感染。

▶ 目的

1. 防止导管内血栓形成。
2. 保持管腔通畅。

▶ 适应证

血液透析病人。

▶ 禁忌证

无明显禁忌证。

▶ 准备

护士准备 着装整洁，洗手，戴口罩。

用物准备 注射盘、复合碘消毒棉签、污物罐、胶布、12 500 U 肝素钠注射液、0.9% 氯化钠注射液 10 mL、护理包、5 mL 注射器、20 mL 注射器、无菌方纱（图 5-1-9）。

病人准备 向病人及其家属解释血液透析导管封管法的目的和方法，以及配合的注意事项，消除顾虑并取得同意。

环境准备 关闭门窗，调节室温，请无关人员回避。

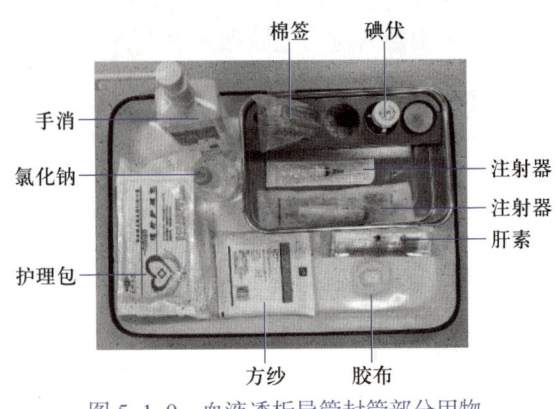

图 5-1-9　血液透析导管封管部分用物

▶ 实施

 血液透析导管封管法操作视频

操作步骤（表 5-1-4）

表 5-1-4　血液透析导管封管法

操作流程	操作步骤	沟通与说明
核对解释	核对床号、姓名、腕带，向病人或家属解释封管的目的及过程	您好！我是护士小×，请问您叫什么名字？（我叫×××）让我核对您的腕带信息，现在感觉怎么样透析结束了，我马上给您封管，目的是防止管内血栓形成，保持管腔通畅，希望能得到您的配合
操作准备	环境温度适宜，拉上围帘 洗手，戴口罩，合理摆放用物	您觉得室温合适吗？请您放轻松，我马上为您封管了
安置体位	病人取平卧位，戴口罩，头偏向置管对侧，铺无菌治疗巾于导管下	请您平躺，我协助您把口罩戴好，把头转向置管对侧
消毒管口	戴手套，取下导管内层敷料，将导管置于无菌治疗巾上；检查导管夹子是否处于关闭状态；消毒动、静脉管口（图 5-1-10） 图 5-1-10　检查导管夹子	我已取下导管的内层敷料，马上给您消毒动、静脉管口，请您保持这个姿势不动

操作流程	操作步骤	沟通与说明
回抽肝素	使用 5 mL 注射器回抽导管内封管肝素液(图 5-1-11),将液体推注在纱布上观察有无血栓,依次以管腔容积 1 倍量回抽,弃血观察有无血栓 图 5-1-11　回抽封管肝素液	置管处无渗血、渗液,管腔内无血栓,请您放心
脉冲封管	使用 20 mL 注射器抽取 0.9% 氯化钠注射液 10 mL 以脉冲式分别注入动、静脉导管。根据管腔容量取肝素钠注射液以脉冲式分别注入动、静脉管腔内(图 5-1-12) 图 5-1-12　脉冲式推注	现在我为您封管了,请您放松,不要紧张
包裹固定	回扣无菌肝素帽。用双层敷料严密包裹管腔,并用胶布固定	已用胶布把导管固定好了,平时活动时不要过度牵拉导管
整理用物	整理病人衣物,协助病人取舒适体位,整理床单位	您这样躺着舒服吗? 您还有什么需要帮助的吗? 那您好好休息,呼叫器放在您的床旁,有事按呼叫器
	用物分类处理	用物按感染控制要求分类处理
洗手记录	洗手,脱口罩	按七步洗手法洗手
	记录	封管的时间,导管内有无血栓,病人有无不适等

▶ 实训指导

1. 严格无菌操作。
2. 准确掌握肝素钠注射液封管剂量。
3. 根据病人凝血情况选择不同的封管液,如选用枸橼酸钠溶液封管时,频率为每 12~24 h 一次。
4. 确保管腔内血栓无残留,导管接头固定严密。

▶ 操作评价

血液透析导管封管法操作评价

1. 导管血栓形成的原因有哪些?

答:留置导管使用时间长;病人处于高凝状态;肝素钠注射液用量不足、封管时肝素钠注射液浓度不够;封管操作时空气进入导管腔或管路扭曲等。

2. 血液透析导管封管的健康宣教内容有哪些?

答:向病人解释血液透析导管封管的目的;告知病人可适度活动,避免过度牵拉导管。

▶ 问题测试

血液透析导管封管法问题测试

▶ 职业精神

微课:玫瑰天使 守护生命尊严

任务四 腹膜透析液体更换方法

腹膜透析液体更换指将一定量的腹膜透析液灌入腹腔内,保留一段时间后,再部分或完全引流出腹腔的过程,一次更换称为一个腹膜透析周期。每个腹膜透析周期包括入液(流入)期、保留弥散(留腹)期和引流(流出)期。

▶ 目的

1. 清除体内的代谢产物和毒素,纠正电解质紊乱和酸碱平衡失调。
2. 超滤体内过多的水分。

▶ 适应证

腹膜透析病人。

▶ 禁忌证

无明显禁忌证。

▶ 准备

护士准备 着装整洁,洗手,戴口罩。

用物准备 已预热至 37 ℃的腹膜透析液、碘伏帽、两个蓝夹子、输液架、电子秤、平底盆(图 5-1-13)。

病人准备 向病人及其家属解释腹膜透析液体更换方法及配合的注意事项,消除顾虑并取得同意。

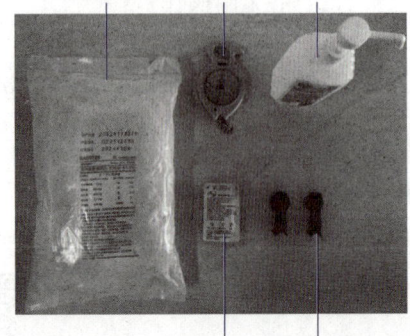

图 5-1-13 腹膜透析液体更换部分用物

环境准备 在腹膜透析治疗间进行,清洁操作台面。

▶ 实施

腹膜透析液体更换方法操作视频

操作步骤(表5-1-5)

表5-1-5 腹膜透析液体更换方法

操作流程	操作步骤	沟通与说明
解释评估	核对床号、姓名、腕带,解释腹膜透析液体更换的目的及过程 评估病人腹膜透析导管出口皮肤有无破溃、渗血、渗液;病人水肿情况及上一次腹膜透析的超滤量	您好!我是护士小×,请问您叫什么名字?(我叫×××)让我核对您的腕带信息,现在感觉怎么样 根据您的病情,遵医嘱为您更换腹膜透析液体,目的是清除体内的代谢产物和毒素,纠正电解质紊乱和酸碱平衡失调;超滤体内过多的水分,减轻您的水肿,请您配合我好吗
操作准备	操作台面清洁,调节室内温度。挤压检查腹膜透析液袋有无渗漏(图5-1-14) 图5-1-14 检查腹膜透析液袋	保暖,保护隐私,预防感染,节力
安置体位	病人取坐位,上身直立,戴口罩,取出外接短管(图5-1-15) 图5-1-15 外接短管	我扶您坐起来,请您戴好口罩

操作流程	操作步骤	沟通与说明
连接引流	腹膜透析液称重后悬挂于输液架上,展开管路,废液袋置于平底盆中。连接腹膜透析袋和外接短管,打开短管开关,将腹腔中的液体引流到废液袋里。引流结束后,关闭外接短管开关	将两个蓝夹子分别夹在入液管路和出液管路上 连接透析管路:拉开新透析液管路上的拉环,拧开腹膜透析短管上的碘液保护帽,将短管与透析液管路迅速对接并拧紧 引流:打开连接腹部腹膜透析短管上的滚动夹,取下出液管路上的蓝夹子,将腹腔内的透析液排入空袋中
排气灌注	冲洗入液管路(排气)后夹闭出液管路(图5-1-16) 打开短管开关,开始灌注,透析液进入腹腔 图 5-1-16　夹闭管路	排气:关闭腹膜透析短管上的滚动夹 将蓝夹子夹在出液管路上,确认滚动夹处于关闭状态后,折断绿色出口栓。打开入液及出液管路上的蓝夹子,排尽入液管路中的空气,夹闭出液管路 灌入:检查入液管路中无空气后,打开腹膜透析短管上的滚动夹,取下入液管路上的蓝夹子,将透析液灌入腹腔
盖帽称重	灌液结束后,将短管与腹膜透析液双联系统分离,用碘液保护帽保护外接短管,称透出液的重量	灌入完毕,将腹膜透析短管上的滚动夹关闭。用蓝夹子夹闭入液管路。确认入液管路、出液管路及滚动夹均处于关闭状态。打开碘液保护帽的包装,取下透析液管路,取出碘液保护帽,盖在腹膜透析短管的接口处,拧紧
整理用物	整理病人衣物,协助病人取舒适体位,交代注意事项	液体已更换好,您这样躺着舒服吗?您还有需要帮助的吗?那您好好休息,呼叫器放在您的床旁,有事按呼叫器
	用物分类处理	用物按感染控制要求分类处理
洗手记录	洗手,脱口罩	按七步洗手法洗手
	记录腹膜透析液更换情况	腹膜透析液和透出液的重量;病人有无不适等

▶ 实训指导

1. 要准确记录腹膜透析液和透出液的重量,准确记录超滤量。

2. 每次操作都要检查导管功能及观察导管出口的皮肤情况。

3. 操作后应将外接短管妥善固定在病人身上,防止牵拉。

4. 腹膜透析过程中病人应戴口罩。如有疼痛、心慌等不适,要及时告诉护士。注意保护无菌区域,避免使用手机、读书、接待客人等,以免增加感染机会。

▶ 操作评价

腹膜透析液体更换方法操作评价

▶ 问题探究

1. 腹膜透析液体更换时，灌入或引流液体不畅时如何处理？

答：① 检查管路、夹子等。② 改变体位。

2. 透析管路出现漏水时如何处理？

答：① 立即关闭短管开关。② 分离管路或用蓝夹子夹住漏水处两端。③ 更换一袋新的腹膜透析液。

▶ 问题测试

腹膜透析液体更换方法问题测试

▶ 职业精神

微课：汶川地震中的最美护士

任务五　腹膜透析导管出口（隧道口）换药法

腹膜透析导管出口（隧道口）换药是指定期（或必要时）将腹膜透析导管出口（隧道口）的旧敷料撤下，给予清洁、消毒，再根据需要覆盖新的敷料。

▶ 目的

1. 观察导管出口处皮肤愈合情况。
2. 防止隧道口皮肤感染。
3. 防止腹膜感染。

▶ 适应证

腹膜透析病人的日常维护。

▶ 禁忌证

无明显禁忌证。

▶ **准备**

护士准备 着装整洁,洗手,戴口罩。

用物准备 口罩、帽子、无菌棉签或棉球、消毒液(如碘伏)、5.3 cm×7.0 cm 敷贴、0.9% 氯化钠注射液(生理盐水)100 mL、3 M 弹力胶带(图 5-1-17)。

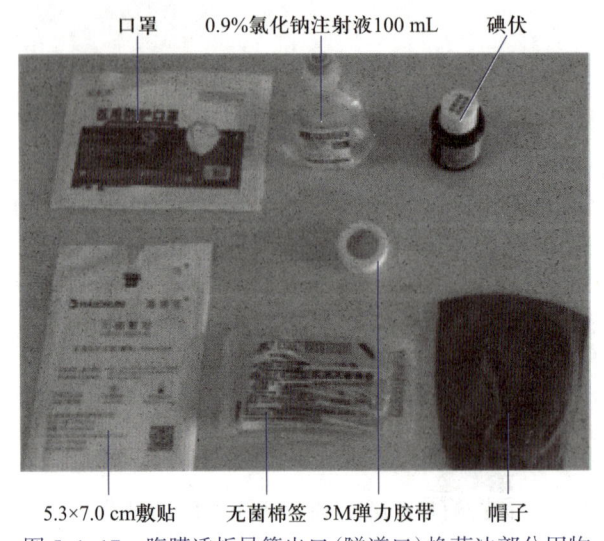

图 5-1-17　腹膜透析导管出口(隧道口)换药法部分用物

病人准备 向病人及其家属解释腹膜透析导管出口(隧道口)换药法的目的和过程,消除顾虑并取得同意。

环境准备 环境安静、整洁,温湿度适宜。必要时用屏风遮挡。

▶ **实施**

 腹膜透析导管出口(隧道口)换
药法操作视频

操作步骤(表 5-1-6)

表 5-1-6　腹膜透析导管出口(隧道口)换药法

操作流程	操作步骤	沟通与说明
核对解释	核对床号、姓名、腕带、医嘱等,解释出口(隧道口)换药的目的和过程	您好!请问您叫什么名字?(我叫×××)让我核对您的腕带信息,透析后您现在感觉怎么样 为了避免导管出口(隧道口)处皮肤感染和腹膜感染,接下来我要为您换药,这个操作不会给您带来太大的不适,请您配合
操作准备	环境温度适宜,拉上围帘 洗手,戴口罩,合理摆放用物	保暖,保护隐私,预防感染,节力
安置体位	协助病人取舒适位,如仰卧位或坐位	这个体位还舒适吗?好的
垫巾倒液	打开换药盒,取出一次性治疗巾垫于管路下方,分别倒碘伏、生理盐水于换药盒内	给您管路下垫上治疗巾,避免弄脏衣服和床铺,保持床单位清洁

操作流程	操作步骤	沟通与说明
导管评估	评估病人管道固定情况、置管日期、换药日期、敷贴情况，按正确方法揭开敷贴，观察出口处皮肤有无红肿、疼痛、分泌物，沿导管走行挤压隧道及出口	现需要给您揭下敷贴。导管出口处皮肤无红肿、无分泌物，情况还可以，请您放心
擦拭出口	洗手，用生理盐水棉球以出口处为圆心，螺旋式由内至外擦拭，范围为直径 2 cm，擦拭 3 遍（图 5-1-18） 图 5-1-18　生理盐水擦拭	为您擦拭一下出口处，可能有点凉，请您忍耐一下
消毒出口	用碘伏棉球以出口处为中心，螺旋式由内至外消毒，范围为直径 10 cm，消毒 3 遍	动作轻柔。碘伏消毒液不要流进出口处
覆盖敷贴	待干后，覆盖 5.3 cm×7.0 cm 敷贴，导管自然弯曲后，用 3 M 弹力胶带以"Ω"法固定在离出口约 6 cm 处，注明换药时间（图 5-1-19） 图 5-1-19　固定导管	出口处已给您覆盖好敷贴，导管用弹力胶带固定好了，平时要保持干燥
整理用物	整理病人衣物，协助其取舒适体位，整理床单位	为您换好了，这样躺着舒服吗？舒服是吧，那您好好休息，呼叫器给您放在床旁，有事您叫我，我也会随时来巡视的。谢谢您的配合
	垃圾分类处理	用物按感染控制要求分类处理，治疗车、治疗盘擦拭消毒后备用
洗手记录	洗手，脱口罩	按七步洗手法洗手
	记录	记录换药时间；出口处情况；病人有无不适等

▶ ## 实训指导

1. 告知病人导管出口换药应每周 2~3 次，有渗血、渗液时应及时更换。
2. 指导病人换药时需要注意观察出口处皮肤有无红肿、结痂及分泌物。
3. 告知病人取坐位换药时，病人应戴口罩，防止口鼻分泌物污染伤口。

4. 乙醇对腹膜透析导管有刺激作用,应选择不含乙醇的消毒剂。

5. 出口处有结痂时,应轻轻剥掉,严禁强行撕掉结痂。

6. 不能使用含碘的消毒剂消毒出口,防止消毒剂流进隧道。

7. 换药时用干棉签轻压隧道,观察隧道压痛情况,如有压痛应及时向医生汇报。

▶ 操作评价

 腹膜透析导管出口(隧道口)换药法操作评价

▶ 问题探究

1. 腹膜透析导管出口(隧道口)处换药的时间是多久?

答:每周换药 2~3 次,有渗血、渗液时应及时更换。

2. 怎么判断出口处出现了感染?

答:出口处感染的表现如下:按压出口处有疼痛、出口处有脓性分泌物、出口处皮肤发红或有肿胀等。

3. 病人对敷贴过敏时怎么处理?

答:轻微过敏时,可以更换覆盖面积更小的敷贴,或在医生的指导下涂抹抗过敏外用药,并且保持清淡饮食,若症状未能缓解,甚至加重,应及时报告医生并进行处理。

▶ 问题测试

 腹膜透析导管出口(隧道口)换药法问题测试

▶ 职业精神

 微课:天使之美——护士的自我修养

任务六 更换外接短管法

外接短管是连接腹膜透析导管的一段外接管路,定期更换外接短管可防止外接短管功能障碍,预防导管感染。

▶ 目的

1. 防止外接短管反复开关导致污染、老化、功能丧失。

2. 防止外接短管功能障碍导致腹膜感染。

▶ 适应证

腹膜透析病人的日常维护。

▶ 禁忌证

无明显禁忌证。

▶ 准备

护士准备　着装整洁,洗手,戴口罩。

用物准备　蓝夹子、外接短管、无菌手套、无菌纱布、无菌瓶、碘伏消毒液、一次性碘液保护帽、无菌治疗巾(图5-1-20)。

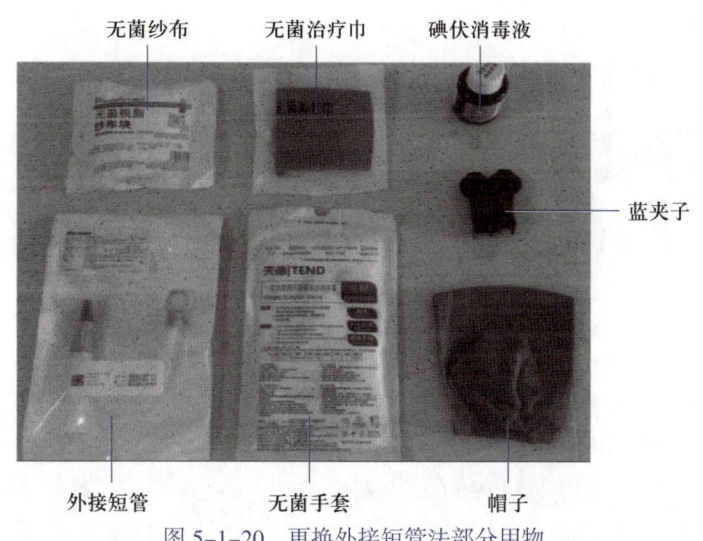

图5-1-20　更换外接短管法部分用物

病人准备　向病人及其家属解释更换外接短管的目的、方法及配合要点,消除顾虑并取得同意。

环境准备　在腹膜透析治疗室或外科换药室进行,安静、整洁、温湿度适宜。

▶ 实施

更换外接短管法操作视频

操作步骤(表5-1-7)

表5-1-7　更换外接短管法

操作流程	操作步骤	沟通与说明
核对解释	核对床号、姓名、腕带、医嘱等,解释更换外接短管的目的和过程	您好!我是护士小×,请问您叫什么名字?(我叫×××)让我核对您的腕带信息,您现在感觉怎么样为了防止外接短管反复开关导致污染、老化、功能丧失,以及外接短管功能障碍导致腹膜感染,接下来我要给您更换一个新的外接短管,不会给您带来太大的不适,请您配合
操作准备	环境温度适宜,拉上围帘 洗手,戴口罩,合理摆放用物	在特定的环境下操作,以免发生感染

操作流程	操作步骤	沟通与说明
安置体位	协助病人取坐位,戴口罩	请您坐着,这样方便操作,我协助您把口罩戴好
垫治疗巾	将无菌治疗巾铺于病人双腿上,取出外接短管置于治疗巾上	我在您双腿上垫一张治疗巾,这样避免弄脏衣裤,请保持这个体位不要动
倒液浸泡	用蓝夹子夹住病人腹膜透析导管靠近腹壁端。将碘伏消毒液倒入无菌瓶内,约 50 mL。分离钛接头与外接短管,将钛接头浸泡于碘伏消毒液中 5 min,5 min 后再重新更换无菌瓶及碘伏消毒液,浸泡 15 min(图 5-1-21) 图 5-1-21　浸泡钛接头	夹住腹膜透析导管靠近腹壁端更有利于操作
擦净接头	戴无菌手套,取出浸泡在碘伏消毒液中的钛接头,用无菌纱布擦净碘伏	现在我将取出钛接头,请保持这个体位不动
连接短管	取出新的外接短管,关闭外接短管开关,与钛接头紧密连接	注意不要污染
固定短管	取下腹膜透析导管上的蓝夹子,取下外接短管保护帽,用一次性碘伏帽保护并拧紧,妥善固定外接短管于腹部	外接短管已经为您更换并固定好了
整理用物	整理病人衣物,协助其取舒适体位,整理床单位	您休息会儿,这样躺着舒服吗? 舒服是吧,那您好好休息,呼叫器给您放在床旁,有事您叫我,我也会随时来巡视的。谢谢您的配合
	垃圾分类处理	用物按感染控制要求分类处理,治疗车、治疗盘擦拭消毒后备用
洗手记录	洗手,脱口罩	按七步洗手法洗手
	记录	记录更换外接短管的时间,短管固定的情况;病人有无不适等

▶ **实训指导**

　　1. 向病人解释定期更换外接短管的目的和意义。

　　2. 向病人介绍外接短管易损坏的部位和观察方法。

　　3. 更换外接短管时病人腹腔中应留有腹膜透析液。

　　4. 操作时病人应戴口罩,防止口鼻分泌物污染接口。

　　5. 更换外接短管后应直接进行换液操作,以便冲洗钛接头处残留的碘伏消毒液,防止碘伏消毒液逆行入腹腔。

　　6. 禁止使用含有乙醇的消毒液浸泡。

▶ 操作评价

 更换外接短管法操作评价

▶ 问题探究

1. 外接短管更换的时间是多久?

答:腹膜透析病人的外接短管 3~6 个月必须更换一次。

2. 为什么更换外接短管后要直接进行换液操作?

答:更换外接短管后直接进行换液操作,便于冲洗钛接头处残留的碘伏消毒液,防止碘伏消毒液逆行入腹腔。

▶ 问题测试

 更换外接短管法问题测试

▶ 职业精神

 微课:肝胆相照,医者仁心——吴孟超

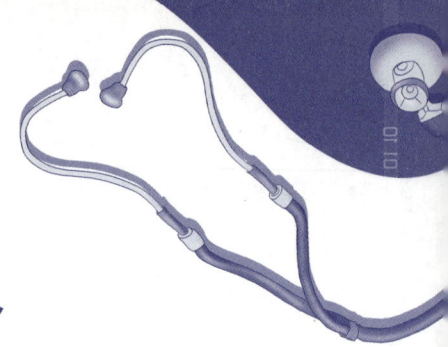

❯ 项目二
泌尿内科常用诊疗技术的护理配合

学习目标

知识目标：1. 知晓经皮肾穿刺活检术、膀胱穿刺抽吸术的目的。
          2. 正确地陈述经皮肾穿刺活检术、膀胱穿刺抽吸术的适应证和禁忌证。
          3. 识记经皮肾穿刺活检术、膀胱穿刺抽吸术的操作流程及注意事项。
技能目标：1. 掌握经皮肾穿刺活检术的术前准备、术中配合及术后护理。
          2. 掌握膀胱穿刺抽吸术的术前准备、术中配合及术后护理。
素质目标：1. 培养学生认真积极的工作态度和团队协作的精神。
          2. 关爱病人，动作轻柔。
          3. 尊重病人，注意保护病人的隐私。

临床案例一

病人，男性，16岁。3周前咽部不适，轻咳，无发热，近1周感双腿发胀，双眼睑浮肿，晨起时明显，同时尿量减少，300~500 mL/d，尿色稍红。于外院查尿蛋白（++），隐血（++），无好转来诊。发病以来精神食欲可，睡眠可，轻度腰酸、乏力，无尿频、尿急、尿痛、关节痛、皮疹、脱发及口腔溃疡，体重3周来增加4 kg。既往体健，无药物过敏史，家族史无特殊。

入院查体：T 36.5 ℃，P 80次/min，R 18次/分，BP 160/96 mmHg。皮肤巩膜无黄染，无皮疹，浅表淋巴结未触及，眼睑水肿，咽红，扁桃体不大，心肺无异常，腹软，肝脾不大，移动性浊音（−），双肾区无叩痛，双下肢凹陷性浮肿。

入院诊断：肾病综合征。

任务分析

入院后病人实验室检查示：24 h尿蛋白定量5 556 mg/24 h，24 h尿白蛋白总量4 378 mg/24 h，胆固醇11.22 mmol/L，甘油三酯3.26 mmol/L，给予糖皮质激素、调脂、利尿、防治感染、抗凝等治疗，为进一步其明确病理类型，护士拟协助医生行肾穿刺抽取肾脏组织标本做病理检查。

临床案例二

病人，男，62岁。2年前开始无明显诱因出现尿频、尿急，自觉排尿费力，排尿时间延长，无尿痛，未进行治疗。因饮酒后无法自主排尿急诊入院。

入院查体：T 36.8℃，R 20 次 /min，P 80 次 /min，BP 110/60 mmHg。神志清楚，步行入院，自动体位，查体合作。下腹部耻骨上稍隆起，腹肌无紧张，下腹部轻压痛，无反跳痛，未扪及包块，耻骨上可叩及圆形浊音区。肛门指检：前列腺Ⅱ°肿大，表面光滑，无压痛，质硬，中央沟消失，3、7、11 点齿线上黏膜隆起伴同点结缔组织增生。

入院诊断：前列腺增生，尿潴留。

任务分析

病人因饮酒后无法自主排尿急诊入院，入院后查 B 超示：前列腺Ⅱ度增生，残余尿液 60 mL。护士行导尿术无法将尿管置入，拟配合医生行膀胱穿刺术，引流尿液，解除尿潴留。

任务一 经皮肾穿刺活检术的护理配合

经皮肾穿刺活检术是一种有创伤性的检查手段，是在超声引导下，利用穿刺针经皮刺入活体的肾内，获取微量肾组织标本的方法，是肾病最常用的诊断手段。

▶ 目的

1. 确定肾病的病理类型及病变程度。
2. 为肾病的诊断与治疗提供可靠的依据。
3. 观察肾病的组织学演变，有利于观察疗效及判断预后。

▶ 适应证

1. 肾小球肾炎、原发性肾病综合征、肾功能减退较快者。
2. 肾病原因不明时，可进行肾活检，以帮助明确诊断。
3. 血尿病人，未能确立诊断者，可考虑做肾活检。

▶ 禁忌证

1. 病人有明显活动性出血倾向。
2. 重度高血压病人血压未控制良好。
3. 患有精神疾病或不能配合者。
4. 严重贫血。
5. 孤立肾、慢性肾衰竭、肾动脉瘤、重度腹水等。
6. 活动性肾盂肾炎、肾结核、肾盂积水或积脓、肾脓肿或肾周围脓肿。
7. 低血容量者、妊娠妇女。

▶ 准备

护士准备　熟悉经皮肾穿刺活检术的操作流程和配合要点，着装整洁，洗手，戴口罩。

用物准备　超声仪、超声波探头、穿刺针固定器、穿刺枪、肾穿刺活检针；一次性肾穿刺包、无菌治疗巾、无菌手套、一次性注射器、无菌敷料；局部麻醉药品(2% 盐酸利多卡因注射液或 1% 普鲁卡因溶液)(图 5-2-1)。

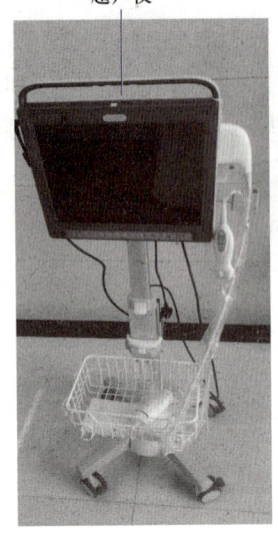
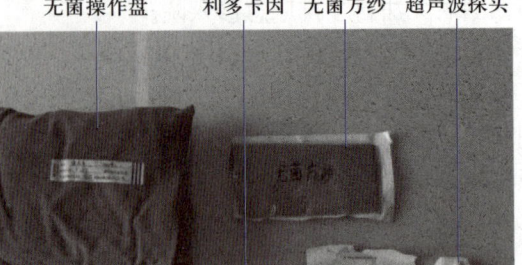

超声仪　　　　无菌操作盘　利多卡因　无菌方纱　超声波探头

穿刺枪　肾穿活检针　无菌治疗　无菌纱布块　无菌手套
　　　　　　　　　方巾

图 5-2-1　经皮肾穿刺活检部分用物

病人准备　了解经皮肾穿刺活检术的目的、过程及注意事项；术前病人签署知情同意书；在操作过程中保持穿刺部位，不随意乱动，避免咳嗽或深呼吸。

环境准备　在肾穿刺活检室进行，室内空气清新，光线明亮，温度适宜，请无关人员回避。必要时用屏风遮挡。

▶ **实施**

操作步骤(表 5-2-1)

表 5-2-1　经皮肾穿刺活检术的护理配合

操作流程	操作步骤	沟通与说明
评估解释	核对床号、姓名、腕带，向病人解释穿刺的目的及过程评估病史、意识、心理状态及合作程度；肾穿刺部位皮肤是否清洁、有无感染、外伤、硬结等	您好！我是护士小×，请问您叫什么名字？(我叫×××)让我核对您的腕带信息，您现在感觉怎么样为明确病理类型，需要给您行经皮肾穿刺活检术，这个过程不会给您带来太大的不适，请您配合。我先检查一下您的局部皮肤情况，皮肤情况良好，您现在需要大小便吗？那我们现在就给您做穿刺
操作准备	环境温度适宜，拉上围帘洗手、戴口罩，合理摆放用物	您觉得室温合适吗？请您把外套脱下，里面的衣服我帮您卷到上面，然后用胶布把衣服固定好
安置体位	协助病人取俯卧位，双上肢置于身体两侧，腹部下垫软枕，抬高 5~10 cm，充分暴露腰部，头偏向一侧(图 5-2-2)	

操作流程	操作步骤	沟通与说明
安置体位	 图 5-2-2 暴露穿刺部位	您先到床上卧着,双上肢置于身体两侧,我给您腹部下垫软枕,抬高 5~10 cm,请您把头偏向一侧,请您保持这个姿势不要乱动
协助定位	用超声波探头确定穿刺部位,测量穿刺点距离肾包膜的距离,并做好标记(图 5-2-3) 图 5-2-3 超声定位	通过 B 超检查确定穿刺部位,如果有什么不舒服请及时告诉我们
消毒铺巾	以穿刺点为中心进行消毒,直径 15 cm 左右,消毒两次,待干,铺无菌巾	现在给您消毒,消毒液有点凉,这是正常的,很快就好了
协助麻醉	协助医生打开一次性肾穿刺包,戴无菌手套,协助检查并打开 2% 盐酸利多卡因注射液安瓿,供医生抽取进行局部麻醉	要注射麻醉药了,刚开始可能有点痛,后面麻醉药起效了感觉就会好一点
协助穿刺	在 B 超引导下,用穿刺枪经穿刺点进行穿刺,穿刺成功后用穿刺针固定器固定,再用肾穿刺活检针到达肾背部迅速取出肾组织(图 5-2-4)。术中护士要密切观察病人的生命体征,询问病人有无不适 图 5-2-4 引导穿刺	现在要穿刺了,请保持这个姿势不要动,也不要深呼吸和咳嗽。穿刺成功了,请您不要担心,很快就好了。有没有感觉不舒服?如果有,请及时告诉我们
协助拔针	活检结束,拔出穿刺针,再次消毒穿刺点,用无菌敷料覆盖并固定,撤除无菌治疗巾,协助病人平移至病床,观察生命体征,伤口敷料是否清洁,有无渗血,伤口有无疼痛、麻木等情况	组织抽取好了,马上给您拔针,进针的地方我们用无菌敷料给您包扎好了,请您保持敷料清洁干燥,如果有潮湿或松脱,请及时通知我,我会尽快来处理的

操作流程	操作步骤	沟通与说明
整理用物	整理病人衣物,协助病人取舒适体位,整理床单位	您把衣服穿上,不要着凉了,这样躺着舒服吗?您还有什么需要帮助的吗? 那您好好休息,呼叫器放在您的床旁,有事按呼叫器
	用物分类处理	用物按感染控制要求分类处理
洗手记录	洗手,脱口罩	按七步洗手法洗手
	记录,标本及时送检	记录生命体征、尿色;敷料有无渗血、渗液;病人有无腹痛等

▶ 实训指导

1. 教会病人憋气和床上排大小便的方法。
2. 告知病人术后需严格平卧 4~6 h,避免翻身,24 h 后方可下床活动,2 周内禁止剧烈运动。
3. 告知病人术后适量饮水,避免剧烈咳嗽。
4. 术后 24 h 内严密监测病人生命体征、尿色,询问病人有无腰腹部疼痛症状,若出现血压升高或下降,有肉眼血尿等应及时报告医生。
5. 观察有无便秘、腹泻等,如有应及时报告医生并积极处理。

▶ 操作评价

经皮肾穿刺活检术的护理配合
操作评价

▶ 问题探究

1. 经皮肾穿刺活检的部位在哪里?
答:一般为右肾下极稍偏外侧,因为该处能最大限度地避开大血管以及肾盂肾盏。
2. 病人行经皮肾穿刺活检术后如何护理?
答:用沙袋压迫穿刺点 24 h,并用腹带加压包扎;卧床休息 24 h,术后 6 h 内仰卧于硬板床上,不可翻身活动;监测生命体征,观察有无腹痛、腰痛及肉眼血尿等;嘱病人多饮水,预防出血形成血块堵塞尿路。

▶ 问题测试

经皮肾穿刺活检术的护理配合
问题测试

▶ 职业精神

微课:温暖余晖——深入社区的
真诚与尊重

任务二　膀胱穿刺抽吸术的护理配合

膀胱穿刺抽吸术是在无菌条件下,经耻骨联合上方,利用穿刺针穿刺膀胱抽取尿液或引流尿液的方法。

▶ 目的

1. 直接留取膀胱内尿液进行检查。
2. 急性尿潴留导尿未成功者的尿液引流。

▶ 适应证

1. 急性尿潴留导尿未成功而又急需排尿,或者需要送检标本。
2. 无菌尿标本收集,以及尿细菌培养标本的收集。
3. 前列腺增生、尿道狭窄或尿道损伤不能手术,而急需通过膀胱造口引流尿液者。
4. 尿道手术为预防感染和尿外渗。
5. 经尿道前列腺电切术时可以用于冲洗和减压。
6. 神经源性膀胱,不能耐受较大手术的病人。

▶ 禁忌证

1. 膀胱容量 <50 mL。
2. 1 周内做重复检查。
3. 有全身出血性疾病的病人。

▶ 准备

护士准备　熟悉膀胱穿刺抽吸术的操作流程和配合要点,着装整洁,洗手,戴口罩。

用物准备　无菌手套、一次性垫巾、无菌操作盘(内置 10 mL 注射器、穿刺针、无菌培养瓶、孔巾、纱布、治疗盘、治疗碗、持物钳、碘伏消毒液)(图 5-2-5)。

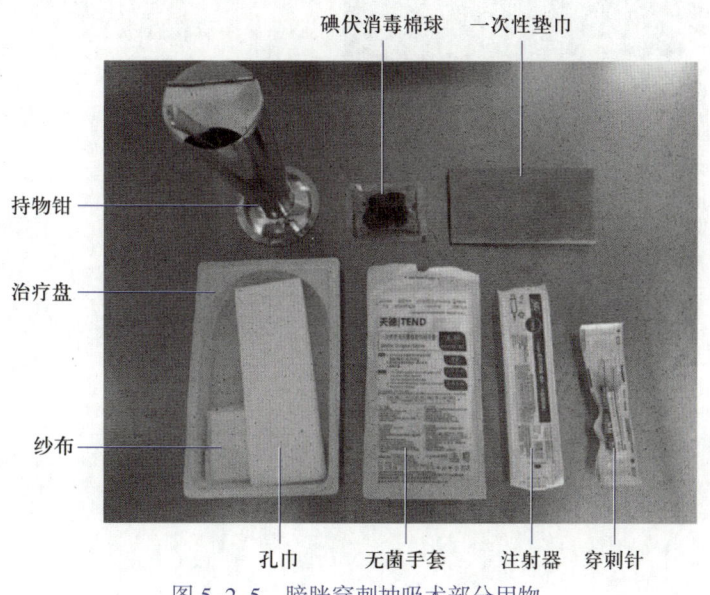

图 5-2-5　膀胱穿刺抽吸术部分用物

病人准备　了解膀胱穿刺抽吸术的目的、过程及注意事项；术前病人签署知情同意书；在操作过程中保持穿刺部位，不随意乱动，避免咳嗽或深呼吸。

环境准备　室内空气清新，光线明亮，调节室温在 23 ℃左右，必要时用屏风遮挡。

▶ 实施

操作步骤(表 5-2-2)

表 5-2-2　膀胱穿刺抽吸术的护理配合

操作流程	操作步骤	沟通与说明
评估解释	核对床号、姓名、腕带，向病人或家属解释 评估病史、意识、心理状态及合作程度；膀胱穿刺部位皮肤是否清洁，有无感染、外伤等	您好！我是护士小×，请问您叫什么名字？(我叫×××)让我核对您的腕带信息，您现在感觉怎么样 为了缓解尿潴留导致的不适症状，我们将为您进行膀胱穿刺抽吸术，请您配合好吗？我先检查一下您的局部皮肤情况，皮肤情况良好，那我们现在就给您做穿刺
操作准备	环境温度适宜，拉上围帘 洗手，戴口罩，合理摆放用物	您觉得室温合适吗？请您放轻松，不要紧张
安置体位	协助病人取平卧位，双脚并拢，暴露穿刺部位	我协助您平躺，请并拢双脚，松解腰带，充分暴露穿刺部位。请您保持这个姿势不要动
协助定位	叩诊耻骨上区为浊音，确定有大量尿液潴留于膀胱中(图5-2-6)。选择下腹部中点耻骨联合上方一横指处为穿刺点(图5-2-7) <p style="text-align:center;">图 5-2-6　叩诊浊音区</p>	我先叩击一下您的下腹部，看膀胱是否充盈，并确定穿刺点，如果有什么不舒服，请及时告诉我们

操作流程	操作步骤	沟通与说明
协助定位	图 5-2-7 定位	
消毒铺巾	以穿刺点为中心进行消毒,直径 15 cm 左右,消毒两次,待干;铺孔巾	正在为您消毒,消毒液有点凉,这是正常的,很快就好了
穿刺放液	取带注射器的穿刺针头,自穿刺点垂直刺入皮肤后,针尾向病人头侧倾斜 45°~60°,保持注射器呈负压状态,继续进针,针头刺破膀胱壁时有突破感,抽得尿液后保持针头方向,抽空膀胱内的全部尿液,必要时将尿液注入无菌培养瓶,留取尿标本。术中护士注意观察病人的生命体征,询问病人有无不适	马上要穿刺了,请保持这个姿势不要动,穿刺成功了,请您不要担心,很快就好了。有没有感觉不舒服?如果有,请及时告诉我们
拔针按压	穿刺抽吸结束,拔出针头,消毒并压迫穿刺点止血,盖上无菌纱布。协助病人按压穿刺点 3~5 min	已经拔针了,进针的地方我们用纱布给您包扎好了,请您保持纱布清洁、干燥,如果有潮湿或松脱,请及时通知我,我会尽快来处理的
整理用物	整理病人衣物,协助病人取舒适体位,整理床单位	您这样躺着舒服吗?您还有什么需要帮助的吗?那您好好休息,呼叫器放在您的床旁,有事按呼叫器
	用物分类处理	用物按感染控制要求分类处理
洗手记录	洗手,脱口罩	按七步洗手法洗手
	记录,标本及时送检	记录抽取的尿量、性质、气味等;穿刺处有无渗血、渗液;生命体征;病人有无不适

▶ 实训指导

1. 穿刺前指导病人最大限度地憋尿。
2. 术后指导病人卧床休息,若穿刺处有渗血、渗液等,应及时通知医护人员。
3. 穿刺留取尿标本前 3 天停用抗生素,选择病人晨尿。
4. 对过度膨胀的膀胱,抽吸尿液时宜缓慢。

▶ 操作评价

膀胱穿刺抽吸术的护理操作评价

▶ 问题探究

1. 在穿刺抽取或引流尿液的过程中,为什么一次抽取或引流的尿液不宜过多?

答:在穿刺抽取或引流尿液的过程中,过度充盈的膀胱排尿过多,会导致膀胱继发出血。

2. 为什么膀胱穿刺抽吸术前要确保膀胱是充盈的?

答:因为膀胱处于充盈状态能保证穿刺安全,避免穿刺到膀胱背侧或穿刺引起直肠损伤。

▶ 问题测试

膀胱穿刺抽吸术的护理问题测试

▶ 职业精神

微课:大爱无声——生命的奇迹

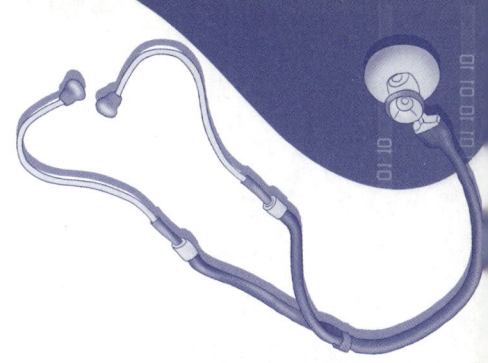

项目三
情景模拟

任务 慢性肾衰竭病人的护理

▶ ## 学习目标

知识目标:1. 知晓慢性肾衰竭护理评估的内容。
　　　　　2. 简述慢性肾衰竭的治疗要点。
　　　　　3. 识记慢性肾衰竭的护理措施。
技能目标:1. 能对慢性肾衰竭病人进行护理评估。
　　　　　2. 能正确地指导病人进行氧气吸入、用药等。
　　　　　3. 能对慢性肾衰竭病人及其家属进行健康宣教。
素质目标:1. 培养学生认真积极的工作态度和团队协作的精神。
　　　　　2. 具有良好的护患沟通能力,能有效缓解病人的心理压力。

▶ ## 临床案例

　　沈某,女,45岁,有慢性肾小球肾炎病史20年。近半年来,病人无明显诱因出现食欲缺乏、恶心呕吐,以晨起为著,未予重视。近1个月来,病人出现胸闷、气短、夜间阵发性呼吸困难等症状,自诉夜尿增多。

　　入院查体:T 36.8℃,R 24次/min,P 90次/min,BP 170/110 mmHg。神志清楚,查体合作。贫血貌,色深而萎黄,轻度水肿,尿量减少。双肺叩诊清音,双肺呼吸音稍粗,两肺底可闻及湿啰音伴少量哮鸣音。

　　入院诊断:慢性肾衰竭。

▶ ## 任务分析

　　1. 病人胸闷、气短、夜间阵发性呼吸困难,尿量减少,轻度水肿,入院后实验室检查示:Hb 50 g/L,血清肌酐(SCr)863 μmol/L,血清尿素氮(BUN)26 mmol/L,血钾6.8 mmol/L。为超滤体内过多的水分,清除代谢产物和毒素,纠正电解质、酸碱平衡,护士遵医嘱为病人进行血液透析,并给予其氧气吸入。

　　2. 病人重度贫血,护士遵医嘱肌注重组人红细胞生成素纠正贫血。

　　3. 透析后,病人症状缓解,病情平稳,即将出院,护士拟为病人及家属做健康宣教。

▶ **准备**

护士准备 着装整洁,戴口罩。仪表大方、举止端庄、语言温和、有亲和力。

物品准备 血液透析用物 1 套、常规消毒治疗盘 1 套、吸氧用物 1 套、心电监护用物 1 套、血压计、体温计、消毒棉签、注射器、血管紧张素转换酶抑制药(ACEI)、重组人红细胞生成素等,放置合理。

环境准备 环境安静、整洁,温湿度适宜。必要时用屏风遮挡。

病人准备 愿意合作,有安全感。

▶ **模拟流程**

护理该病人的流程见图 5-3-1。

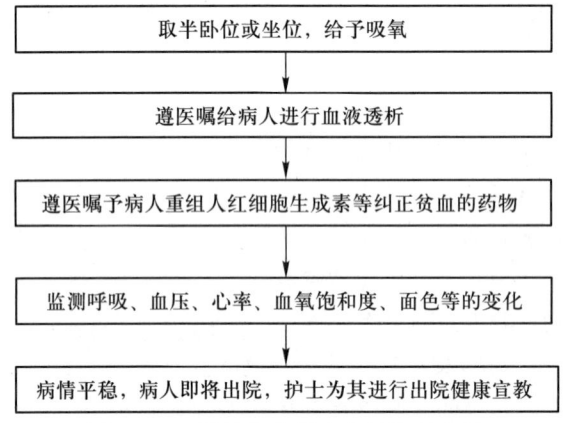

取半卧位或坐位,给予吸氧

↓

遵医嘱给病人进行血液透析

↓

遵医嘱予病人重组人红细胞生成素等纠正贫血的药物

↓

监测呼吸、血压、心率、血氧饱和度、面色等的变化

↓

病情平稳,病人即将出院,护士为其进行出院健康宣教

图 5-3-1 慢性肾衰竭病人的护理流程

▶ **操作评价**

 慢性肾衰竭病人的护理操作评价

■ ▶▶▶ **模块导航**

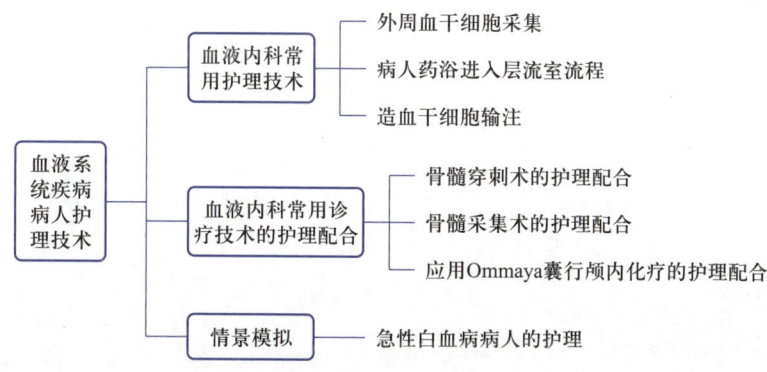

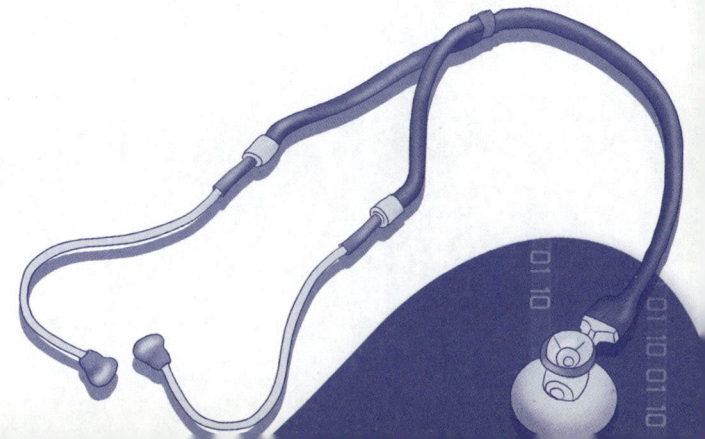

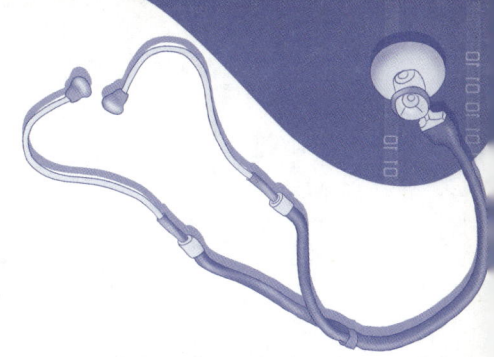

❯ 项目一
血液内科常用护理技术

学习目标

知识目标：1. 知晓外周血干细胞采集、药浴进入层流室、造血干细胞输注的目的。

2. 熟记外周血干细胞采集、药浴进入层流室、造血干细胞输注的适应证和禁忌证。

3. 识记外周血干细胞采集、药浴进入层流室、造血干细胞输注的操作流程和注意事项。

技能目标：1. 熟练掌握外周血干细胞采集的护理。

2. 掌握病人药浴进入层流室的流程。

3. 熟练掌握造血干细胞输注的护理。

素质目标：1. 具有良好的沟通能力和同理心，护患关系融洽。

2. 体现较强的人文关怀理念，关爱病人，动作轻柔。

3. 尊重病人，保护病人的隐私，保守病人的秘密。

临床案例

金某，男性，46 岁。病人 1 年前因"左鼻窦术后，鼻塞流涕 2 月余"入住耳鼻喉科，确诊为 NK/T 细胞淋巴瘤，期间收住血液科化疗 4 次，后予 DICE（地塞米松 + 异环磷酰胺 + 顺铂 + 足叶乙甙）方案动员化疗，粒细胞集落刺激因子（G-CSF）治疗。

入院查体：T 37.4 ℃，R 19 次 /min，P 84 次 /min，BP 120/70 mmHg。神志清楚，精神可，皮肤巩膜无黄染，浅表淋巴结未触及肿大，两肺呼吸音清，未闻及干湿啰音，心律齐，未闻及病理性杂音，腹软，无压痛及反跳痛，肝脾肋下未触及，双下肢无水肿，病理征阴性。

入院诊断：NK/T 细胞淋巴瘤 1 年，拟自体外周血干细胞移植。

任务分析

1. 病人经过 DICE 方案动员化疗和 G-CSF 治疗后，护士拟予自体外周血干细胞采集，为其自体干细胞移植做准备。

2. 病人行自身准备并药浴后进入层流病房，遵医嘱予预处理达到标准，拟行自体造血干细胞移植术。

任务一 外周血干细胞采集

造血干细胞移植是指病人(受者)在放、化疗和必要的免疫抑制治疗后输注正常供体或自体的造血干细胞替代受者病态的或已经衰竭的骨髓,达到重建受者正常造血和免疫功能的治疗技术。造血干细胞移植是治疗血液肿瘤病人的一种重要手段。外周血干细胞采集是直接从外周血中采集移植所需的足量干细胞的一种干细胞采集术,是治疗恶性血液病、淋巴瘤的有效方法。

▶ 目的

采集足量的外周血干细胞,为病人自体干细胞移植做准备。

▶ 适应证

1. 恶性疾病:白血病、恶性淋巴瘤、多发性骨髓瘤等。
2. 非恶性疾病:急性再生障碍性贫血、先天性免疫缺陷病、先天性造血异常症等。

▶ 禁忌证

1. 严重的感染。
2. 严重的脏器功能衰竭。

▶ 准备

护士准备　着装整洁,洗手,戴口罩。

用物准备　血细胞分离机,专用管路,枸橼酸钠溶液,生理盐水,血压计,听诊器,急救器材和药品,治疗盘(内放皮肤消毒液),无菌棉签,静脉穿刺针,敷料,止血带,胶布(图6-1-1)。

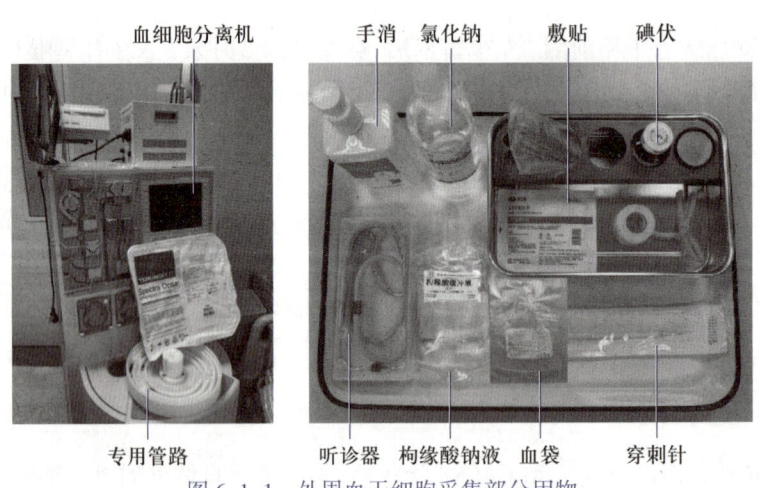

图 6-1-1　外周血干细胞采集部分用物

病人准备　确认无禁忌证。向病人及其家属解释外周血干细胞采集的目的及过程,并取得同意。

环境准备　关闭门窗,调节室温,遮挡病人。

▶ 实施

操作步骤(表 6-1-1)

表 6-1-1　外周血干细胞采集

操作流程	操作步骤	沟通与说明
核对解释	核对床号、姓名、腕带、医嘱等,解释采集干细胞的目的和过程(图 6-1-2) 图 6-1-2　核对病人信息	您好!我是护士小×,请问您叫什么名字?(我叫×××)让我核对您的腕带信息,您现在感觉怎么样现在我们需要给您进行静脉穿刺、抽血,采集您自身的造血干细胞,为您后续的造血干细胞移植做准备,这个过程需要 2~3 h,采集过程中可能会出现一些低钙表现,如口唇、四肢发麻等,不会给您带来太大的不适,请您配合。现在需要上厕所吗
操作准备	环境温度适宜,拉上围帘 洗手,戴口罩,合理摆放用物	保暖,保护隐私,预防感染,节力
评估血管	评估病人的心理、身体状况,评估外周血管的充盈度、弹性	让我看看您的手臂血管
静脉穿刺	协助病人取仰卧位,选择穿刺部位,以肘部粗而直的大静脉为宜(图 6-1-3) 图 6-1-3　肘正中静脉穿刺	您这样躺着还舒服吗?手臂上的这根血管粗、直、弹性好,我们就在这里采血好吗

操作流程	操作步骤	沟通与说明
安装管路	穿刺成功后,协助医生安装专用管路,开始采集(图6-1-4) 图6-1-4　采集干细胞	现在采血的管路已经安装好,开始抽血了,您不用担心,如有头晕、口唇和四肢发麻等不适,请及时告诉我
病情观察	采集过程中,密切观察病人的生命体征及穿刺部位,询问有无口唇、四肢发麻等不适	请您尽量保持这个体位,以免针头滑脱,现在您的血压、脉搏等指标都是正常的,您有哪里不舒服吗
拔针按压	采集结束,拔除穿刺针,按压穿刺点20 min以上	干细胞采集完成了,拔除穿刺针后我要按压穿刺点至少20 min,以免出血。这两天穿刺处不要碰水,穿刺的手一周内不要提重物,以免造成感染和出血,您记住了吗
整理用物	整理病人衣物,协助其取舒适体位,整理床单位	您这样躺着感觉怎么样? 您要记得多喝水,及时增添衣服,预防感冒。您还有什么需要吗? 那您好好休息,呼叫器在床旁,有事您叫我,我也会随时来巡视的。谢谢您的配合
	用物处理	用物按感染控制要求分类处理
洗手记录	洗手,脱口罩	按七步洗手法洗手
	记录采集过程及病人情况	记录采集时间、采集量、生命体征、病人心理状况等

▶ 实训指导

1. 干细胞采集前指导病人练习床上排便。

2. 指导病人采集当日穿衣袖宽松的上衣,备好便器。

3. 指导病人采集前应进食高蛋白、高热量、富含钙的食品,但在采集当日禁食奶制品、豆浆、蛋白粉等。

4. 在开始使用升白细胞药物到采集干细胞的前一天,尽量不选择肘部血管行静脉采血,以备采集专用,或者建立深静脉置管,保证各项输注性治疗顺利进行。

5. 采集时确保一定的流速。

6. 告知病人采集中尽量减少体位改变,防止穿刺针移位或脱出。

7. 对于自体移植者,采集的外周血造血干细胞需低温或冷冻保存。

8. 穿刺针拔出后,持续按压穿刺部位20 min,血小板计数较低者建议按压30 min或以上。

9. 告知病人穿刺处2天内保持干燥,1周内禁止重体力劳动或剧烈活动。

10. 告知病人采集后充分休息,多饮水。

▶ 操作评价

外周血干细胞采集操作评价

▶ 问题探究

1. 造血干细胞移植(HSCT)有哪些类型?

答:① 按造血干细胞取自健康供体还是病人本身,可分为异体 HSCT 和自体 HSCT。异体 HSCT 又分为异基因 HSCT 和同基因 HSCT。② 按造血干细胞采集部位不同可分为骨髓移植(BMT)、外周血干细胞移植(PBSCT)和脐血造血干细胞移植(CBSCT)。PBSCT 采集造血干细胞较简便,供体无须住院且痛苦少,受者造血干细胞植入率高,造血功能重建快,住院时间短,为目前临床上最常用的方法之一。③ 按供受者有无血缘关系可分为血缘关系供者造血干细胞移植和无关供者造血干细胞移植。④ 按人白细胞抗原(HLA)配型相合的程度,分为 HLA 相合、部分相合和单倍型相合移植。

2. 外周血造血干细胞采集过程中可出现哪些并发症?

答:外周血造血干细胞采集过程中常见的并发症有:① 低血压。② 枸橼酸钾反应。③ 低钙综合征。

▶ 问题测试

外周血干细胞采集问题测试

▶ 职业精神

微课:无偿献血 让爱流动

任务二 病人药浴进入层流室流程

病人药浴进入层流室流程是指病人进入层流室前在药浴间使用专用的皮肤消毒剂进行全身皮肤清洗消毒的过程。

▶ 目的

1. 清除人体皮肤常见的致病菌。
2. 避免污染层流室相对的无菌环境。

▶ 适应证

1. 恶性疾病:白血病、恶性淋巴瘤、多发性骨髓瘤等。

2. 非恶性疾病：急性再生障碍性贫血、先天性免疫缺陷病、先天性造血异常症等。

▶ 禁忌证

1. 严重的感染。
2. 严重的脏器功能衰竭。

▶ 准备

护士准备　洗手,穿无菌工作服,戴口罩、帽子。

用物准备　含醋酸氯己定的皮肤消毒剂、无菌病号服、无菌大单、无菌毛巾、无菌棉签,必要时提供座椅(图6-1-5)。

病人准备　确认无禁忌证,能配合操作,将随身携带的饰品摘下。向病人解释药浴目的、过程及特殊清洗部位。

环境准备　关闭房门,请无关人员回避。

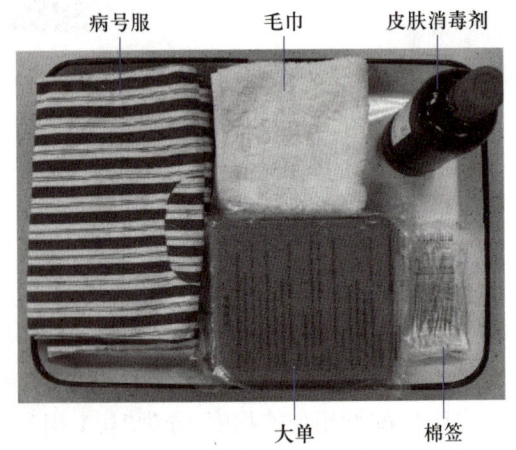

图 6-1-5　病人药浴进入层流室流程部分用物

▶ 实施

操作步骤(表6-1-2)

表 6-1-2　病人药浴进入层流室流程

操作流程	操作步骤	沟通与说明
核对解释	核对床号、姓名、腕带、医嘱等,解释药浴进入层流室的目的和过程,询问是否进餐	您好!我是护士小×,请问您叫什么名字?(我叫×××)让我核对您的腕带信息,您现在感觉怎么样 这个操作就是在药浴间使用皮肤消毒剂进行全身皮肤的清洗消毒后,送您进入层流室,准备造血干细胞移植,这个过程需要20~30 min,不会给您带来太大的不适,请您配合。您吃过早餐/午餐了吗
操作准备	环境温度适宜,拉上围帘 洗手、戴口罩,合理摆放用物	保暖,保护隐私,预防感染,节力
评估贴膜	评估病人的心理、身体状况,皮肤有无破溃,中心静脉插管是否贴有防水贴膜	我看看您的皮肤情况,静脉插管处还没有贴防水贴膜,我先给您贴上防水贴膜
进药浴间	协助病人进入药浴间	请您慢慢站起来,我们一起去药浴间,您不用担心,我会一直陪着您的,如果有头晕等不适请及时告诉我
脱净衣物	协助病人脱净全部衣物	房间的温度还合适吗?您这样站着可以吗?现在需要把身上的衣物全部脱去,您需要我协助您吗
协助洗浴	为病人打开浴霸,调试好水温。根据需求协助病人用消毒剂洗净全身,指导病人着重清洗腋下、腹股沟、会阴部、肛周、耳后等处,置管处避免浸湿	浴霸已经打开了,您试试这个水温?现在用消毒剂泡澡,擦洗全身,需特别注意腋下、大腿根部、会阴部、肛周、耳后这几个部位,如需要我协助请告诉我

操作流程	操作步骤	沟通与说明
清洗擦干	用无菌棉签清洗鼻腔、外耳道、脐部、肛周,在护士协助下用无菌毛巾擦净全身,协助病人依次穿上无菌病号服、隔离衣、消毒拖鞋,再戴好帽子、口罩、手套	感觉还好吗? 现在给您鼻腔、外耳道、脐部、肛周用棉签再清洗一下,用毛巾擦干,穿上无菌的衣服和拖鞋,戴好帽子、口罩、手套,穿好鞋套
进层流室	护士协助病人进入层流室后,站在门口将隔离衣、鞋套脱下,换上仓内拖鞋。留取病人 5 处拭子培养(咽部、耳道、鼻孔、皮肤、肛门)(图 6-1-6)。中心静脉导管予碘伏湿敷换药。介绍层流室环境及要求  图 6-1-6 留取腋窝拭子培养	好了,我们去层流室吧。请把隔离衣、鞋套脱去。现在需要在您的咽部、耳道、鼻孔、皮肤和肛门处留取标本送去检查,请您配合,您这个体位还舒服吗? 给您静脉穿刺点换一下药,预防感染。接下来给您介绍一下层流室的环境及要求。注意区分无菌区域、无菌物品与相对无菌区域、相对无菌物品。爱护室内公共设施,保持室内清洁安静。不要随地吐痰,乱扔垃圾。在医生未下达解除隔离前不得擅自走出层流室,请您一定要配合
整理用物	整理病人衣物,协助取舒适体位,整理床单位	您这样躺着感觉怎么样? 您还有什么需要吗? 那您好好休息,呼叫器在床旁,有事您叫我,我也会定时来巡视的。谢谢您的配合
洗手记录	用物处理	用物按感染控制要求分类处理
	洗手	按七步洗手法洗手
	记录药浴过程及病人情况	记录病人药浴时间、方法,病人生命体征,病人心理状况等

▶ **实训指导**

1. 告知病人消毒剂接触皮肤的时间必须大于 2 min。
2. 告知病人药浴后手不要再触及其他物体。
3. 病人药浴后,护士必须戴无菌手套方可接触其身体。
4. 病人药浴后,地面铺无菌单方可走出浴缸。
5. 工作人员进入层流室必须再次换鞋、穿隔离衣、戴无菌手套。

▶ **操作评价**

病人药浴进入层流室流程操作评价

▶ **问题探究**

1. 病人进入层流室前如何清洗鼻腔、外耳道、脐部、肛周等处的皮肤黏膜?

答:使用无菌棉签清洗鼻腔、外耳道、脐部及外阴,每个部位使用 3 根无菌棉签。再使用 5~6 根无菌棉签擦洗肛门周围,其中 1 根无菌棉签插入肛门约 1.5 cm 做环形清洁,如此重复 3 次。

2. 病人药浴进入层流室后该如何做好护理?

答:病人经预处理后,全血细胞明显减少,免疫功能受到抑制,极易发生严重感染、出血,必须加强全环境的保护及消毒隔离措施,最大限度地减少外源性感染。

(1) 无菌环境保持及物品的消毒。① 对工作人员入室的要求:医护人员入室前应淋浴,穿无菌衣裤,戴帽子、口罩,用快速皮肤消毒剂消毒双手,穿无菌袜套,换无菌拖鞋,穿无菌隔离衣,戴无菌手套后才可进入层流室,每进入一间室更换一次拖鞋。入室一般每次不超过 2 人,避免不必要的进出。② 对病室及物品的要求:病室内所有物体表面及地面每天用消毒液擦拭 1 次。凡需递入层流室的所有物品、器材、药品等要根据物品的性状及耐受性,采用不同方法进行消毒灭菌。病人的被套、大单每周至少更换 1 次;每晚指导病人行温水擦浴,更换衣物。

(2) 病人护理。① 生活护理:各种食物需经微波炉高温消毒 5 min 后食用。做好五官护理、会阴护理和皮肤清洁。② 观察记录:严密观察病人的自觉症状和生命体征,注意口腔黏膜有无变化,皮肤黏膜及脏器有无出血倾向,有无并发症表现,准确记录 24 h 出入量。③ 成分输血的护理:为促进 HSCT 的造血功能重建,必要时可根据病情遵医嘱输注浓缩红细胞或血小板等成分血。输注时采用滤白细胞输血器或辐照的血制品。④ 用药护理:进入层流室后,病人继续口服肠道不吸收抗生素药物时需用紫外线消毒后服。在应用细胞刺激因子过程中,要注意观察病人有无发热、皮疹、胸痛、全身肌肉和关节酸痛、头痛等表现,如有异常及时报告医生给予对症处理。⑤ 深静脉导管护理:每次应用前抽回血,检查局部皮肤情况,严格执行无菌操作和导管的使用原则,防止导管滑脱与堵塞。⑥ 心理护理:根据病人的兴趣和爱好提供经灭菌处理的书籍和电子设备,利用对讲机让家属与病人适当对话,减轻病人的孤独感,提高对治疗的依从性。

▶ 问题测试

 病人药浴进入层流室流程问题测试

▶ 职业精神

 微课:有效沟通——让护患心意相通

任务三 造血干细胞输注

造血干细胞输注是指将采集到的造血干细胞(可分为骨髓、外周血、脐血)经中心静脉管路输注到病人体内的一种技术。

▶ 目的

1. 给予病人健康的造血干细胞。
2. 实现病人造血系统的重建。

▶ 适应证

1. 恶性疾病：白血病、恶性淋巴瘤、多发性骨髓瘤等。
2. 非恶性疾病：急性再生障碍性贫血、先天性免疫缺陷病、先天性造血异常症等。

▶ 禁忌证

1. 严重的感染。
2. 严重的脏器功能衰竭。

▶ 准备

护士准备　洗手，穿无菌隔离衣，戴口罩、帽子。

用物准备　外周血及脐血造血干细胞移植准备葡萄糖酸钙、地塞米松、异丙嗪、利尿药(呋塞米)、5% 碳酸氢钠注射液等；骨髓移植准备鱼精蛋白、心电监护仪、电极片、吸氧管、氧气流量表、湿化瓶(图 6-1-7)。

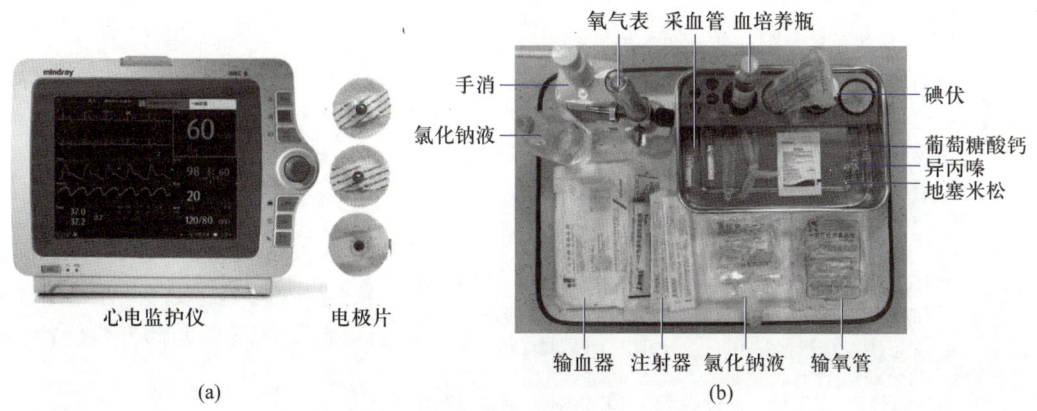

图 6-1-7　造血干细胞输注部分用物

病人准备　辨识病人，确认无禁忌证，能配合操作；向病人解释造血干细胞输注的目的、过程，以取得同意并签字。

环境准备　百级层流病房。

▶ 实施

操作步骤(表 6-1-3)

表 6-1-3　造血干细胞输注

操作流程	操作步骤	沟通与说明
评估解释	核对床号、姓名、腕带、医嘱、血型、性别等，以确认身份 评估病人心理、身体状况，中心静脉置管输注是否通畅，流速是否正常，核对拟输注的造血干细胞上的采血日期、有效期，血液有无凝块及溶血，封口是否严密及破损	您好！我是护士小 ×，请问您叫什么名字？(我叫 × × ×)让我核对您的腕带信息，您是什么血型？您现在感觉怎么样 经过检查，您的静脉置管是通畅的，准备给您输注造血干细胞，整个过程需要 40~60 min，不会给您带来太大的不适，请您配合
操作准备	环境温度适宜，拉上围帘 洗手，戴口罩，合理摆放用物	保暖，保护隐私，预防感染，节力

操作流程	操作步骤	沟通与说明
心电监护	协助病人取舒适卧位,连接心电监护仪	您这样躺着还舒服吗? 为了更好地监测您的病情,先给您连接心电监护仪
细胞复温	将冻存的自体外周血干细胞在水浴箱内复温(图6-1-8) 图 6-1-8 外周血干细胞复温	外周血干细胞温度合适
建立通路	用 0.9% 氯化钠注射液建立两条静脉通路,一条用无滤网的输液器与中心静脉导管相连,用以输注造血干细胞;另一条输注生理盐水,以备病人有不适时立即使用药物。若为骨髓,输注前将骨髓倒挂半小时,使脂肪颗粒析出,以防发生静脉栓塞	因为输注造血干细胞的通路不能用药,需要给您在另外这只手臂再置一根静脉留置针,请您配合
输注前用药	遵医嘱给予异丙嗪 25 mg 肌内注射、地塞米松 3~5 mg 静脉注射、呋塞米 20 mg 静脉注射,以抗过敏、预防肺水肿和利尿;予双鼻导管吸氧 3 L/min;注意监测病人的心电图、血压和血氧饱和度,观察病人有无不良反应	您现在侧躺,暴露一侧臀部,输注干细胞前需要注射异丙嗪抗过敏,不会很痛,请您放松点;我把氧气也给您吸上,有哪里不舒服吗
输注造血干细胞	待抗过敏药物进入病人体内后,用无滤网的输液器由中心静脉导管输入造血干细胞(图6-1-9)。另一条通道遵医嘱于同时输注鱼精蛋白,以中和肝素。弃去每袋骨髓中最后的脂肪分层部分(约 5 ml),以免发生脂肪栓塞。自体造血干细胞移植时,应快速输注造血干细胞,从干细胞解冻到完全输入体内不超过 10 min 图 6-1-9 无滤网输液器输入造血干细胞	现在开始输注造血干细胞,滴速已经调节好了,请不要随意调节。您不用担心,我会一直陪着您的,有不舒服请及时告诉我

操作流程	操作步骤	沟通与说明
盐水冲管	造血干细胞输注完毕后用0.9%氯化钠注射液冲管,予5%碳酸氢钠注射液碱化尿液及抗生素。协助病人留取3次尿常规标本	造血干细胞已经输完了,您感觉怎样?接下来给您冲管,遵医嘱使用碱化尿液药物和消炎药。我们需要留取3次尿液送去化验,您现在要小便吗?我协助您
整理用物	整理病人衣物,协助其取舒适体位,整理床单位	您这样躺着感觉怎么样?您还有需要吗?那您好好休息,呼叫器在床旁,有事您叫我,我也会随时来巡视的。谢谢您的配合
洗手记录	用物处理	用物按感染控制要求分类处理
	洗手	按七步洗手法洗手
	记录输注过程及病人情况	记录病人造血干细胞输注时间、量和用药情况,病人有无不适及生命体征等

▶ 实训指导

1. 告知病人在输注过程中有任何不适时,立即告诉医护人员。

2. 在输注过程中,密切观察病人反应,如病人有恶心、呕吐、心慌、血压降低等,应立即停止输注,通知医生;如无反应应快速输入,以缩短细胞在体外停留的时间。

3. 骨髓需在离体后6 h内输注。骨髓量大时,输注时间应大于4 h。骨髓输注后要监测凝血指标。

4. 协助病人造血干细胞输注后分别留取3次尿标本,检测尿常规,若有明显血尿应积极水化。告知病人输注干细胞后可出现尿色发红的现象,应及时告知医务人员进行处理。

5. 造血干细胞输注全程应有一对一的医护人员看护。

6. 冻存的造血干细胞输注后,病人呼出气体会带有冻存剂二甲基亚砜的味道。

▶ 操作评价

 造血干细胞输注操作评价

▶ 问题探究

1. 造血干细胞移植后有哪些常见并发症?

答:① 感染:是HSCT最常见的并发症,也是移植成败的关键。② 出血:预处理后血小板极度减少是导致病人出血的主要原因。③ 移植物抗宿主病(GVHD):是异基因HSCT后最严重的并发症。

2. 异体外周血造血干细胞输注与自体外周血造血干细胞回输操作有何不同?

答:异体外周血造血干细胞输注时,病人预处理后,采集供者的外周血造血干细胞,采集后可立即输注给受者,输注前应先将造血干细胞50~100 mL加生理盐水稀释到200 mL。自体外周血造血干细胞在采集后需先进行预处理,移植物需冷存或冷冻贮藏。

▶ 问题测试

 造血干细胞输注问题测试

▶ 职业精神

 微课：鲜血改变的法规——
血型与输血

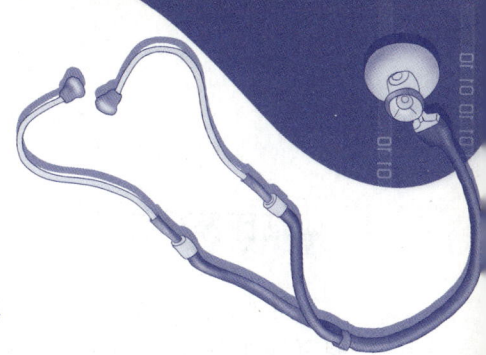

项目二
血液内科常用诊疗技术的护理配合

学习目标

知识目标：1. 知晓骨髓穿刺、骨髓采集及颅内化疗等的目的。

2. 简述骨髓穿刺及颅内化疗等的适应证、禁忌证。

3. 识记骨髓穿刺、骨髓采集及应用 Ommaya 囊行颅内化疗等的操作流程与注意事项。

技能目标：1. 熟练地掌握骨髓穿刺前准备、穿刺中配合及穿刺后护理。

2. 掌握骨髓采集前准备、采集中配合及采集后护理。

3. 掌握应用 Ommaya 囊行颅内化疗前的准备、化疗中配合及化疗后护理。

素质目标：1. 尊重病人，保护病人的隐私，保守病人的秘密。

2. 体现较强的人文关怀理念，关爱病人，有爱伤观念。

3. 具有沟通协调能力、洞察力及团队协作精神。

4. 具有爱岗敬业、乐于奉献、一丝不苟、精益求精的职业道德修养。

临床案例一

曾某，男性，32 岁。近 1 月来无明显诱因出现全身多处皮肤瘀点、瘀斑。近 1 周来出现发热、乏力、牙龈和鼻腔内常出血，遂来院就医。

入院查体：T 39.5℃，R 24 次 /min，P 108 次 /min，BP 130/85 mmHg。精神萎靡，贫血貌，皮肤巩膜无黄染，全身皮肤可见广泛散在瘀点及瘀斑，牙龈渗血明显，扁桃体可见少许脓性分泌物。胸骨压痛明显，肝未触及，脾脏肋下 4 cm。血常规：Hb 56 g/L，WBC 16.8×10^9/L，PLT 36×10^9/L。

入院诊断：急性白血病。

任务分析

1. 病人精神萎靡，贫血貌，全身皮肤瘀点及瘀斑，牙龈渗血。胸骨压痛明显，脾脏肿大。血常规：Hb 56 g/L，WBC 16.8×10^9/L，PLT 36×10^9/L。初步诊断为急性白血病，为了确诊病人所患疾病及类型，护士拟配合医生为其做骨髓穿刺术。

2. 骨髓象结果示骨髓增生极度活跃，主要为原始细胞和幼稚细胞，确诊为急性白血病。家人积极配型，其弟弟与之配型成功，护士拟采集骨髓血为病人输注。

临床案例二

黄某,男性,19岁,急性淋巴细胞白血病化疗缓解后6月余。近一周来出现头痛,恶心,呕吐,视物模糊,右侧肢体无力,遂来院就医。

入院查体:T 38.6℃,R 20次/min,P 76次/min,BP 136/88 mmHg。精神萎靡,面色苍白,全身皮肤可见散在瘀点及瘀斑;肝肋下3 cm,脾肋下4 cm。血常规:Hb 65 g/L,WBC 68.5 × 10⁹/L,PLT 40 × 10⁹/L。

入院诊断:中枢神经系统白血病。

任务分析

入院后病人查脑脊液示:白细胞 >0.005 × 10⁹/L,以单个核细胞为主,蛋白定性阳性。涂片中找到白血病细胞,确诊为中枢神经系统白血病,护士拟应用 Ommaya 囊为其进行颅内化疗,以增强化疗效果。

任务一　骨髓穿刺术的护理配合

骨髓穿刺术是通过采集骨髓进行涂片,观察骨髓细胞的数量与形态的一种常用诊断技术。

▶ 目的

1. 判断骨髓的造血功能。
2. 通过骨髓细胞形态学检查、造血干细胞培养、细胞遗传学分析及病原生物学检查等,协助血液病、传染病和某些寄生虫病的诊断,观察疗效和判断预后等。
3. 进行骨髓腔注射药物、骨髓移植。

▶ 适应证

1. 各类血液病(如白血病、再生障碍性贫血、原发性血小板减少性紫癜等)的诊断。
2. 某些传染病或寄生虫病需行骨髓细菌培养或寻找疟疾及黑热病等原虫者。
3. 网状内皮系统疾病及多发性骨髓瘤的诊断。
4. 恶性肿瘤可疑骨髓转移者。
5. 了解骨髓造血功能,有无造血抑制,指导抗肿瘤药及免疫抑制药的使用。

▶ 禁忌证

1. 由于凝血因子缺乏而有严重出血者,如血友病病人。
2. 穿刺部位皮肤有感染者。
3. 晚期妊娠者。

▶ 准备

护士准备　熟悉骨髓穿刺术的操作流程;着装整洁,洗手,戴口罩。

用物准备　无菌治疗包、骨髓穿刺包、5 mL注射器2个、10 mL或20 mL注射器1个、无菌手套2副、载玻片10张、推片1张、持物钳、砂轮、0.5%碘伏棉球,2%盐酸利多卡因注射液等(图6-2-1)。

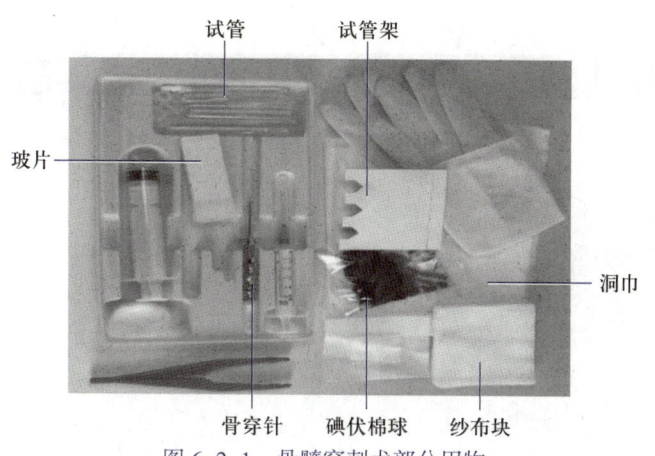

图 6-2-1　骨髓穿刺术部分用物

标注文字：试管、试管架、玻片、洞巾、骨穿针、碘伏棉球、纱布块

病人准备　向病人及其家属讲明穿刺的目的、必要性，并签字同意；查"凝血四项"，有严重凝血功能障碍者需输血浆或相应凝血因子纠正后再实施。

环境准备　安静，整洁，光线明亮，温度适宜，用屏风遮挡。

▶ 实施

骨髓穿刺术的护理配合操作视频

操作步骤（表6-2-1）

表 6-2-1　骨髓穿刺术的护理配合

操作流程	操作步骤	沟通与说明
核对评估	核对床号、姓名、腕带，向病人或家属解释穿刺的目的及配合要求 评估意识、心理状态及合作程度；穿刺部位皮肤有无破溃、瘢痕、硬结等。	您好！我是护士小×，请问您叫什么名字？（我叫×××）让我核对您的腕带信息，您现在感觉怎么样 为了明确您的病因，接下来我和您的主治医生一起给您做骨髓穿刺，这个穿刺要打麻醉药的，不会太痛的，请您配合。我先检查一下您穿刺部位的皮肤情况，皮肤完好，可以进行穿刺；您现在需要大小便吗
操作准备	环境温度适宜，拉上围帘 洗手，戴口罩，合理摆放用物	您觉得室温合适吗 保暖，保护隐私，预防感染，节省体力
安置体位	协助病人取俯卧位，充分暴露腰臀部	我协助您俯卧，把您上衣卷至胸背部，裤子退至大腿
定位消毒	选取穿刺部位（图6-2-2）  图 6-2-2　定位	我们将在这个地方进行穿刺，先给您消毒，消毒液有点凉，请您忍耐一下

操作流程	操作步骤	沟通与说明
定位消毒	消毒（图6-2-3） 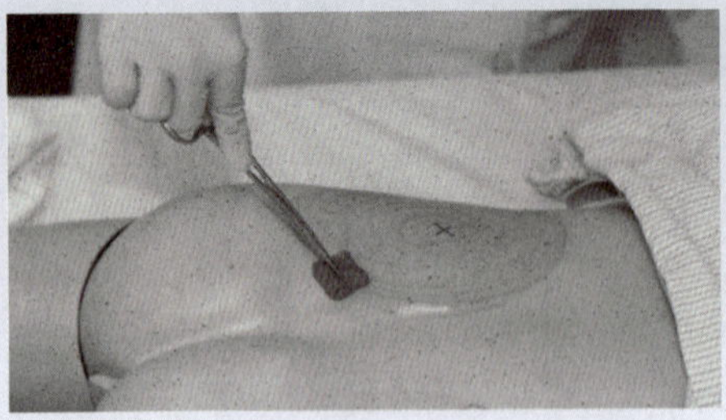 图6-2-3　消毒	
开包铺巾	检查骨髓穿刺包的有效期，打开穿刺包并铺上洞巾（图6-2-4） 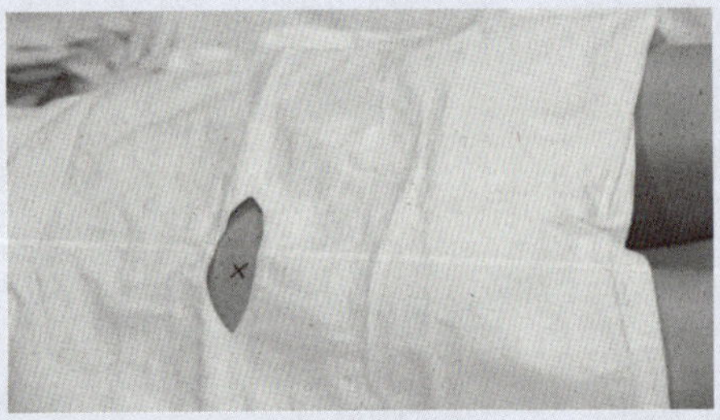 图6-2-4　铺巾	穿刺包完好，在有效期内，可以使用；取出洞巾铺上，形成一个无菌区
协助麻醉	打开麻醉药（图6-2-5），协助医生进行麻醉（图6-2-6） 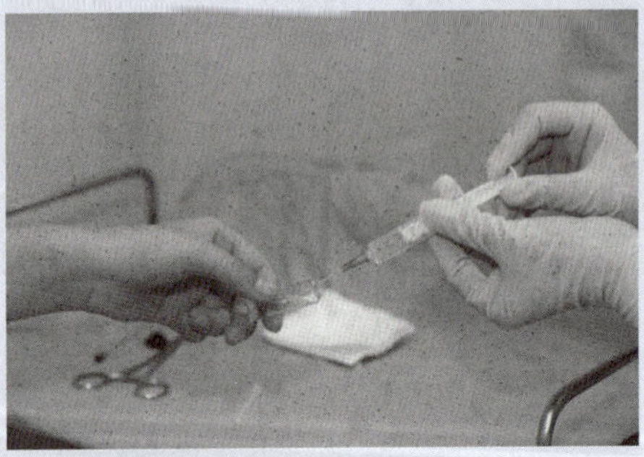 图6-2-5　吸麻醉药 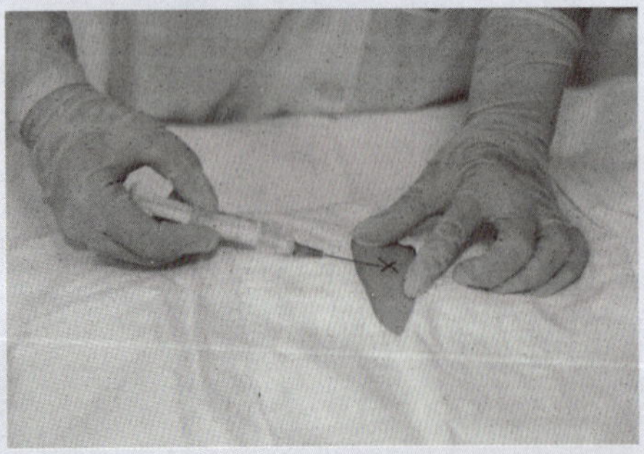 图6-2-6　麻醉	给您打麻醉药了，开始有点痛，很快就不痛了，您别紧张

操作流程	操作步骤	沟通与说明
穿刺抽髓	协助医生穿刺抽髓(图 6-2-7、图 6-2-8) 图 6-2-7 穿刺 图 6-2-8 抽髓	涂片抽髓不宜过多,如需做培养可再抽 1~2 mL。
留取标本	正确涂片	推片与载玻片成 30°~45°
密切观察	观察病情变化并询问病人感受	请问您有不舒服吗
止血包扎	抽髓完毕,拔出穿刺针,加压止血后贴上无菌敷料,撤除洞巾	抽好了,马上给您拔针,穿刺的地方给您用敷料贴好了,请您保持敷料清洁、干燥,如果有潮湿或松脱,请及时告诉我,我会尽快来处理的
整理用物	整理病人衣物,协助病人取平卧位,整理床单位	为您挟好衣服和床铺了,您这样躺着舒服吗?您需卧床休息 20~30 min,穿刺点不要挤压;3 天内请不要洗澡,保持穿刺部位清洁、干燥。您还有什么需要帮助的吗?那您好好休息,呼叫器放在您的床旁,有事请按呼叫器
	用物处理	用物按感染控制要求分类处理
洗手记录	洗手,脱口罩	按七步洗手法洗手
	记录抽髓情况;标本及时送检	记录病人有无不适、生命体征等

▶ **实训指导**

1. 骨髓穿刺前应检查出血时间和凝血时间,有出血倾向者行骨髓穿刺术时应特别注意,血友病病人禁止行骨髓穿刺检查。如使用普鲁卡因麻醉必须先做皮试。

2. 根据病人情况选择穿刺部位,协助病人采取相应的体位。

3. 骨髓穿刺针和注射器必须干燥,以免发生溶血。穿刺针头进入骨质后要避免过大摆动,以免折断穿刺针。胸骨穿刺时不可用力过猛、穿刺过深,以防穿透内侧骨板而发生意外。

4. 穿刺过程中如果感到骨质坚硬、难以进入骨髓腔时,不可强行进针,以免断针。应考虑为骨硬化症的可能,及时行骨骼 X 线检查,以明确诊断。

5. 密切观察病人的神志、呼吸、心律、面色等情况,有异常时及时报告医生,采取相应的处理措施。

6. 抽取骨髓做细胞形态学检查时,逐渐加大负压抽吸,抽取骨髓量不应过多(除细菌培养外),以免混入太多的周围血,影响骨髓增生程度的判断、细胞计数和分类结果。吸出骨髓后应立即涂片,以免发生凝固。

7. 行骨髓细菌培养时,需要在骨髓涂片后,再抽取 1~2 mL 骨髓用于培养。送检骨髓涂片时,应同时附送 2~3 张血涂片。

8. 术毕按压止血,用无菌敷料覆盖穿刺点,胶布固定,嘱病人平卧 4 h。

▶ 操作评价

 骨髓穿刺术的护理配合操作评价

▶ 问题探究

1. 选择不同骨髓穿刺部位时,体位如何安置?

答:① 髂前上棘穿刺点:髂前上棘后 1~2 cm 处,该处骨面平坦,易于固定,操作方便,危险性极小。病人取仰卧位。② 髂后上棘穿刺点:骶椎两侧、臀部上方突出的部位。病人取侧卧位或俯卧位。③ 胸骨穿刺点:胸骨柄、胸骨体相当于第 1、2 肋间隙的部位。此处胸骨较薄,且其后有大血管和心房,穿刺时务必小心,以防穿透胸骨而发生意外。但由于胸骨的骨髓丰富,当其他部位穿刺失败时,仍需要进行胸骨穿刺。病人取仰卧位。④ 腰椎棘突穿刺点:腰椎棘突突出的部位。病人取坐位或侧卧位。⑤ 2 岁以下小儿选胫骨粗隆前下方。在以上部位中,临床上常选用髂前上棘和髂后上棘。

2. 血小板减少的病人可以做骨髓穿刺吗?

答:可以。引起血小板减少的疾病有再生障碍性贫血、急性白血病、特发性血小板减少性紫癜等,必须通过骨髓细胞学检查才能确诊。对于血小板极少且临床存在活动性出血的病人,可先输注血小板后再实施,以减少穿刺部位的出血;穿刺后应按压穿刺点 5~10 min。

3. 一次骨髓穿刺结果无异常发现是否就能排除血液系统疾病的可能?

答:不能。因为某些疾病骨髓的病理变化呈局灶性改变,一次骨髓穿刺只能反映穿刺部位的骨髓功能或病理状况,而不能反映骨髓的全面状况,需要多次多部位穿刺检查,才能做出比较正确的诊断,如慢性再生障碍性贫血。此外,恶性组织细胞病、骨髓瘤、骨髓转移瘤等疾病的骨髓病灶也常呈局灶性,有时也需多部位骨髓穿刺才能确诊。

▶ 问题测试

 骨髓穿刺术的护理配合问题测试

▶ 职业精神

 微课:京冀接力爱相"髓",传爱不传疫

任务二 骨髓采集术的护理配合

骨髓采集术是指通过骨髓穿刺的方法抽取骨髓以获得一定数量的造血干细胞。造血干细胞是具有高度自我更新能力和多向分化潜能的造血前体细胞。

▶ 目的

获得骨髓中的造血干细胞,移植给造血功能衰竭的病人,使之增殖分化,重建造血功能。

▶ 适应证

1. 配型相同的同胞、半相合父母子女、半相合同胞。
2. 配型成功的无关供者。

▶ 禁忌证

1. 由于凝血因子缺乏而有严重出血者,如血友病病人。
2. 穿刺部位皮肤有感染者。
3. 孕产妇。

▶ 准备

护士准备 熟悉骨髓采集操作步骤及配合要点,洗手并消毒手,戴口罩,戴帽子,穿手术衣,戴无菌手套。

用物准备 静脉输液用物 1 套、留置导尿用物 1 套、250 mL 干燥无菌输液袋 12 个、骨髓穿刺包 1 个、500 mL 骨髓保养液 2 袋、肝素 2 支、5 mg 地塞米松 2 支、1 kU 注射用血凝酶(立止血)2 支、500 mL 生理盐水 2 袋、20 mL 注射器 200 支、无菌手术包 1 个、无菌手套 10 副、0.5% 碘伏消毒液、2% 盐酸利多卡因注射液、一次性导尿包、弹力腹带 1 根等(图 6-2-9)。

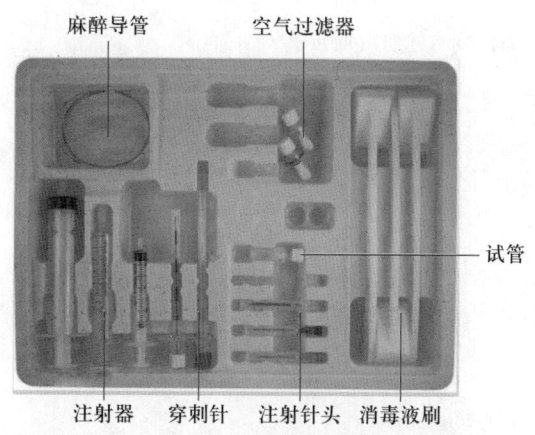

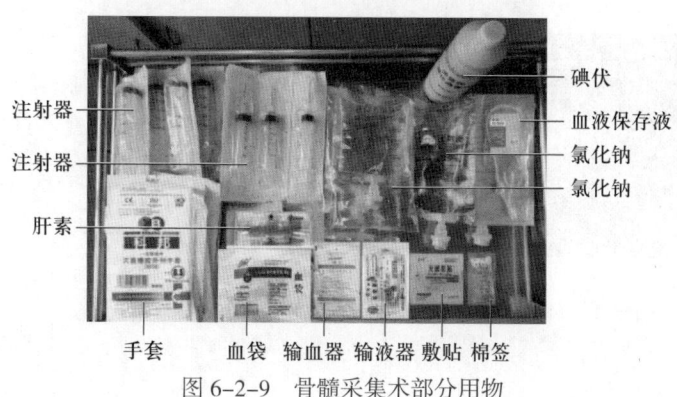

图 6-2-9 骨髓采集术部分用物

供者准备　向供者及其家属解释骨髓干细胞采集的目的及过程,并签字同意。采集前一天抽血查凝血功能、血常规。穿刺处常规备皮,备皮范围前面为脐部到膝下;后面为肩胛下至腘窝,注意勿剃破皮肤。术前晚嘱供者沐浴,要求将全身清洗干净,晚8时起禁食禁饮,晨起空腹解除大小便,更换消毒衣裤;术前30 min肌内注射苯巴比妥0.1 g及阿托品0.5 mg等。

环境准备　手术室进行此操作,对操作间进行空气消毒,有层流消毒条件的,术前房间空气净化30 min,没有层流消毒条件的,术前紫外线照射2 h。

▶ **实施**

操作步骤(表6-2-2)

表6-2-2　骨髓采集术的护理配合

操作流程	操作步骤	沟通与说明
核对评估	核对床号、姓名、腕带等 评估心理状态,穿刺部位皮肤有无破溃、瘢痕、硬结等	您好!我是护士小×,请问您叫什么名字?(我叫×××)让我核对您的腕带信息;整个采集过程中,您是处于麻醉状态的,不会感到痛苦,请您不要紧张。采髓过程中如有任何不适,请您马上告诉医生;同时也感谢您的大爱
操作准备	备齐用物,放置于手术推车上	用物齐备,放置有序合理
输液导尿	建立静脉通路,以备回输自体血留置导尿	术中将采集前备好的自体血回输 因采髓时间需2~3 h,所以需要为您留置导尿。
协助麻醉	协助供者取侧卧位,屈颈屈膝,腰部尽量与床板垂直 协助医生消毒穿刺部位皮肤,铺无菌巾,行硬膜外麻醉	现在给您消毒,消毒液有点凉,请您耐下,很快就好了
安置体位	置供者于俯卧位(双侧髂后上棘点穿刺)	麻醉成功后为供者取俯卧位(男性垫软枕于两侧骨盆)。
消毒铺巾	协助医生消毒、铺巾(图6-2-10) 图6-2-10　消毒铺巾	协助医生消毒、铺无菌手术巾;器械护士根据骨髓采集量在无菌巾内准备相应数量20 mL注射器,每支注射器预冲1.5 mL肝素盐水

操作流程	操作步骤	沟通与说明
穿刺采髓	采髓过程在硬膜外麻醉下进行,采集的骨髓用含有肝素的保养液保养(图6-2-11、图6-2-12) 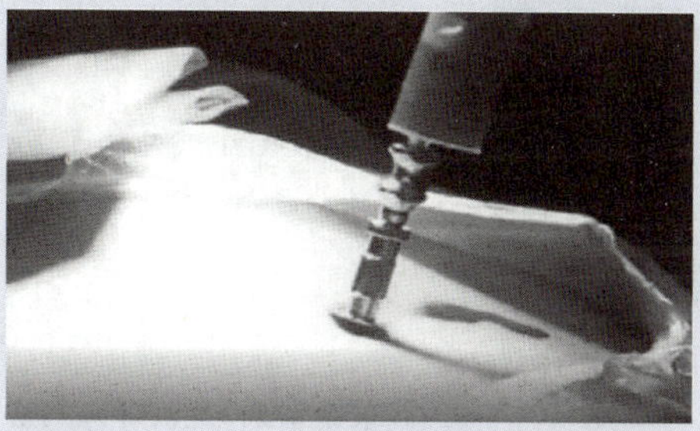 图6-2-11 采髓 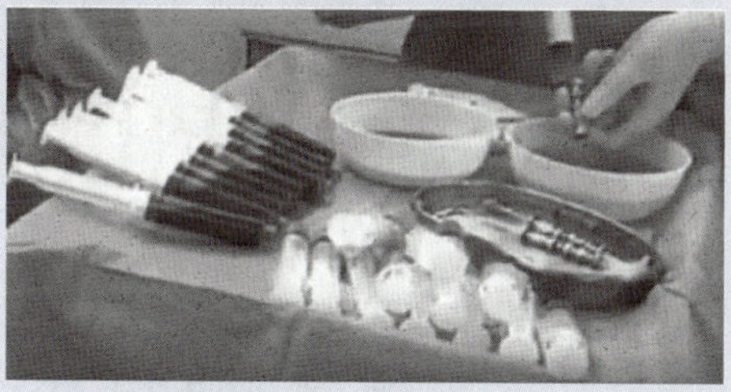 图6-2-12 保养液保养 将骨髓通过12号和9号针头将脂肪或骨髓颗粒滤除后注入无菌输液袋中(图6-2-13) 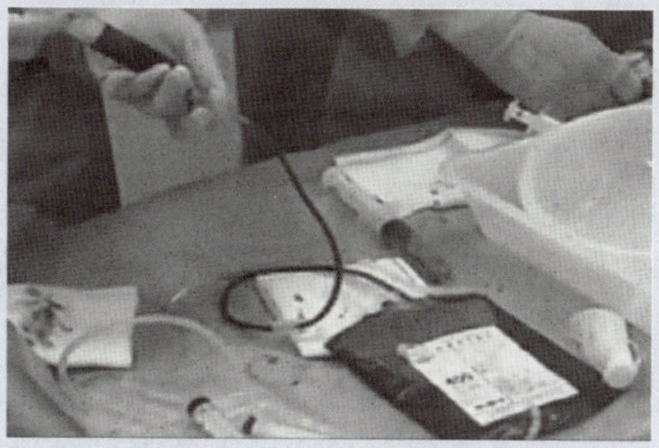 图6-2-13 注入无菌血袋	抽出的每一管骨髓都要轻轻摇匀,使采出的骨髓与肝素充分混匀,以免凝血;过滤护士负责骨髓过滤
严密监测	监测供者生命体征及全身情况	在采髓过程中监测供者身体情况
止血包扎	采髓结束,加压止血后消毒、包扎(图6-2-14、图6-2-15) 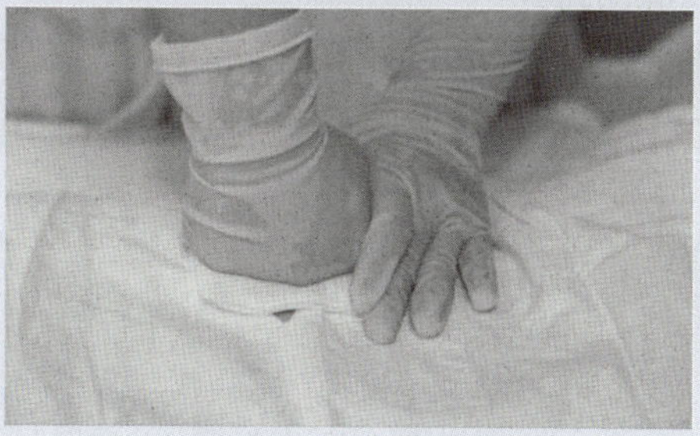 图6-2-14 加压止血	当骨髓有核细胞计数达到$(1\sim3)\times10^8/kg$后即可结束;穿刺点消毒后贴上无菌敷贴并用弹力腹带包扎

操作流程	操作步骤	沟通与说明
止血包扎	图 6-2-15　包扎	
送回病房	为供者穿好衣物,护送其回病房	采髓结束,送供者回病房
休息指导	整理好床单位,供者取去枕平卧位休息	先给您把枕头拿掉,请您平卧休息,6 h 后再给你垫上,您觉得这样可以吗? 4 h 后您可以喝少量的水,如果觉得渴就用棉签蘸温开水涂嘴唇;明天早晨护士会为您拔除尿管,解除腹带。请您忍耐一下
继续观察	严密观察生命体征、穿刺部位渗出情况及有无疼痛	有任何不适请告诉我们,如果疼痛明显,就让医生给您开镇痛药物
洗手记录	洗手,脱口罩 告知注意事项 记录采集过程情况及采集量等	按七步洗手法洗手 请您 3 天内不要洗澡;出院回家后需继续休息1~2 周。如有身体不适,要随时就诊

▶ 实训指导

1. 供者采集骨髓的前一天需住院,住院当天晚上进半流食;麻醉医生将进行相关检查,告知麻醉期间的相关问题及注意事项,供者签署麻醉知情同意书;由护士为供者备皮并协助供者做好术前准备。

2. 进手术室前遵医嘱注射术前药物,以保证骨髓采集顺利进行。

3. 进入手术室后建立静脉通道并行留置导尿,行硬膜外麻醉,供者全身放松取俯卧位,尽量暴露穿刺部位,男性供者取俯卧位时髂前应垫软垫,以防阴囊被挤压。

4. 骨髓采集时,器械护士负责打开手术包及抽吸保养液,将每支注射器用骨髓保养液冲洗后抽取肝素盐水 1.5 mL 或 2 mL,排尽空气置于器械台上供采髓者备用。过滤护士负责骨髓过滤。

5. 抽出的每一管骨髓都要轻轻摇匀,使采出的骨髓与肝素充分混匀,以免凝血。如空针内出现血凝块,轻轻摇动,仍推动困难时,告之医生后再处理。

6. 采集骨髓术中,将回输供者之前储存的自体血(600~800 mL)。

7. 术毕,消毒穿刺点,贴上敷贴并用弹力腹带包扎。

8. 供者回病房后去枕平卧 6 h,严密观察生命体征及主诉,疼痛明显者给予镇痛药物。

9. 告知供者次日晨会拔除尿管,解除腹带;保持穿刺处干燥,3 天内禁止洗澡;出院后需要休息 1~2周;如有身体不适,随时就诊。

▶ 操作评价

骨髓采集术的护理配合操作评价

1. 从外周血与从骨髓中采集干细胞有何区别?

答:外周血造血干细胞移植的原理与骨髓移植完全相同,只是造血细胞的采集方式不同。在血缘关系供者造血干细胞移植过程中,更多地选择通过外周血采集造血干细胞。从世界范围来看,外周血造血干细胞采集相对于骨髓造血干细胞采集的比例越来越大,因为这种采集方式更简便快捷。

2. 造血干细胞捐赠的流程是怎样的?

答:(1) 当供者与病人配型一致而需要捐赠时,中国造血干细胞捐献者资料库管理中心会通过分库的工作人员再一次征询供者的意愿。如果愿意捐献,接下来就要做一次高分辨的血液检查,以确定配型确实无误。

(2) 高分辨血液检查结果相合后将做一次全面的体检,这是为了双方的安全。体检项目有血压、皮肤与淋巴结检查、心肺听诊、甲状腺、胸部 X 线检查、心电图、腹部 B 型超声、血常规、血型、乙肝两对半、甲肝抗体、丙肝抗体、巨细胞病毒抗体(IgG、IgM)、血糖、肾功能、肝功能、HIV 抗体(酶联免疫吸附测定法)、梅毒螺旋体抗体等。

(3) 全部通过后将确定移植的时间,并注射动员剂。在移植前 4~5 天供者将入住采集医院,每天注射一针细胞集落刺激因子,主要是为了使体内的造血干细胞被充分地动员起来。

(4) 采集造血干细胞。到了确定需要移植的这一天,开始采集供者的造血干细胞。

3. 捐献造血干细胞对健康有不良影响吗?

答:捐献造血干细胞对供者的身体健康不会产生不良影响。人体内许许多多各类血细胞都是来自同一始祖多能造血干细胞。人体内多能干细胞的数量不是很多,分布在整个骨髓中。捐献骨髓时,只抽出人体一小部分的骨髓,多能干细胞也只是失去一部分,剩下的多能干细胞会迅速复制,造血功能在短期内可以完全恢复正常,所以捐献造血干细胞不会影响人体的造血功能。

▼ 问题测试

骨髓采集术的护理配合问题
测试

任务三　应用 Ommaya 囊行颅内化疗的护理配合

Ommaya 囊由一个埋在头皮下的扁平状的储液器和一根插入侧脑室前角的引流管相接而成,可进行控释化疗,使药物缓慢、恒速、持续地释放,持续有效地杀伤肿瘤细胞,此方法可以避开血 – 脑屏障,减少全身用药所产生的毒副作用,又可提高局部的药物浓度,适用于中枢神经系统感染、肿瘤的治疗等。

▼ 目的

1. 直接用于脑室内给药。
2. 减轻颅内高压,改善症状。
3. 方便抽取脑脊液进行检查分析,了解疗效和测定药物在脑室内的浓度。

▼ 适应证

1. 各类中枢神经系统白血病需要颅内化疗的病人。

2. 需要监测颅内压及减压的病人。

3. 需要反复抽取脑脊液标本的病人。

▶ 禁忌证

植入部位皮肤有瘢痕及感染者。

▶ 准备

护士准备　着装整洁,洗手并消毒手,戴口罩。

用物准备　常规消毒物品、无菌腰椎穿刺包(腰椎穿刺针、5 mL 注射器、10 mL 注射器、试管、测压管、三通管、洞巾、纱布、弯盘)、无菌手套、局部麻醉药、治疗用药、胶布等(图 6-2-16)。

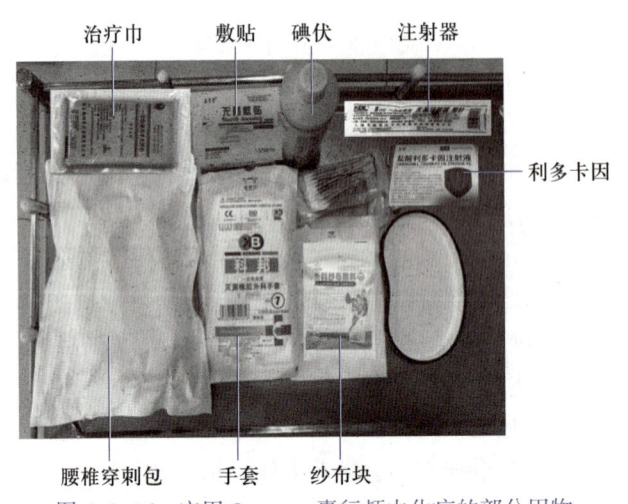

图 6-2-16　应用 Ommaya 囊行颅内化疗的部分用物

病人准备　向病人及其家属解释颅内化疗的目的及过程,并取得同意。

环境准备　关闭门窗,调节室温,必要时用屏风遮挡。

▶ 实施

操作步骤(表 6-2-3)

表 6-2-3　应用 Ommaya 囊行颅内化疗的护理配合

操作流程	操作步骤	沟通与说明
评估解释	核对床号、姓名、腕带,向病人或家属解释注射的药物和方法 评估意识、心理状态及合作程度;头部植入处皮肤有无感染、瘢痕、硬结等	您好!我是护士小×,请问您叫什么名字?(我叫×××)让我核对您的腕带信息,您现在感觉怎么样 又要从头部注射药物了,我先检查一下您头部注射区域的皮肤情况,皮肤完好,可以注射;您现在需要大小便吗
操作准备	环境温度适宜,拉上围帘 洗手,戴口罩,合理摆放用物	您觉得室温合适吗?保暖,保护隐私,预防感染,节力
安置体位	协助病人取去枕平卧位,双手放于身体两侧	我帮您取下枕头,请将双手自然放在身体两边

操作流程	操作步骤	沟通与说明
消毒铺巾	协助消毒、铺洞巾,局部麻醉(图6-2-17) 图 6-2-17　吸麻醉药	检查麻醉药规格、有效期、质量,打开麻醉药,协助医生抽吸 要注射麻醉药了,刚开始可能有点痛,麻醉药起效就不痛了
测压留液	协助医生测脑脊液压力 抽取一定量的脑脊液,留作标本	
囊内注射	配制化疗药物并行囊内注射(图6-2-18) 图 6-2-18　囊内注射	化疗药现配现用,注射时要谨慎,防止用力过猛,甚至穿刺偏了,导致囊的损坏。 推注药液宜缓慢
密切观察	操作中观察病人情况并随时询问病人感受	有没有感觉不舒服? 如果有,请及时告诉我们
拔针包扎	注射完毕,拔针后覆盖敷料,撤除洞巾	注射完了,马上给您拔针,拔针后用敷料给您包扎好,请您保持敷料清洁、干燥,如果有潮湿或松脱,请及时告知我们,我们会尽快来处理的
整理用物	整理病人衣物,协助病人取去枕平卧位,整理床单位	4~6 h 内您不能睡枕头,这样躺着可以吗? 您还有需要帮助的吗? 那您好好休息,呼叫器放在您的床旁,有事请呼叫我,我也会随时来巡视的
	用物处理	用物按感染控制要求分类处理
洗手记录	洗手,脱口罩	按七步洗手法洗手
	记录操作过程及病人情况等 标本及时送检	记录注射过程中病人有无不适、生命体征是否平稳等

▶ **实训指导**

1. 做好病人的心理护理,减少刺激,保持身体内环境稳定,意识清醒者做好解释和安抚工作,消除其焦虑、恐惧情绪，使其积极配合。

2. 严格执行无菌操作及手卫生，化疗药物注射时局部消毒要充分、彻底，防止发生医源性感染；药物需现用现配；每次注射时一定要谨慎，防止用力过猛，甚至穿刺偏了，导致囊的损坏。

3. 病人术后去枕平卧 4~6 h，24 h 后可下床活动。观察病人有无头痛、恶心、呕吐、眩晕等不良反应，教会病人预防跌倒的措施。

4. 化疗后严密观察化疗药物的不良反应及病人的体温变化，若超过 38.5 ℃，采取物理降温措施，必要时使用药物降温，并积极寻找原因，及时发现感染灶。指导病人卧床期间少量进食，避免引起恶心、呕吐等。

5. 每班检查药囊的位置，严密观察局部头皮张力和皮肤颜色，避免挤压和擦伤表面皮肤，以免诱发囊内感染。

6. 告知病人化疗后避免抓伤穿刺部位皮肤，禁止用手推动药囊。术后 3 天内禁止洗浴，头皮覆盖的敷料如有渗血、渗液要及时更换敷料。

▶ 操作评价

应用 Ommaya 囊行颅内化疗的护理配合操作评价

▶ 问题探究

1. Ommaya 囊应用时期感染的原因与处理措施有哪些？

答：① 头皮感染。原因：穿刺处敷料未及时更换；处理：及时更换敷料，严格执行无菌操作。② 颅内感染。原因：未进行无菌操作；处理：留取脑脊液进行常规、生化检查及微生物学培养，给予抗感染治疗。

2. Ommaya 囊引流不畅的原因与处理措施有哪些？

答：① 穿刺深度不当。原因：穿刺过深或过浅；处理：改变穿刺的角度及深度。② 穿刺部位不当。原因：穿刺点位于 Ommaya 囊周边区域；处理：穿刺前做好标记。③ 引流管受压。原因：Ommaya 囊引流管较细；处理：于无菌操作条件下轻轻推移 Ommaya 囊储液器。④ 脑组织碎屑及血块堵塞引流管。原因：脑室出血后受到冲击，破碎的脑组织碎屑及血块堵塞引流管；处理：术中埋植 Ommaya 囊后及时冲洗囊内积血。

3. Ommaya 囊植入还有哪些适应证？

答：① 脑血管后遗症：对广泛性脑组织损伤、脑血管后遗症病人效果显著。② 脑萎缩：适用于各种脑萎缩、多系统萎缩等退化性脑病。③ 脑性瘫痪：适用于各类型脑性瘫痪病人。④ 帕金森病。

▶ 问题测试

应用 Ommaya 囊行颅内化疗的护理配合问题测试

▶ 职业精神

微课：一切以患者为中心——生命论刍议

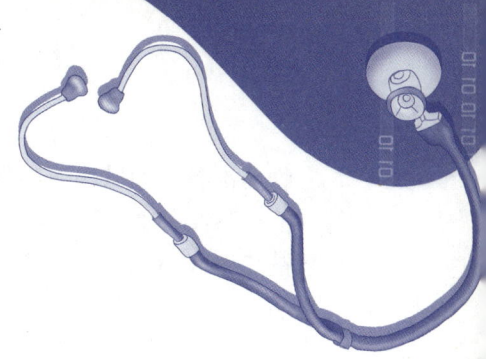

> **项目三**
> # 情景模拟

任务 **急性白血病病人的护理**

▶ 学习目标

知识目标：1. 知晓急性白血病护理评估的内容。

2. 简述急性白血病的治疗要点。

3. 识记急性白血病的护理措施及健康指导内容。

技能目标：1. 能正确地评估急性白血病病人的身体状况。

2. 能正确地配合医生对急性白血病病人进行治疗。

3. 能为急性白血病病人提供整体护理及健康指导。

素质目标：1. 具有良好的护患沟通能力，能有效地缓解病人的心理压力。

2. 有同理心，仁爱宽容，有团队协作精神。

3. 具有爱岗敬业、乐于奉献的职业道德修养。

▶ 临床案例

汤某，男，25 岁。自述于 2 周前无明显诱因出现面部、颈前部皮肤瘀点、瘀斑，刷牙时有牙龈少量出血，无鼻衄，无解血尿及黑便，无发热，无四肢关节痛，当地医院查血常规：WBC 30.5×10^9/L，Hb 70 g/L，PLT 64×10^9/L。为进一步诊治遂到上级医院，门诊拟"急性白血病"收入院。

入院查体：T 37℃，P 80 次/min，R 22 次/min，BP 130/80 mmHg。神志清楚，贫血貌，全身可见散在瘀点、瘀斑。全身浅表淋巴结肿大，如绿豆至蚕豆大小不等、质中、无压痛、活动度可，胸骨压痛，两肺呼吸音清，未闻及啰音，心脏查体无异常，肝右肋下 3 cm 可触及，脾肋下未触及，双下肢无水肿。

入院诊断：急性白血病。

▶ 任务分析

1. 病人贫血貌，皮肤瘀点、瘀斑，全身浅表淋巴结肿大，胸骨压痛，肝大，初步诊断为急性白血病。入院后为确诊病人所患疾病及类型，护士拟抽血化验及协助医生做骨髓穿刺查骨髓象，并指导病人休息，病情加重给予吸氧。

2. 根据血常规及骨髓象检查结果确诊为急性淋巴细胞白血病 –L2（Bcr/abl 阴性），需进行化学药物治疗，护士应观察药物不良反应，并做好基础护理，特别注意感染、出血的预防和处理。

▶ 准备

护士准备 衣着整洁，仪表大方、举止端庄，洗手，语言温和、有亲和力。

物品准备　静脉输液用物 1 套、注射器、吸氧用物 1 套、棉球、血压计、听诊器、体温计、冰袋或冰帽等。治疗急性白血病的药物(6- 巯嘌呤、甲氨蝶呤、左旋门冬酰胺酶、长春新碱、泼尼松等),必要时准备碳酸氢钠、25% 硫酸镁、普鲁卡因、凝血酶、肾上腺素、凡士林纱布等。

　　病人准备　病人了解护理与治疗的目的及过程,积极配合,有安全感。

　　环境准备　环境安静、整洁,温湿度适宜,必要时用屏风遮挡。

▶ 模拟流程

　　护理该病人的流程见图 6-3-1。

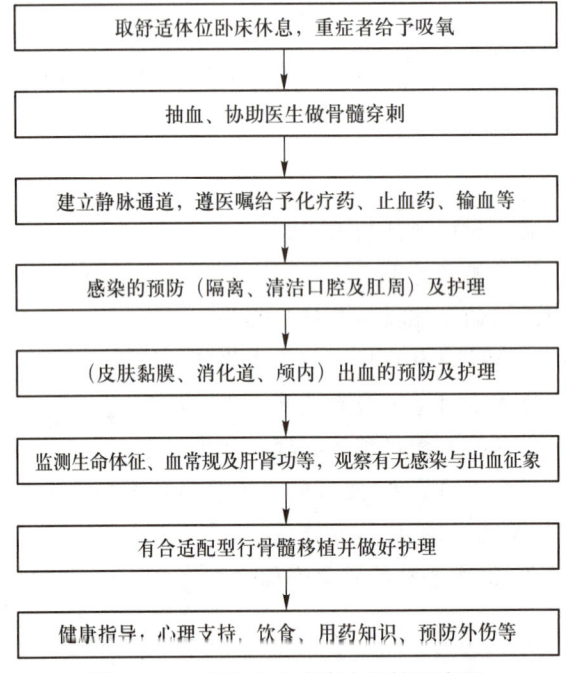

图 6-3-1　急性白血病病人的护理流程

▶ 操作评价

 急性白血病病人的护理操作
评价

模块七

内分泌系统疾病病人护理技术

—▸▸▸ 模块导航

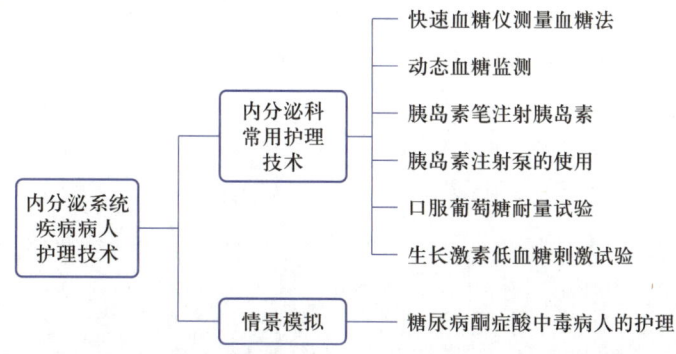

内分泌系统疾病病人护理技术

内分泌科常用护理技术
- 快速血糖仪测量血糖法
- 动态血糖监测
- 胰岛素笔注射胰岛素
- 胰岛素注射泵的使用
- 口服葡萄糖耐量试验
- 生长激素低血糖刺激试验

情景模拟
- 糖尿病酮症酸中毒病人的护理

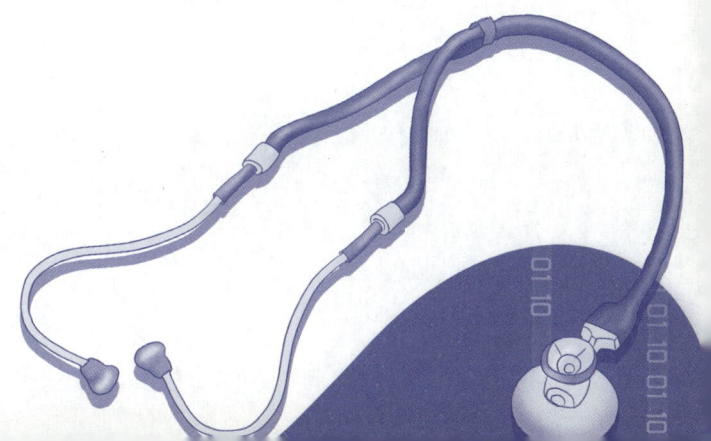

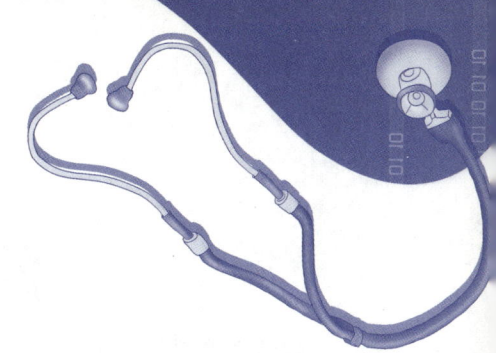

项目一
内分泌科常用护理技术

学习目标

知识目标：1. 知晓快速血糖仪测量血糖法、动态血糖监测、胰岛素笔注射胰岛素、胰岛素注射泵使用、口服葡萄糖耐量试验、生长激素低血糖刺激试验的目的。

2. 识记快速血糖仪测量血糖法、动态血糖监测、胰岛素笔注射胰岛素、胰岛素注射泵使用、口服葡萄糖耐量试验、生长激素低血糖刺激试验的适应证和禁忌证。

3. 简述快速血糖仪测量血糖法、动态血糖监测、胰岛素笔注射胰岛素、胰岛素注射泵使用、口服葡萄糖耐量试验、生长激素低血糖刺激试验的操作流程和注意事项。

技能目标：1. 掌握快速血糖仪测量血糖、口服葡萄糖耐量试验、动态血糖监测的护理。

2. 掌握胰岛素笔和胰岛素注射泵的使用方法。

3. 掌握生长激素低血糖刺激试验的操作要点。

素质目标：1. 具有良好的沟通能力和同理心，护患关系融洽。

2. 体现较强的人文关怀理念，关爱病人，动作轻柔。

3. 具有爱岗敬业、乐于奉献、一丝不苟、精益求精的职业道德修养。

临床案例

武某，男，68 岁。1 周前偶感左下肢外侧疼痛，未在意。3 天前因局部疼痛加剧就诊入院。病人既往糖尿病病史，未系统治疗，也从未监测过血糖变化。

入院查体：T 38.7 ℃，P 88 次/min，R 23 次/min，BP 115/70 mmHg。神志清楚，精神可。左下肢外侧 5 cm×4 cm 肿块，边界不清，颜色暗紫，质地硬。身高 172 cm，体重 64 kg，体重指数（BMI）21.63 kg/m²，血糖 20.7 mmol/L。

入院诊断：2 型糖尿病并发皮肤感染。

任务分析

1. 入院后完善相关检查：空腹血糖 7.5 mmol/L，30 分钟血糖 8.7 mmol/L，120 分钟血糖 12.3 mmol/L，HbA1c 8.0%，糖化白蛋白 25%。予胰岛素降血糖、头孢抗感染等治疗。为监测病情和治疗效果，护士拟为病人监测末梢指血血糖。

2. 住院 3 天后，病人血糖控制有所好转，但是仍较高，遵医嘱护士为病人进行胰岛素泵注射胰岛素。

任务一　快速血糖仪测量血糖法

快速血糖仪测量血糖法是指采集末梢指血,通过测量血液中的葡萄糖与试纸中的酶发生反应产生的电流量间接测量血液中的葡萄糖含量,从而快速获得血糖值的一种方法。该方法在临床上被广泛应用,具有操作简单、结果准确、方便快捷等优点。

▶ 目的

快速了解血糖水平,为调整饮食、运动疗法和药物治疗等提供依据。

▶ 适应证

1. 糖尿病及血糖异常病人血糖的检测。
2. 正常健康人血糖的检测。

▶ 禁忌证

无明显禁忌证。

▶ 准备

护士准备　着装整洁,洗手,戴口罩。

用物准备　治疗盘(75% 乙醇、无菌棉签、血糖仪、血糖试纸、一次性无菌采血针)、治疗巾、手消毒液、医嘱本、锐器盒、医用 / 生活垃圾桶(图 7-1-1)。

病人准备　指导病人测量前空腹或按化验要求进食。向病人及其家属解释快速血糖仪测量血糖的目的和过程,消除顾虑并取得同意。

环境准备　安静,整洁,光线明亮,温度适宜。

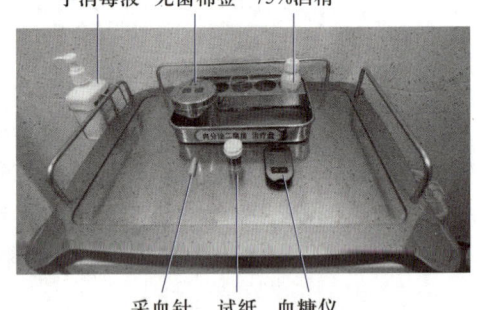

图 7-1-1　快速血糖仪测量部分用物

▶ 实施

快速血糖仪测量血糖法操作视频

操作步骤(表 7-1-1)

表 7-1-1　快速血糖仪测量血糖法

操作流程	操作步骤	沟通与说明
核对解释	核对床号、姓名、腕带、医嘱等,解释快速血糖仪测量血糖的目的和过程	您好!我是护士小×,请问您叫什么名字?(我叫×××)让我核对您的腕带信息,您现在感觉怎么样 遵医嘱需要给您测一下血糖,了解您的血糖水平,这个过程不会给您带来太大的不适,请您配合
操作准备	环境整洁,温度适宜,光线充足。洗手,戴口罩,合理摆放用物	准备并检查血糖仪、试纸,预防感染,注意节力

操作流程	操作步骤	沟通与说明
安置体位	协助病人取坐位或平卧位,暴露采血部位(环指指尖)	您想坐起来测量还是躺着测量呢?您把手伸出来我看一下,在这根手指采血可以吗
装采血针	拧开采血笔,将采血针嵌入芯杆内,去除护帽,套回笔帽,选择穿刺深度,按下推进键	
消毒皮肤	用75%乙醇消毒采血部位两遍,待干	您伸出手,我给您消毒
开机准备	打开血糖仪,查看试纸开启日期,并将试纸插入血糖仪测试区,确认血糖仪中的试纸代码与试纸一致,再次核对	您是×××病人吗?好的
采血	捏住病人指腹,用采血针刺入已消毒的指尖侧面,用无菌棉签擦拭第一滴血	采血针刺入时稍微有点疼,我尽量轻柔点,您放轻松
滴血	待血糖仪显示屏出现滴血标志时(图7-1-2),将第二滴血滴入或轻触试纸顶端吸满血样(根据血糖仪的类别决定)(图7-1-3) 图7-1-2 测试区显示滴血标志 图7-1-3 测试区吸满血样	滴入血,很快就显示结果
读取结果	滴血或吸血后用干棉签按压采血部位,读取显示屏上的血糖值(图7-1-4)并告知病人,取出血糖试纸,关闭血糖仪	您现在的血糖值是××,稍微有点高,随后医生会告诉您怎么处理的

操作流程	操作步骤	沟通与说明
读取结果	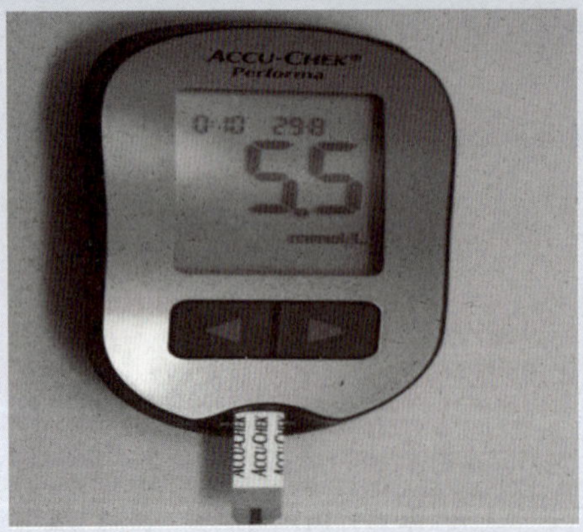  图 7-1-4　血糖仪显示血糖数值	
整理用物	整理病人衣物,协助其取舒适体位,整理床单位	血糖已经测完,您要注意饮食结构,适当控制热量,您还有什么需要吗? 那您好好休息,呼叫器放在床旁,有事您叫我,我也会随时来巡视的。谢谢您的配合!
	用物处理	用过的采血针置于锐器盒内,试纸及棉签置于医用垃圾桶内
洗手记录	洗手,脱口罩	按七步洗手法洗手
	记录血糖值	记录血糖(餐前、餐后、随机、空腹)值,检测日期、时间等

▶ 实训指导

1. 严格执行查对制度及无菌操作原则。

2. 检查血糖试纸,确保试纸在有效期内,密闭保存,避免长时间暴露在空气中,造成测试区酶被氧化,导致血糖测量结果不准确;每更换一盒试纸,必须更换匹配的代码,以免出现错误的血糖检测结果。

3. 测量血糖时避免使用含碘消毒液,以免影响血糖测量结果。

4. 采血量要准确,不能少于 0.05 mL;采血时间也要准确,根据要求严格掌握采血时间,如空腹、餐后 1 h、餐后 2 h、随机血糖等。

5. 将测量结果告知病人,并给予合理的解释和指导。

▶ 操作评价

快速血糖仪测量血糖法操作评价

▶ 问题探究

1. 糖尿病诊断的标准是什么?

答:① 诊断标准:糖尿病症状 + 任意时间血糖水平 ≥ 11.1 mmol/L,或空腹血糖(FPG)水平 ≥ 7.0 mmol/L 或口服葡萄糖耐量试验(OGTT)2 h 血糖 ≥ 11.1 mmol/L。② 仅 1 次血糖值达到糖尿病诊断标准者,必须在另一天重测上面 3 个血糖指标中的任 1 个,如果复测的结果未达到糖尿病诊断标准,应让病人定期复查。

2. 血糖的测量对预防和治疗糖尿病有何意义?

答：人体血液中的糖称为血糖,绝大多数情况下都是葡萄糖。体内各组织细胞活动所需的能量大部分来自葡萄糖。血糖必须保持在一定的水平才能维持体内各器官和组织的需要。在临床中,糖尿病病人无任何症状,如果未进行血糖测量很难分辨并确诊为糖尿病病人,等到症状出现时,一般已经出现各种糖尿病慢性并发症,因此,血糖的测量对预防和治疗糖尿病具有十分积极的意义。

▶ 问题测试

 快速血糖仪测量血糖法问题测试

▶ 职业精神

 微课:一辈子,两件事——张昌禧老师的中医药情怀

任务二 动态血糖监测

动态血糖监测(continuous glucose monitoring,CGM)是一种可持续监测病人血糖水平的新型血糖监测方式。该方式通过埋植在皮下组织内的血糖探头和记录器,通过电缆与探头相连,每 3~5 min 自动记录一次组织间液血糖值,可连续 24 h 动态监测 288 个血糖值,使用者可直接通过接收器或智能手机实时获知血糖水平。临床上一般监测 24~72 h 内的动态血糖变化。

▶ 目的

1. 了解传统血糖监测方法难以发现的餐后高血糖、夜间低血糖、黎明现象等。
2. 协助分析个性化或规律性的血糖波动特点,寻找血糖波动的原因。
3. 认识会影响糖尿病治疗效果的因素,评价药物、运动或饮食控制的效果。
4. 提供一种糖尿病教育的可视化手段,帮助制订个体化治疗方案,提高治疗依从性。

▶ 适应证

可用于各种类型的糖尿病病人,特别是以下情况:

1. 难治性或脆性糖尿病病人。
2. 反复低血糖或无法解释的严重低血糖、隐形低血糖及夜间低血糖病人。
3. 经常发生酮症酸中毒的病人。
4. 2 型糖尿病初发病人及出现黎明现象的病人。
5. 糖尿病合并妊娠及妊娠糖尿病病人。
6. 需要评价或改变糖尿病治疗方案,进行精细化调整血糖的病人。

▶ 禁忌证

1. 不具备自我管理意识和能力或得不到家庭支持的病人。
2. 对治疗计划缺乏耐心的病人。
3. 严重的精神异常者。

▶ 准备

护士准备　着装整洁,洗手,戴口罩。

用物准备　治疗盘(内放75%乙醇、碘伏、无菌棉签、胶布)、血糖记录器、电缆、探头、助针器、无菌透明敷贴2张、治疗单、手消毒液、医用/生活垃圾桶(图7-1-5)。

病人准备　向病人及其家属解释动态血糖监测的目的和过程,消除顾虑并取得同意。摆好体位,充分暴露注射部位。

环境准备　安静整洁,光线明亮,温度适宜。

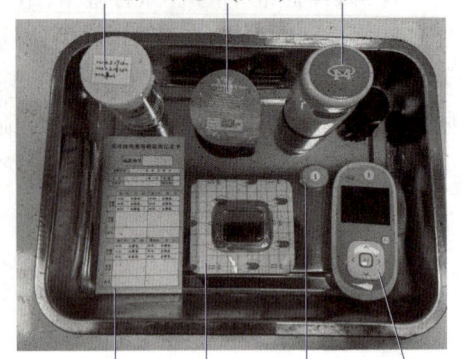

图7-1-5　动态血糖监测部分用物

▶ 实施

操作步骤(表7-1-2)

表7-1-2　动态血糖监测

操作流程	操作步骤	沟通与说明
核对解释	核对床号、姓名、腕带、医嘱等,解释动态血糖监测的目的和过程	您好! 我是护士小×,请问您叫什么名字?(我叫×××)让我核对您的腕带信息,您现在感觉怎么样? 为了更好地了解您的血糖波动规律,遵医嘱为您进行动态血糖监测,请您配合
操作准备	环境温度适宜,拉上围帘 洗手,戴口罩,合理摆放用物	注意保暖,保护隐私,预防感染 检查探头的包装是否完好,温度限制指示物是否变色,从冰箱内取出后在室温下放置30 min备用;确保电缆线无破损;记录器安装新电池,调整设置时间及报警值
评估皮肤	评估注射部位皮肤是否完整,有无瘢痕、硬结等	让我看一下您的皮肤情况
安置体位	协助病人平卧或侧卧,充分暴露注射部位	让我协助您侧卧,您觉得这样可以吗
消毒皮肤	用消毒液常规消毒皮肤两次,待干	我现在开始给您消毒,消完毒就不要动了,以免污染
置入探头	将探头(图7-1-6)安装在助针器上,左手绷紧穿刺点皮肤,右手持助针器与皮肤成60°~90°置入探头,轻按助针器推杆。 图7-1-6　留置监测探头	我要开始穿刺了,请您放松 偏瘦者<45°,探头根部朝向腹壁外侧

操作流程	操作步骤	沟通与说明
拔引导针	一手握住探头基座,一手从胶垫上撕下白色衬纸,将胶布按在皮肤上,用两手指按住探头基座,以45°拔出导引针	我要拔出导引针了,您不用紧张
固定探头	连接电缆线,针上贴好无菌透明敷贴固定,妥善固定电缆线(图7-1-7) 图7-1-7　妥善固定	在为您固定电缆线
初始化	初始化探头,直至屏幕出现 MRTER BG,约1 h,初始化完成后输入指血血糖读数,开始血糖绘图。每日监测空腹、三餐后2 h、睡前指血血糖值及进餐时间、运动时间、用药时间等事件	机器正在进行初始化,大约需要60 min 才可完成,在这期间请您不要按任何按钮
监测结束	监测结束,关机后拔出监测探头,断开机器与探头的连接,用计算机下载记录,保存信息(图7-1-8)。 图7-1-8　报告血糖监测结果	监测结束了,我需要把探头拔出来,把机器断开,请您躺好别动
整理用物	整理病人衣物,协助其取舒适体位,整理床单位	您这样躺着感觉怎么样?您还有什么需要吗?那您好好休息,呼叫器在床旁,有事您叫我,我也会随时来巡视的。谢谢您的配合
	用物的处理	用物按感染控制要求分类处理
洗手记录	洗手,脱口罩	按七步洗手法洗手
	记录	记录置入时间、病人有无不适等

▶ ## 实训指导

1. 保持局部皮肤干燥,佩戴动态血糖仪监测期间,要远离强磁场,不能进行 X 线、CT、MRI 等影像学检查,以防产生干扰。

2. 记录器使用过程中需放在靠近身体的地方,以保持温度,但是要避免靠近火炉或者其他有辐射热源的地方。

3. 在更换电池时,为了防止储存在记录器中的血糖数据或者程序信息丢失,电池取下来不能超过5 min。

4. 每天至少输入 4 个指血血糖数值作为血糖校正值,输入间隔时间不得大于 12 h。

5. 正确地处理报警:发生报警时,查看动态血糖仪屏幕显示,检查机器,解除报警原因,重新测得指血血糖并输入机器,动态血糖仪开始重新监测,初始化 1 h 内不要按任何按键。

▶ 操作评价

动态血糖监测操作评价

▶ 问题探究

1. 糖尿病病人为何要进行自我末梢血糖监测?

答:自我末梢血糖监测是糖尿病管理的主要方法之一,通过经常监测、记录病人的末梢血糖水平,为糖尿病病人和医护人员提供动态数据,以便及时调整治疗方案。实践证明,长期将血糖控制在理想水平,可在一定程度上延缓或预防糖尿病并发症的发生。需要注意的是,末梢血糖和静脉血糖存在一定程度的差异,不能作为糖尿病诊断的标准指标,只能作为病情监测指标。

2. 使用动态血糖仪时,如何对病人进行健康教育?

答:交代病人监测期间不能洗澡、游泳,因记录器无快速分离器,不能与身体分离;不能进行 X 线、CT、MRI 等检查;不要用力拉探头和电缆线,避免其从记录器分离。

▶ 问题测试

动态血糖监测问题测试

▶ 职业精神

微课:无语良师——更有温度的医学人

任务三 胰岛素笔注射胰岛素

胰岛素笔注射胰岛素是一种采用便携式胰岛素注射装置注射胰岛素的方法,胰岛素以笔芯的方式存放在笔中,可随身携带,用时只需拔下笔帽,就可进行胰岛素注射,操作非常方便,剂量易于控制,精确度高,疼痛感小。

▶ 目的

1. 提高病人对胰岛素的认知及使用的依从性。

2. 用于病人在家自我皮下注射胰岛素,有效控制血糖。

3. 减轻病人注射时的疼痛感,药物注射剂量准确。

▶ 适应证

1. 1 型糖尿病病人。

2. 2 型糖尿病的特殊时期(口服药效果不好、出现严重慢性并发症等)。

3. 妊娠糖尿病。

4. 各种继发性糖尿病。

▶ 禁忌证

不具备自我管理意识和能力或得不到家庭支持的病人。

▶ 准备

护士准备　着装整洁,洗手,戴口罩。

用物准备　治疗盘(内放 75% 乙醇、无菌棉签)、胰岛素注射笔 1 套、医嘱单、手消毒液、锐器盒、医用 / 生活垃圾桶、记录单、笔等(图 7-1-9)。

病人准备　向病人及其家属解释胰岛素皮下注射的目的、方法、注意事项、配合要点,以及药物的作用及不良反应,消除顾虑并取得同意。摆好体位,充分暴露注射部位。

环境准备　安静,整洁,光线明亮,温度适宜。

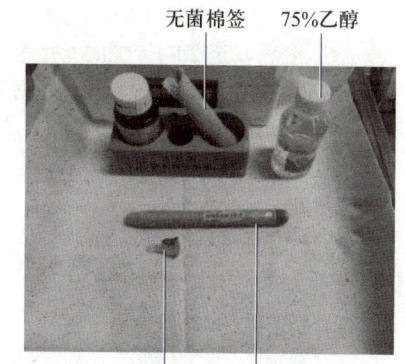

无菌棉签　75%乙醇

针头　胰岛素注射笔

图 7-1-9　胰岛素笔注射胰岛素部分用物

▶ 实施

胰岛素笔注射胰岛素操作视频

操作步骤(表 7-1-3)

表 7-1-3　胰岛素笔注射胰岛素

操作流程	操作步骤	沟通与说明
核对解释	核对床号、姓名、腕带、医嘱等,解释胰岛素注射的目的和过程	您好! 我是护士小 ×,请问您叫什么名字?(我叫 ×××)让我核对您的腕带信息 由于您现在的血糖比较高,遵医嘱给您注射胰岛素,请您配合
操作准备	环境温度适宜,拉上围帘 洗手,戴口罩,合理摆放用物	注意保暖,保护隐私,无菌操作,预防感染,提前 30 min 从冰箱冷藏室取出胰岛素,在室温下回温。核对胰岛素剂型,检查笔芯有无破损或漏液,检查笔芯中的药液性状,并确认在有效期内
评估部位	评估病人的病情、治疗情况、胰岛素使用情况;意识状态、肢体活动能力、对用药的认知及合作程度;注射部位的皮肤及皮下组织状况	您之前注射过胰岛素吗? 让我看一下您的腹部皮肤情况,皮肤完整,无瘢痕、硬结,可以注射。
安置体位	安置病人于仰卧位,暴露腹部皮肤,并拉上床挡	我协助您躺好,您觉得这样可以吗

操作流程	操作步骤	沟通与说明
消毒皮肤	用 75% 乙醇消毒皮肤 2 次,消毒直径大于 5 cm,待干	我要给您消毒啦,消完毒您就别动了,以免污染
混匀药液	将胰岛素正确装入注射笔中,若为预混胰岛素,再次充分混匀药液	将胰岛素笔平放在手心中,水平滚动 10 次,然后用手持胰岛素笔,通过肘关节和前臂的上下摆动,上下翻动 10 次,使瓶内药液充分混匀
安装针头	取新的针头,撕掉其上的保护片,将针头装在注射笔上,转动针头,直至连接牢固,取下外针帽,妥善保存外针帽	
排尽气泡	取下并丢弃胰岛素针头的内针帽,将剂量调节旋钮拨至 2 U,针尖向上直立,手指轻弹笔芯架数次,使空气聚集在顶部后,按压注射键,直至一滴胰岛素从针尖溢出,即表示驱动杆已与笔芯完全接触,且笔芯内的气泡已排尽,将胰岛素笔置于无菌盘内(图 7-1-10) 图 7-1-10 胰岛素笔置于无菌盘内	若未见胰岛素液滴,重复上述步骤,直至针头出现胰岛素液滴
调节剂量	参照不同种类胰岛素笔的使用说明,调节旋钮,按医嘱准确调节至所需的胰岛素剂量	
皮下注射	用左手拇指、示指和中指捏起注射部位皮肤,右手持胰岛素笔,针头与皮肤成 90° 快速刺入皮下,进针深度为针梗的 2/3(图 7-1-11) 图 7-1-11 注射胰岛素	我要开始进针啦,您不用紧张

操作流程	操作步骤	沟通与说明
推注药液	按下推注键,直至剂量显示窗显示"0",可听到或感觉到"咔哒"声	针头应保留在皮下10 s,以确保足量注射
拔针按压	注射毕,用无菌棉签轻压针眼处,快速拔针,按压片刻	注射完毕,请您按压棉签3~5 s
套回针帽	将外针帽戴在针头上,握住笔芯架,拧下针头,放入锐器盒内(图7-1-12),将笔帽插回注射笔,防止胰岛素见光分解  图7-1-12 针头处理	评估胰岛素的余量是否够下次使用
整理用物	整理病人衣物,协助其取舒适体位,整理床单位	注射胰岛素后,应按时进餐,以免发生低血糖
	用物处理	用物按感染控制要求分类处理
洗手记录	洗手,脱口罩	按七步洗手法洗手
	记录	记录胰岛素注射时间、剂量等

▶ 实训指导

1. 操作前准备好用物,对病人做好解释工作,消除病人的顾虑,取得病人的信任及配合。

2. 操作中严格执行查对制度和无菌操作原则,注射针头一次一换,忌用碘伏消毒。

3. 注射时仔细检查胰岛素的外观,短效胰岛素和长效胰岛素为无色、澄清溶液,一旦浑浊或液体变黄就不能使用;中长效胰岛素或预混胰岛素一般为均匀的乳白色混悬液,一旦出现团块状沉淀物,不能摇匀则不能使用。

4. 注射部位可选择腹部(除脐周5 cm以内,在肚脐两侧约1个手掌宽的部位)、上臂外侧臂三角肌下外侧、臀部(从髋骨上缘往下至少10 cm远处)、大腿前侧和外侧。注射部位应经常更换,并注意避开有炎症、破溃或肿块的位置。

5. 对过于消瘦者,注射时需捏起局部组织,进针角度不宜超过45°,以免刺入肌层。

6. 注射后不要立即拔针,持针头停留在皮下6~10 s后拔出。

7. 胰岛素笔须和胰岛素注射液的生产厂家型号匹配,不可交替使用;一支笔内只固定安装一支胰岛素注射液笔芯。

8. 使用中的胰岛素笔在室温(≤ 25 ℃)以下可保存4周,如放入冰箱,需提前30 min取出复温。避免阳光直射,避免用干冰保存,避免长时间震荡。

▶ 操作评价

胰岛素笔注射胰岛素操作评价

▶ 问题探究

1. 糖尿病病人应用胰岛素治疗时的常用部位有哪些?

答:常用的胰岛素注射部位包括上臂外侧、腹部、大腿外侧、臀部。腹部是胰岛素注射优先选择的部位,每次注射部位都应轮换,而不应在一个注射区重复注射,避免在有瘢痕或硬结的部位注射。

2. 常用胰岛素的注射时间有哪些?

答:① 速效胰岛素:餐前立即注射。② 短效胰岛素:餐前 15~30 min 注射。③ 中效胰岛素:睡前或餐前 30 min 注射。④ 预混胰岛素:根据短、速效时间要求餐前注射。

3. 病人在使用胰岛素治疗以后出现恶心、呕吐,不能正常进食,突然发生昏迷,测即刻血糖为 3.3 mmol/L,考虑为什么原因?

答:低血糖昏迷。低血糖反应多发生在注射后作用最强的时间,或因注射后没有及时进食而发生。表现为疲乏、强烈饥饿感、出冷汗、脉速、恶心、呕吐,重者可致昏迷,甚至死亡。一旦发现低血糖反应,除立即抽血检查血糖外,反应轻者,可用白糖以温水冲服,较严重者必须静脉注射 50% 葡萄糖 40 mL。一般注射几分钟后病人可逐渐清醒,此时再让其进食,以防止再昏迷。

▶ 问题测试

胰岛素笔注射胰岛素问题测试

▶ 职业精神

微课:肩扛大汉的急诊小姐姐

任务四 胰岛素注射泵的使用

胰岛素注射泵的使用是采用人工智能控制的胰岛素输入装置,通过持续皮下输注胰岛素的方式,模拟胰岛素的生理性分泌模式从而控制高血糖的一种胰岛素治疗方法,胰岛素注射泵俗称"人工胰腺"。胰岛素注射泵内装有一个存放短效或速效胰岛素的储药器,外有一个显示屏及一些按钮,用于设置泵的程序,灵敏的驱动马达缓慢地推动胰岛素从储药器经输注导管进入皮下。

▶ 目的

1. 模拟生理胰腺分泌功能,更好地控制血糖,以减少糖尿病急症、慢性并发症发生的风险。
2. 使胰岛素剂量调整精确,利于胰岛素的稳定吸收。
3. 减少严重低血糖的发生。
4. 佩戴便利,可促进个性化的生活方式。

▶ 适应证

1. 需稳定控制血糖的 1 型糖尿病病人和需长期采用胰岛素强化治疗的 2 型糖尿病病人。
2. 糖尿病酮症酸中毒、高渗性昏迷等病人。

3. 糖尿病有微血管并发症者。

4. 改善糖尿病性神经病。

5. 无感知低血糖者或频发低血糖者。

6. 妊娠糖尿病或糖尿病合并妊娠者。

7. 黎明现象严重导致血糖总体控制不佳者。

8. 糖尿病病人的围手术期血糖控制及应激性高血糖病人的血糖控制。

9. 作息时间不规律,不能按时就餐,通过胰岛素注射治疗稳定控制血糖十分困难者。

▶ 禁忌证

1. 不需要长期胰岛素治疗者。

2. 对皮下输液管过敏者。

3. 不愿长期皮下埋置输液管或不愿长期佩戴泵者。

4. 病人及其家属缺乏胰岛素注射泵使用相关知识,接受培训后仍无法正确地掌握如何使用胰岛素注射泵者。

5. 有严重的心理障碍或精神异常者。

6. 无监护人的年幼或年长病人,生活无法自理者。

7. 糖尿病酮症酸中毒、糖尿病非酮症高渗性昏迷、伴有严重循环障碍的高血糖者。

▶ 准备

护士准备　着装整洁,洗手,戴口罩。

用物准备　治疗盘(内放 75% 乙醇、碘伏、无菌棉签)、胰岛素注射泵、助针器、储药器、输注管路、治疗巾、胶布、手消毒液、生活 / 医用垃圾桶等(图 7-1-13)。

病人准备　向病人及其家属解释胰岛素注射泵使用的目的和过程,消除顾虑以取得配合,评估病人或家属是否具备操作胰岛素注射泵的能力,以及对各种警报的理解和处理能力。取舒适体位,能配合医护人员的指导和治疗。

环境准备　安静,整洁,光线明亮,温度适宜。

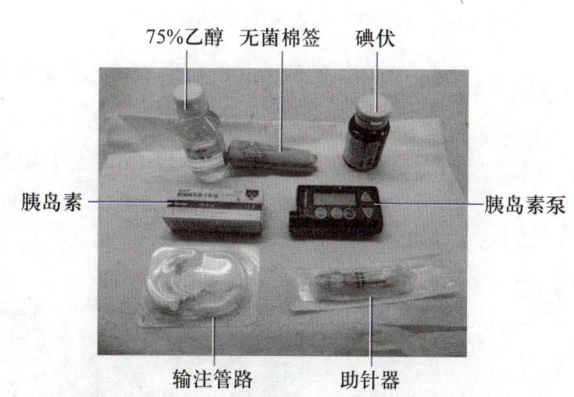

图 7-1-13　胰岛素注射泵使用的部分用物

▶ 实施

胰岛素注射泵使用操作视频

操作步骤(表 7-1-4)

表 7-1-4　胰岛素注射泵的使用

操作流程	操作步骤	沟通与说明
核对解释	核对床号、姓名、腕带、医嘱等;解释胰岛素注射泵的使用目的和过程	您好!我是护士小×,请问您叫什么名字?(我叫×××)让我核对您的腕带信息 为了更好地控制您的血糖,遵医嘱给您佩戴胰岛素注射泵,请您配合

操作流程	操作步骤	沟通与说明
操作准备	环境温度适宜,拉上围帘 洗手,戴口罩,合理摆放用物	保暖,保护隐私,预防感染,提前2 h从冰箱取出胰岛素,使胰岛素温度与室温相同
评估皮肤	评估腹部皮肤的洁净情况及完整性,有无瘢痕、炎症、硬结等	请让我看一下您的腹部皮肤情况,一会儿就在这穿刺可以吗?
取储药器	取出储药器,检查有无破损、裂缝或渗漏	我现在要先安装一下机器,请您稍等
抽取药液	消毒胰岛素瓶口,将针头套在储药器乳头部,左手持胰岛素瓶,右手将储药器针头刺入胰岛素瓶内,并将储药器的活塞缓缓向下拉出,使药室内慢慢充满胰岛素	
安装储药器	排出气泡,取下移液罩。逆时针转动活塞,使其脱离储药器	
安装管路	将输注管路接头接在储药器乳头部,并拧紧接头	注意确保储药器乳头部与输注管路接头清洁无菌
马达复位	按ACT进入菜单 – 充盈 – 马达复位:屏幕提示手动充盈,将储药器放入泵内,按住ACT进行手动充盈,直至针尖露出液滴为止	每次更换储药器时均要将马达复位 针尖出现液滴,泵画面出现,如已完成,按ESC键退出为止
设置参数	遵医嘱设置胰岛素注射泵的各项参数	包括日期、时间、基础率、追加胰岛素的最大剂量等
安置体位	协助病人取舒适体位	您这样躺着可以吗
消毒皮肤	选择腹部合适皮肤,用75%乙醇消毒两遍,消毒半径>5 cm,待干	腹部注射点要离肚脐5 cm,不能受衣物(如皮带)干扰
安装注射泵	将针头安装在助针器上,左手绷紧穿刺点皮肤,右手持助针器与皮肤成90°,针头管路尾端向外,轻按推杆置入针头(图7-1-14、图7-1-15) 图7-1-14　轻按推杆 图7-1-15　置入针头(2)	我要开始进针了,不会太痛的,您不要紧张

操作流程	操作步骤	沟通与说明
充盈管路	置针后,将针芯取出,连接胰岛素注射泵。定量充盈管路前端小软管	如管路中有血,应及时更换注射部位
整理用物	整理病人衣物,协助其取舒适体位,整理床单位	给你安装好了,您现在感觉怎么样?如果注射部位出现疼痛、出血或者胶布有松脱等请及时按呼叫器通知我们。您还有什么需要吗?那您好好休息,谢谢您的配合
	用物的处理	用物按感染控制要求分类处理
洗手记录	洗手,脱口罩	按七步洗手法洗手
	记录	记录胰岛素注射泵的型号、安装时间、基础率、换管时间、更换注射部位的时间和胰岛素剩余量等

▶ 实训指导

1. 准确设定胰岛素基础量,核对胰岛素总量。

2. 妊娠妇女、腹部手术病人避免选择腹部埋置针头。

3. 使用过程中出现堵管、漏液、电池电量不足、余药液不足等情况时及时处理。

4. 告知病人切勿将胰岛素注射泵暴露在强磁场环境中,以免引起意外。行 MRI 检查或其他能产生强磁场的医学检查时,要把胰岛素注射泵与身体暂时分离,放在检查室外。在洗澡时要将注射泵和身体分离,保护好针头部位。

5. 每天检查胰岛素注射泵的运行情况,注意观察病人置针处皮肤有无红肿、硬结、感染等,3~4 天更换针头和注射部位。

▶ 操作评价

胰岛素注射泵使用操作评价

▶ 问题探究

1. 什么是"黎明现象"或"Somogyi 反应"?

答:采用胰岛素强化治疗方案后,可能出现早晨空腹高血糖,这需要鉴别是"黎明现象"还是"Somogyi 反应"。"黎明现象"是指夜间血糖控制良好,仅在黎明短时间内出现高血糖,可能是清晨皮质醇、生长激素等胰岛素拮抗激素增多所致,提示睡前胰岛素剂量过小。"Somogyi 反应"的实质是一种低血糖后的反应性高血糖,是夜间发生的低血糖,导致体内胰岛素拮抗激素分泌增加引起,提示睡前胰岛素剂量过大,应减少睡前胰岛素的用量或改变剂型,睡前适量加餐。

2. 输注过程中,胰岛素注射泵屏幕上显示"错误?"或者"请检测?"并报警时怎么办?

答:(1) 此种情况称为"堵塞报警",原因是:① 导管中有大的气泡堵塞导管。② 胰岛素结晶堵塞导管。③ 输注部位吸收不良导致堵塞。④ 针头处有回血凝固堵塞导管。

(2) 解决方法:拔出针头后进行"输注餐前大剂量"的操作,如果发现导管里面有气泡就将气泡排出导管,此时针头会有药水滴出,排完空气后更换部位置入针头(或打开排气图标,重新进行排气);如果导管里面没有气泡,针头也有药水滴出,则可能是进针部位吸收不好,此时需要重新更换部位再置入针头。如果是胰岛素结晶堵塞,则没有药水从针头滴出,此时则需要重新更换导管。如果是发现针头处有回血,请立刻拔出针头,并进行"输注餐前大剂量"操作,如果血液还没有凝固就可以被冲出来,换部位重新置入针头;如果血液已经凝固,针头将没有药水滴出,请立刻更换新的导管。

▶ **问题测试**

胰岛素注射泵使用问题测试

▶ **职业精神**

微课:与死神"赛跑"的"最美医生"

任务五 口服葡萄糖耐量试验

口服葡萄糖耐量试验(OGTT)是检查人体糖代谢调节功能的一种方法,在一定时间内,让病人服用一定剂量的葡萄糖,通过测定血液中的葡萄糖含量,来判断病人对葡萄糖的耐受情况,它是糖尿病的诊断标准之一,能够为糖尿病分期和分型提供主要依据。正常人在一次食入大量的葡萄糖后,通过各种调节机制,血糖浓度仅暂时升高,约2 h后可恢复至正常水平,这种现象称为耐糖现象。

▶ **目的**

1. 根据血糖浓度的变化,间接了解胰岛 β 细胞的储备功能。
2. 推测胰岛分泌功能及有无其他糖代谢疾病。

▶ **适应证**

1. 临床疑有糖尿病,单凭血糖化验结果不能确定者。
2. 已确诊糖尿病需对其血糖分泌峰值、胰岛分泌功能、C 肽等做全面了解者。
3. 其他原因引起的糖尿病鉴别,如肾性糖尿病等。

▶ **禁忌证**

1. 重症糖尿病,空腹血糖 >8.4 mmol/L,酮体阳性者。
2. 胃肠道手术或胃肠功能紊乱影响糖吸收的病人,如呕吐、腹泻者。
3. 严重感染性疾病者。
4. 服用糖皮质激素者。

▶ **准备**

护士准备　着装整洁,洗手,戴口罩。
用物准备　治疗盘(内放碘伏、无菌棉签、治疗巾、止血带、胶贴、采血持针器、一次性采血针、相应数量的采血管)、75 g 葡萄糖粉、温水、水杯、化验单、笔、手消毒液、锐器盒、医用/生活垃圾桶等(图 7-1-16)。

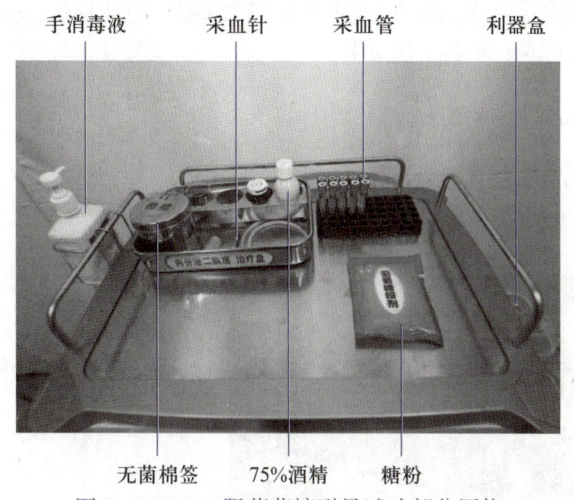

图 7-1-16　口服葡萄糖耐量试验部分用物

病人准备　向病人及其家属解释口服葡萄糖耐量试验的目的和过程,消除顾虑并取得同意。嘱病人空腹 10~16 h,试验前 3 天,每天进食碳水化合物不少于 150 g,试验前 1 天不使用中效、长效胰岛素。

环境准备　安静,整洁,光线明亮,温度适宜。

▶ 实施

口服葡萄糖耐量试验操作视频

操作步骤(表 7-1-5)

表 7-1-5　口服葡萄糖耐量试验

操作流程	操作步骤	沟通与说明
核对解释	核对床号、姓名、腕带、医嘱等,解释葡萄糖耐量试验的目的和过程	您好!我是护士小×,请问您叫什么名字?(我叫×××)让我核对您的腕带信息,您现在感觉怎么样 一会儿我先给您抽血检查一下空腹血糖,然后给您喝一杯糖水,随后在规定时间抽血来了解您的血糖情况,请您配合
操作准备	环境温度适宜,拉上围帘 洗手、戴口罩,合理摆放用物	无菌操作,预防感染
评估皮肤	采血部位皮肤完整,无瘢痕、硬结等	让我看一下您的皮肤情况
安置体位	协助病人取舒适卧位,露出采血部位,选择合适的血管,将治疗巾置于其下	我们一会儿就从这儿采血吧,给您垫张治疗巾,您这样躺着可以吗
消毒皮肤	常规消毒皮肤两遍,直径 >5 cm,待干	给您消毒,消毒之后手先不要动,以免污染
静脉采血	按照静脉采血技术进行采血,将血标本注入相应的采血管,在相应采血管上贴上条形码	开始采血了,请您保持不动,血采完了,准备喝糖水
再次核对	核对化验单上病人床号、姓名、条形码号及检测项目,立即送检	您叫什么名字?查看床头牌、腕带,好的

操作流程	操作步骤	沟通与说明
溶解糖粉	将 75 g 葡萄糖粉溶于 300 mL 温水中	充分搅拌均匀
喝糖水	嘱病人 3~5 min 喝完，喝第一口时开始计时	请您在试验过程中不要喝水、不要吃药，也不要吸烟或者剧烈运动，保持情绪稳定
静脉采血	口服糖水后 30 min、60 min、120 min、180 min 分别从静脉采血检测血糖 (图 7-1-17)  图 7-1-17　采集血标本	请您不要离开病房，随后会每隔一段时间采血一次
整理用物	整理床单位，协助病人取舒适卧位	试验结束了，您可以先休息一下，现在可以喝水和进食了，您还有什么需要吗？那您好好休息，呼叫器在床旁，有事您叫我，谢谢您的配合
	用物的处理	用物按感染控制要求分类处理
洗手记录	洗手，脱口罩	按七步洗手法洗手
	记录	记录试验日期、时间、检测项目、病人反应等，并签全名

▶ **实训指导**

1. 试验期间病人应在试验区留观，安静休息，避免剧烈运动和体力劳动，禁食、禁水、禁烟。

2. 试验期间避免病人处于精神受刺激、感染、外伤、手术等应激状态。

3. 对于怀疑有反应性低血糖的病人，可适当延长试验时间，加测服糖后 4 h 和 5 h 的血糖。

4. 服糖后应密切观察病人的反应，如病人在试验时出现面色苍白、恶心、晕厥应立即停止试验。若以上症状是在服糖后 3~4 h 出现，则考虑为低血糖反应，应立即采血测血糖，嘱病人食用稀饭、馒头等淀粉类主食，并密切观察病情变化。

5. 血标本应立即送检进行血糖测定，以免影响血糖结果。

▶ **操作评价**

口服葡萄糖耐量试验操作评价

▶ **问题探究**

1. 如何根据口服葡萄糖耐量试验结果进行判定？

答：① 当静脉空腹血糖 <6.1 mmol/L，OGTT 2 h 血糖 <7.8 mmol/L，说明人体对进食葡萄糖后的血糖调节能力正常，为正常状态。② 当静脉空腹血糖 ≥ 7.0 mmol/L 或 OGTT 2 h 血糖 ≥ 11.1 mmol/L，说明

人体对进食葡萄糖后的血糖能力明显降低,可以确诊为糖尿病。③ 当静脉空腹血糖 <7.0 mmol/L,并且 OGTT 2 h 血糖介于 7.8~11.1 mmol/L,说明人体对进食葡萄糖后的血糖调节能力轻度下降,可以诊断为糖耐量减低。④ 当静脉空腹血糖介于 6.1~7.0 mmol/L,且 OGTT 2 h 血糖 ≤ 7.8 mmol/L,说明人体对进食葡萄糖后的血糖调节能力尚好,但对空腹血糖的调节能力轻度减退,可以诊断为空腹血糖受损。

2. 什么是馒头餐试验?

答:(1) 已确诊为糖尿病且血糖较高者,为了解胰岛素的储备情况,可以用 100 g 面粉制成的馒头代替葡萄糖行馒头餐试验。

(2) 试验方法:试验在清晨进行,病人禁食 8~10 h,试验前 3 天进食碳水化合物的量不可少于 150 g/d,病人无恶心、呕吐,无发热,无酮体阳性。试验日晨空腹抽血后将馒头于 10 min 内吃完,从进食的第一口开始计时,分别于进食后 30 min、60 min、120 min 和 180 min 静脉抽血检测血糖。

▶ 问题测试

口服葡萄糖耐量试验问题测试

▶ 职业精神

微课:防护服下、一针见血

任务六 生长激素低血糖刺激试验

生长激素低血糖刺激试验是指给予受试者一定量的胰岛素,使其出现低血糖反应,再测定不同时相的生长激素水平的一种技术,从而观察垂体生长激素的储备功能,是用来诊断病人生长发育是否迟缓的一种功能性试验。

▶ 目的

1. 观察受试者血清生长激素对低血糖的反应,帮助判断垂体生长激素分泌功能是否正常。
2. 了解垂体生长激素的储备功能。

▶ 适应证

1. 生长激素缺乏的诊断。
2. 生长激素缺乏性侏儒症。

▶ 禁忌证

1. 癫痫、严重低血糖发作史、心脑血管疾病、肾上腺皮质功能减退症、甲状腺功能减退症、糖尿病、肝功能不全者。
2. 此试验有一定危险性,幼儿和老年人需慎用。

▶ **准备**

护士准备 着装整洁,洗手,戴口罩。

用物准备 治疗盘(内放安尔碘、75% 乙醇、无菌棉签、止血带、输液器、留置针、透明敷贴、1 mL 注射器、5 mL 注射器、50 mL 注射器)、弯盘、胶布、采血针、采血管、血糖仪、血糖试纸、采血针头、生理盐水 500 mL、50% 葡萄糖注射液 100 mL、胰岛素(遵医嘱)、肝素、手消毒液、锐器盒、医用/生活垃圾桶(图 7-1-18)。

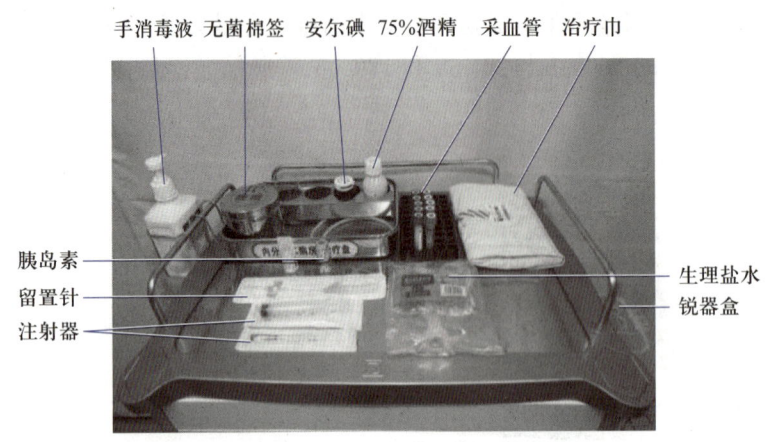

手消毒液　无菌棉签　安尔碘　75%酒精　采血管　治疗巾

胰岛素
留置针
注射器

生理盐水
锐器盒

图 7-1-18　生长激素低血糖刺激试验部分用物

病人准备 向病人及其家属解释生长激素低血糖刺激试验的目的、方法、注意事项及配合要点,签署知情同意书;嘱病人空腹过夜,卧床,清晨禁食。

环境准备 安静,整洁,光线明亮,温度适宜。

▶ **实施**

操作步骤(表 7-1-6)

表 7-1-6　生长激素低血糖刺激试验

操作流程	操作步骤	沟通与说明
核对解释	核对床号、姓名、腕带、医嘱等,解释生长激素低血糖刺激试验的目的和过程	您好!我是护士小×,请问您叫什么名字?(我叫×××)让我核对您的腕带信息,您现在感觉怎么样 刺激试验就是先给您注射胰岛素,随后在不同的时间点给您采血来检测血糖、生长激素的试验,不会给您带来太大的不适,请您配合
操作准备	环境温度适宜,拉上围帘 洗手,戴口罩,合理摆放用物	注意保暖,保护隐私,预防感染
评估血管	评估病人血管状况,选择合适的血管	请让我看一下您的血管情况,好吗
安置体位	协助病人取舒适卧位	我协助您躺好,您觉得这样可以吗
消毒皮肤	选择穿刺静脉,消毒皮肤,消毒面积大于 8 cm×8 cm	给您消毒了,消完毒手先不要动,以免污染

操作流程	操作步骤	沟通与说明
置管抽血	晨8点从一侧肢体置入静脉留置针(图7-1-19),空腹抽血5 mL置于采血管中,测血糖和生长激素,准确记录时间,及时送检,用肝素生理盐水封管(取血专用通道) 图7-1-19　置入留置针	先给您置入一个留置针,一会儿抽血用,这样可以避免反复穿刺,减轻您的痛苦 马上要给您抽血了,您不要紧张,不会有太大不适的。好了,抽完了
注射胰岛素	另一侧肢体用生理盐水建立静脉通道,遵医嘱静脉注射胰岛素(按0.1~0.15 U/kg,加入20 mL生理盐水中)	给您注射的是胰岛素,之后我会每隔30 min来给您抽一次血的。护士需严密观察病人的意识、脉搏、血压及有无低血糖反应,必要时进行心电监护
采集标本	于胰岛素注射后30 min、60 min、90 min、120 min分别采集血标本5 mL及时送检,检测胰岛素、血糖及生长激素(取血专用通道);同时测手指血糖(图7-1-20) 图7-1-20　测手指血糖	您好,到了采血时间点了,我来给您采血(根据各时间点准确采血)
整理用物	整理病人衣物,协助其取舒适体位,整理床单位	试验结束了,您需要卧床休息,家属留陪,血糖恢复正常后再活动,您还有什么需要吗?那您好好休息,呼叫器在床旁,有事您叫我,我也会随时来巡视的。谢谢您的配合
	用物的处理	用物按感染控制要求分类处理
洗手记录	洗手,脱口罩	按七步洗手法洗手
	记录试验过程与病人情况	记录试验日期、时间、检测项目、病人反应等,并签全名

▶ 实训指导

1. 该试验具有一定危险性,试验前向病人及家属告知注意事项并签署知情同意书。

2. 血糖下降至 2.2 mmol/L(40 mg/dL)以下,或下降至空腹血糖的 50% 以下,才为有效的低血糖刺激,否则需加大胰岛素量至 0.15 U/kg。

3. 若病人出现严重低血糖反应不能耐受(如烦躁不安、意识障碍、大汗淋漓等),手指血糖 <2.2 mmol/L,或出现心绞痛、休克或意识丧失时,应立即终止试验,并静脉注射 50% 葡萄糖注射液 40~60 mL,同时从(取血专用通道)一侧肢体抽血 3 mL 进行生长激素检测。

4. 保留一条静脉通道,以备注射葡萄糖注射液等急救药物时使用。

5. 告知病人试验前空腹 12 h,试验期间病人需绝对卧床休息,医护人员守护在病人床边。

▶ 操作评价

生长激素低血糖刺激试验操作
评价

▶ 问题探究

1. 什么是左旋多巴兴奋生长激素试验?

答:(1) 左旋多巴是多巴胺的前体物质,在体内转化为多巴胺或去甲肾上腺素,兴奋下丘脑 – 垂体系统,刺激生长激素释放因子释放,左旋多巴兴奋生长激素试验可用于了解可疑生长激素缺乏性侏儒症病人垂体生长激素的储备功能。成年人生长激素缺乏往往症状少或无症状,但儿童则可引起生长迟缓,甚至侏儒症,因此对可疑生长激素缺乏性侏儒症病人可进行左旋多巴兴奋生长激素试验来了解垂体生长激素的储备功能。

(2) 试验方法:清晨空腹口服左旋多巴 0.5 g(成年人),儿童 10 mg/kg(体重 15 kg 口服 0.125 g,15~30 kg 口服 0.25 g,大于 30 kg 口服 0.5 g),分别于 0 min、60 min、90 min、120 min 采血 2 mL,分离血清 –20 ℃ 保存查生长激素。

(3) 正常值:口服左旋多巴后,血清生长激素升高大于 10 ng/mL;异常结果:垂体生长激素缺乏的病人血清生长激素小于 5 ng/mL。

2. 试验过程中病人可能出现哪些不良反应,应如何处理?

答:若病人出现烦躁不安、意识障碍、大汗淋漓等严重低血糖反应,检测手指末梢血血糖值低于 2.2 mmol/L 时,应立即停止试验并协助病人进食或立即静脉注射 50% 葡萄糖注射液 40~60 mL;若病人出现心绞痛、休克或意识丧失时,应立即停止试验,遵医嘱静脉注射 50% 葡萄糖注射液 40~60 mL,同时抽血进行生长激素检测。

▶ 问题测试

生长激素低血糖刺激试验问题
测试

▶ 职业精神

微课:苔花如米小　也学牡丹开

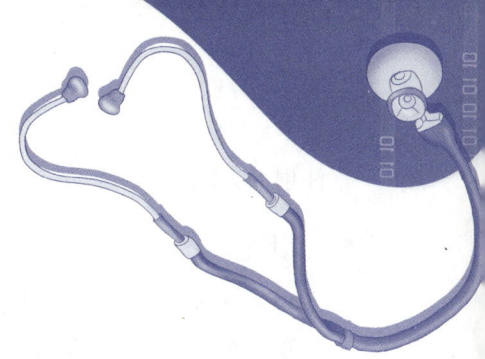

> **项目二**
> # 情景模拟

> **任务** 糖尿病酮症酸中毒病人的护理

学习目标

知识目标：1. 正确地陈述糖尿病酮症酸中毒病人的护理评估内容。

2. 简述糖尿病酮症酸中毒病人的护理措施。

3. 识记糖尿病酮症酸中毒的预防和紧急处理措施。

技能目标：1. 能对糖尿病酮症酸中毒病人进行正确的护理。

2. 能正确地为病人监测血糖和注射胰岛素。

3. 能正确地指导病人和家属进行自我监测和护理。

素质目标：1. 培养学生严格的无菌观念，认真负责的工作态度和团队协作的精神。

2. 具有良好的护患沟通能力，能有效地缓解病人的心理压力。

3. 关心、体贴病人，动作轻柔。

临床案例

李女士，22 岁。因腹痛、发热、昏迷 2 天经外院以急性药物中毒治疗，病情无好转送入，陪护诉有自杀倾向。既往身体健康，否认肝炎、结核等传染病史，无药物过敏史。

入院查体：T 39.4 ℃，P 125 次 /min，R 34 次 /min，BP 80/47 mmHg。危重病容，深昏迷状，双瞳孔等大等圆，直径 3 mm，对光反射消失，呼吸急促，口唇发绀，血氧饱和度85%。全身浮肿，左上肢皮肤数处瘢痕，骶尾部 Ⅱ 度压疮约 10 cm × 9 cm，外阴、大腿两侧红斑，大小便失禁。

入院诊断：糖尿病酮症酸中毒，感染性休克。

任务分析

1. 病人入院后床旁快速血糖显示极高，静脉血糖为 65 mmol/L，血气分析：pH 7.01，$PaCO_2$ 17.2 mmHg，PaO_2 89 mmHg，BE −26 mmol/L，BB 21.9 mmol/L，HCO_3^- 4.2 mmol/L，WBC 13.8×10^9/L。白带常规：霉菌（+）。大便常规：大量霉菌及孢子。尿常规：尿酮（+），尿糖（+++）。予以胰岛素降糖、补液及纠正酸中毒、多巴胺升压、抗感染等治疗。遵医嘱护士拟为病人监测血糖 qh。

2. 病人呼吸急促，护士拟给予其氧气吸入。

3. 入院 1 天后，病人症状缓解，病情平稳，护士指导病人饮食，并教会病人正确自我监测血糖及胰岛素注射的方法。

▶ 准备

护士准备　着装整齐,仪表大方,举止端庄,态度亲切,语言温和,精神饱满,洗手,戴口罩。

物品准备　吸氧用物1套、静脉输液用物1套、消毒棉签、胶布、血压计、体温计、听诊器、手电筒、胰岛素、注射器、抢救车、记录笔、纸、弯盘等,放置合理。

环境准备　环境安静、整洁,适宜的温度(18~20 ℃)和适宜的湿度(50%~60%)。必要时用屏风遮挡。

病人准备　病人深昏迷,处于被动状态。

▶ 模拟流程

护理该病人的流程见图7-2-1。

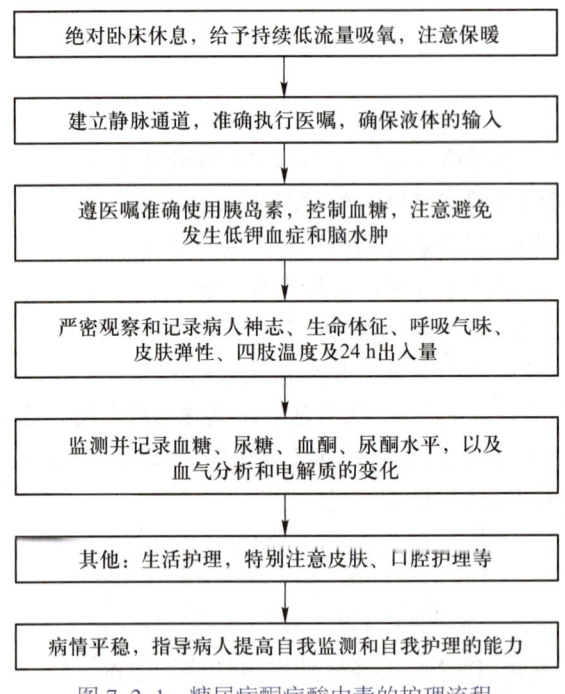

图 7-2-1　糖尿病酮症酸中毒的护理流程

▶ 操作评价

 糖尿病酮症酸中毒病人的护理
操作评价

模块八

风湿性疾病病人护理技术

━ ▸▸▸ 模块导航

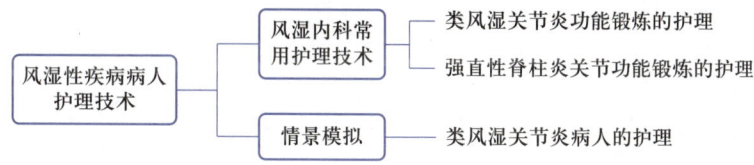

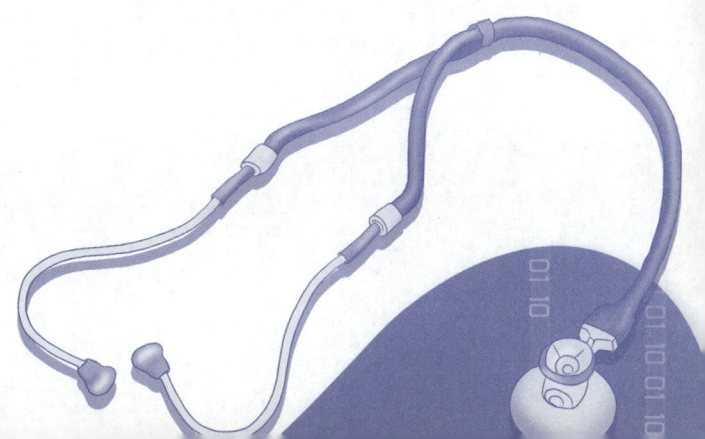

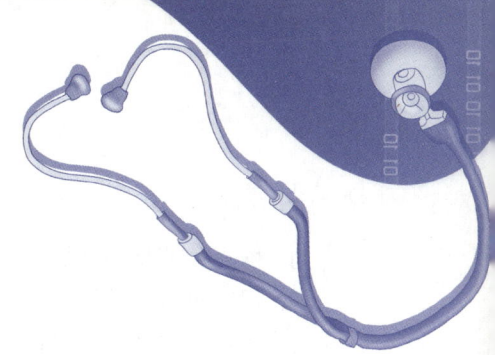

❯ 项目一
风湿内科常用护理技术

临床案例

李某,女,56 岁。多关节肿痛 3 年,加重 2 个月。病人 3 年前开始出现双腕关节及掌指关节肿痛,并逐渐累及肩关节及近端指间关节,伴有晨僵,时间大于 1 小时。2 个月来关节肿痛加重,以双膝关节为著。

入院查体:T 36.7 ℃,R 20 次/min,P 90 次/min,BP 130/84 mmHg。神志清楚,发病以来体重无明显变化,右手尺侧偏斜,双手近端指间关节、掌指关节、腕关节、膝关节肿胀压痛,心肺无明显异常。

入院诊断:类风湿性关节炎。

任务分析

入院后辅助检查示:血红蛋白 100 g/L、红细胞沉降率 95 mm/h,类风湿因子阳性。X 线检查示:指关节、腕关节骨质疏松,关节间隙变窄。入院后给予非甾体抗炎药、抗风湿药及肾上腺糖皮质激素治疗,病情得以缓解。综合评估后拟为其进行功能锻炼,护士与病人共同制订功能锻炼计划,护士指导并协助病人完成。

任务一　类风湿关节炎功能锻炼的护理

类风湿关节炎功能锻炼是指类风湿关节炎病人在疾病治疗过程中,通过关节活动,改善和恢复关节功能,避免关节挛缩畸形,防止肌肉萎缩,最大限度地恢复关节功能,增强体质,提高生存质量。

▶ 目的

1. 恢复关节功能,保持关节的功能位。
2. 促进机体血液循环,改善局部营养状况。
3. 增加肌力,防止关节挛缩、强直和肌肉萎缩。

▶ 适应证

病情稳定的类风湿关节炎病人。

▶ 禁忌证

1. 发热病人。
2. 处于疾病急性期的病人。

▶ 准备

护士准备　着装整洁,洗手,戴口罩,仪表大方,举止端庄,语言温和。
用物准备　必要时可准备椅子。
病人准备　向病人及其家属解释类风湿关节炎功能锻炼的目的、过程及注意事项,消除顾虑并取得同意。
环境准备　室内空气清新,光线明亮,整洁安静,温湿度适宜。

▶ 实施

 类风湿关节炎功能锻炼的护理
操作视频

操作步骤(表8-1-1)

表 8-1-1　类风湿关节炎功能锻炼的护理

操作流程	操作步骤	沟通与说明
核对解释	核对床号、姓名、腕带、医嘱等;解释功能锻炼的目的和过程	您好!我是护士小×,请问我怎么称呼您?(我叫×××)让我核对您的腕带信息 现在您的病情基本得到了控制,为了使您的关节保持正常功能,防止畸形,需要进行功能锻炼,请您配合一下
操作准备	环境温度适宜,地面无水渍	保暖、安全、节力
评估关节	评估病人的配合程度,情绪是否平稳,关节部位皮肤有无破损、瘢痕、硬结等,关节有无晨僵、肿痛、活动障碍及畸形	让我看看您的关节,皮肤无破损、瘢痕、硬结,像我这样活动一下关节 关节疼痛症状明显时,应卧床制动
安置体位	协助病人取舒适体位	请配合我一起运动,好吗?我在您的旁边保护您,请您不要担心
指关节锻炼	用力握拳、合掌、对指运动 手指平伸紧贴桌面	从远端—近端—掌指进行手指关节屈曲锻炼,须在活动度范围内进行

操作流程	操作步骤	沟通与说明
腕关节锻炼	双手合掌,反复交替向一侧屈腕,持物练习旋腕	请您顺时针、逆时针缓慢旋转腕关节各 5 圈,每天 2 次,每次 3~5 min
肘关节锻炼	两臂向前或两侧平举,用力握拳,屈肘尽量达肩高,然后伸肘伸拳,反复练习(图 8-1-1) 图 8-1-1 伸肘伸拳	请您交替向前伸直或屈曲肘关节,活动度达到最大,每天 2 次,每次 3~5 min。
肩关节锻炼	用手摸对侧耳朵 两手分别从一侧颈旁及另一侧腋下向后伸,努力在背部相扣	请您举起右手,越过头顶,摸左侧耳朵,交换
踝关节锻炼	取坐位,练习屈伸、旋转动作(图 8-1-2) 图 8-1-2 背伸旋转	先顺时针再逆时针缓慢旋转踝关节,非常棒,再来一次
膝关节锻炼	坐在椅子上轮流摆动小腿 坐在椅子上,轮流伸直左右腿,勾起脚趾 身体站直靠向桌边,双腿稍分开,躯体向前,重心超过双腿,向后直立	请您活动膝关节,先伸展膝关节,再弯曲,每天 2 次,每次 3~5 min 双腿自然下垂,双足悬空,像钟摆一样左右摆动,每天 2 次,每次 3~5 min
整理用物	整理病人衣物,协助病人取舒适体位,整理床单位	关节锻炼一定要持之以恒,这样才能看到明显的效果。今天的锻炼结束了,您可以先喝点水,再休息一下,呼叫器在床旁,有事请呼叫我
洗手记录	洗手,脱口罩	按七步洗手法洗手
	记录锻炼情况	记录锻炼时间、部位及效果,病人精神状态,并签全名

▶ 实训指导

1. 功能锻炼要遵守循序渐进、量力而行、持之以恒的原则,锻炼前应充分活动,强度以不引起关节疼痛加重为宜。

2. 各个关节恢复快慢不一,进行关节锻炼时不能强求一致。

3. 类风湿关节炎急性炎症控制后,即应开始关节功能锻炼。

4. 运动时间尽量与进食时间间隔 1 h 以上,最好在理疗后进行。

5. 类风湿关节炎反复发作,使病人身心承受巨大的痛苦,同时导致经济及社会负担,病人极易产生焦虑、恐惧等负面情绪。因此,要建立良好的护患关系,使病人获得社会、家庭的环境支持,共同帮助病人树立对抗疾病的信心,提高治疗的依从性。

▶ 操作评价

 类风湿关节炎功能锻炼的护理
操作评价

▶ 问题探究

类风湿关节炎病人功能锻炼的方案有哪些?

答:类风湿关节炎病人在疾病不同阶段的关节功能锻炼方案见表 8-1-2。

表 8-1-2　类风湿关节炎病人在疾病不同阶段的关节功能锻炼方案

分期或分级		锻炼方案
分期	急性期	以卧床休息为主
		症状减轻后进行四肢的主动或被动活动
	缓解期	每天定时做全身和局部相结合的关节运动
分级	关节功能 4 级	保持关节于功能位制动休息,避免受压和负重
		进行力所能及的肌力锻炼和小幅度屈伸活动
		辅助热敷、按摩和适当的被动活动
		必要时用小夹板短时间固定
	关节功能 2~3 级	生活尽可能自理
		动作幅度及时间依据身体状况而定,以不感劳累和疼痛为度
		活动前先进行局部热敷和按摩,然后轻拉肢体,尽量维持在功能位
		每天全面练习关节体操 2~3 次
	关节功能 1 级	练习关节体操
		日常生活的训练包括手指的抓、捏、握等练习
		骑自行车、游泳、散步、打太极拳等活动
		回归正常的工作生活
		注意保暖、避免小关节的负重创伤
		在康复科医生的指导下进行物理治疗

▶ 问题测试

类风湿关节炎功能锻炼的护理
问题测试

▶ 职业精神

微课：臻于技能　匠心暖护

任务二　强直性脊柱炎关节功能锻炼的护理

强直性脊柱炎关节功能锻炼是指使病人病变的脊柱及关节维持在最佳功能位置的一组锻炼方法。通过功能锻炼，可以有效地增加脊柱活动度、改善脊柱功能、控制病情的发展，从而使病人能够正常生活、工作。

▶ 目的

1. 改善关节的活动度和灵活性。
2. 保持脊柱功能位置，维持脊柱生理弯曲，保持脊柱灵活性。
3. 增强椎旁肌力和增加肺活量，保持良好的胸廓活动度。
4. 维持肢体的运动功能，防止肌肉萎缩、骨质疏松。

▶ 适应证

1. 强直性脊柱炎缓解期的病人。
2. 无严重脊柱关节变形的病人。

▶ 禁忌证

1. 脊柱关节变形严重的病人。
2. 急性期病人。
3. 髋关节活动受限避免进行剧烈活动的病人。

▶ 准备

护士准备　着装整洁，洗手，戴口罩，仪表大方，举止端庄，语言温和。
用物准备　必要时准备椅子。
病人准备　向病人及其家属解释强直性脊柱炎关节功能锻炼的目的、过程及注意事项，消除顾虑并取得同意。
环境准备　室内空气清新，光线明亮，整洁安静，温湿度适宜，必要时用屏风遮挡。

▶ 实施

强直性脊柱炎关节功能锻炼的
护理操作视频

操作步骤（表 8-1-3）

表 8-1-3　强直性脊柱炎关节功能锻炼的护理

操作流程	操作步骤	沟通与说明
核对解释	核对床号、姓名、腕带、医嘱等,解释功能锻炼的目的和过程	您好！我是护士小×,请问您叫什么名字？（我叫×××）让我核对您的腕带信息 为了让您的关节保持正常功能,防止畸形,需要进行功能锻炼
操作准备	环境温度适宜,拉上围帘,确认地面无水渍	保暖、节力、安全
评估关节	评估关节有无肿痛、活动障碍及畸形	我要先评估您的关节活动度,可以配合我吗 关节疼痛症状明显时,卧床制动
安置体位	协助病人取舒适体位	我会一直陪着您,保护您,请您不要担心
扩胸运动	两脚并齐或单脚向前迈一步,双前臂内屈平胸左右运动,然后双前臂外伸做外展运动	我先扶您下床,我们开始做第一节扩胸运动,持续 10~20 s,重复 3~5 次
体转运动	双脚分开与肩同宽,双前臂内屈于胸前(图 8-1-3),分别向左右做体转运动(图 8-1-4) 图 8-1-3　双前臂内屈于胸前 图 8-1-4　体转运动	请您双脚分开,与肩同宽,两前臂屈曲,向左右转动身体,重复 3~5 次
侧体运动	举左臂贴左耳,右手贴右腰,向右侧体。换相反方向重复以上动作	请您举起左手,尽量贴您的左耳,右手放在您的右侧腰部,向右弯腰,交换举右手,向左侧弯腰。重复 5~10 次

操作流程	操作步骤	沟通与说明
后踢腿运动	双臂上举,左、右腿分别后踢	请您双臂上举,左、右腿交换向后踢,重复 3~5 次
上抬胸、腰椎运动	平卧于床上,双手平放于身体两侧,双足跟支床,胸、腰椎上抬(头部不得离开床面)(图 8-1-5) 图 8-1-5　上抬胸、腰椎运动	现在我扶您到床上去躺着,您觉得累吗? 如果您累了,可以休息一会儿再锻炼
两头翘	俯卧于床上,双手背放于臀部,头部与双足上翘(图 8-1-6) 图 8-1-6　两头翘	请您趴在床上,腹部着床,双手背放在臀部,头和脚尽量往上抬
小燕飞	双手、双膝支撑于床上,抬左手(右手)向前伸的同时向后最大限度地踢右腿(左腿)(图 8-1-7) 图 8-1-7　小燕飞	接下来做小燕飞,请您先把两只手掌、两只膝盖支撑于床面,先抬左手向前伸,同时抬起您的右腿尽量往后踢。很棒
不倒翁	端坐于床上,双手向前交叉抱于双膝前,以臀部为支点前后滚动	禁止动作过大,用力过猛,强行锻炼,易造成骨桥骨折,肌腱损伤
一头翘	俯卧位,双手交叉放于脑后,头部上抬(双足着床)	现在请您趴着,手抱后脑勺,抬头
波浪起	双手支撑床栏杆,双足尖着地,身体由下向上呈波浪状动	您做得非常棒,如果您累了,请您告诉我,可以休息一会儿再锻炼。还有最后一节,加油
整理用物	整理病人衣物,协助病人取舒适体位,整理床单位	功能锻炼需要持之以恒,这样效果才明显。今天的锻炼结束了,喝点水吧,好好休息,呼叫器在床旁,有事您叫我
洗手记录	洗手,脱口罩	按七步洗手法洗手
	记录锻炼情况	记录锻炼时间、康复效果、病人精神状态,并签全名

▶ 实训指导

1. 在保证病人安全的同时,循序渐进、量力而行、持之以恒。

2. 指导病人站立时尽可能地保持挺胸、收腹和双眼平视的姿势,坐位时应保持胸部直立位。

3. 指导病人睡硬板床,取低枕仰卧位,避免促进屈曲的体位。

4. 告知病人减少或避免引起持续疼痛的体力活动,定期测量身高,保持身高记录是发现早期脊柱侧弯的措施之一。

5. 告知病人在口服非甾体抗炎药期间,注意选用保护性饮食,如牛奶、稀饭等,避免进食韭菜、辣椒等刺激胃酸分泌的食物。

6. 注意观察病人疼痛的部位、性质、持续时间,夜间是否因腰痛影响睡眠;注意有无骶髂关节压痛,脊柱前屈、后伸、侧弯和转动受限以及胸廓活动度减低;观察有无咳嗽、活动后气喘、肺活量减少、残气量增加、换气功能减退、血氧饱和度下降等肺纤维化的表现。

▶ 操作评价

 强直性脊柱炎关节功能锻炼的护理操作评价

▶ 问题探究

1. 如何对病人进行专科宣教?

答:① 坐位:应保持腰背挺直,避免身体向前弯曲,并常有规律地活动脊柱,通过坐直和向后活动肩膀来伸展脊柱。坐的时间不能太长,要常站立、散步和舒展身体。② 站立:应尽可能地保持挺胸、收腹和双眼平视的姿势。③ 睡眠:以硬板床及低枕头为宜,多取仰卧位,避免促进屈曲畸形的体位。

2. 如何指导病人做好个人生活护理?

答:① 禁酒、戒烟。② 预防感冒,避免创伤,避免穿紧身衣。③ 保持居家清洁卫生,适当通风。④ 注意外生殖器的卫生,勤冲洗,保持个人卫生。

▶ 问题测试

 强直性脊柱炎关节功能锻炼的护理问题测试

▶ 职业精神

 微课:守护健康 共创小康

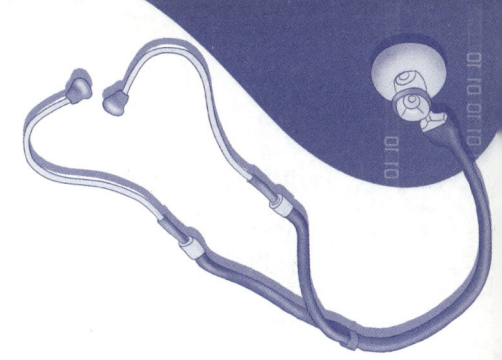

> 项目二
情景模拟

任务 **类风湿关节炎病人的护理**

学习目标

知识目标:1. 知晓类风湿关节炎的评估内容。

2. 简述类风湿关节炎的治疗要点。

3. 识记类风湿关节炎功能锻炼的方法。

技能目标:1. 能正确地对类风湿关节炎病人进行护理评估。

2. 能正确地指导类风湿关节炎病人和家属进行功能锻炼。

3. 能正确地评估病人对类风湿关节炎知识的掌握情况,有针对性地制订健康教育计划。

素质目标:1. 培养认真细致的工作态度。

2. 提升专业技术能力。

3. 培养良好的沟通能力,能有效缓解病人的心理压力。

临床案例

安某,女,67岁。5年前,无明显诱因反复出现双手指关节肿痛,屈伸不利索,尤其以晨起或午休后最为明显,活动后可缓解。

入院查体:病人双手近端指间关节呈梭形样肿胀,活动受限;局部皮肤红肿明显,触之微热,有压痛。

入院诊断:类风湿性关节炎。

任务分析

1. 病人双手指关节活动时僵硬,以晨起或午休后最为明显,活动后缓解,入院后实验室检查示:血沉(ESR)65 mm/h,类风湿性因子(RF)阳性。予休息、关节制动、消炎止痛、抗风湿等对症支持治疗。因类风湿性关节炎反复发作,导致病人焦虑,失眠。护士拟对其进行心理疏导,帮助病人树立对抗疾病的信心,并指导病人温水浸泡受累关节缓解晨僵。

2. 经过治疗,病人疼痛缓解,护士指导其进行关节功能锻炼。

▶ **准备**

护士准备　着装整洁,戴口罩,仪表大方,举止端庄,语言温和。

用物准备 水盆、毛巾、必要时准备椅子。

病人准备 评估病人的配合程度和活动度,以及情绪是否平稳。

环境准备 整洁安静的环境,温湿度适宜,必要时用屏风遮挡。

▶ 模拟流程

护理该病人的流程见图 8-2-1。

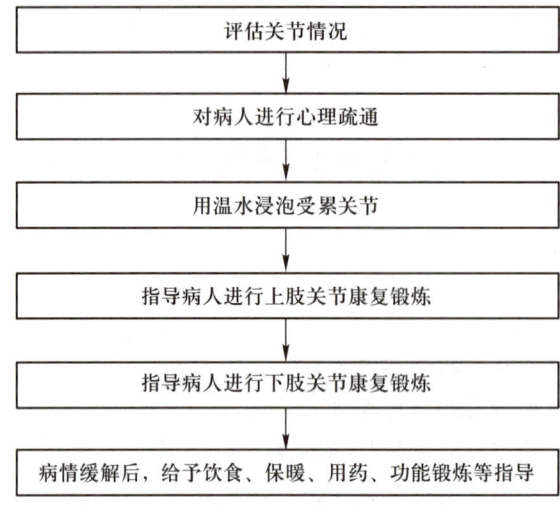

图 8-2-1 类风湿关节炎病人的护理流程

▶ 操作评价

类风湿关节炎病人的护理操作
评价

模块九

神经系统疾病病人护理技术

—▸▸▸ 模块导航

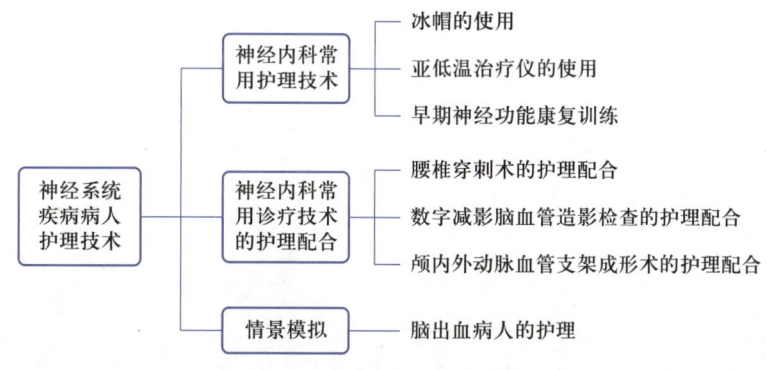

神经系统疾病病人护理技术
- 神经内科常用护理技术
  - 冰帽的使用
  - 亚低温治疗仪的使用
  - 早期神经功能康复训练
- 神经内科常用诊疗技术的护理配合
  - 腰椎穿刺术的护理配合
  - 数字减影脑血管造影检查的护理配合
  - 颅内外动脉血管支架成形术的护理配合
- 情景模拟
  - 脑出血病人的护理

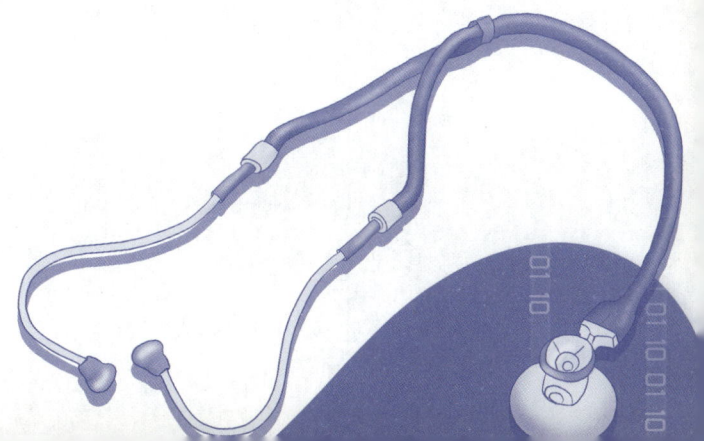

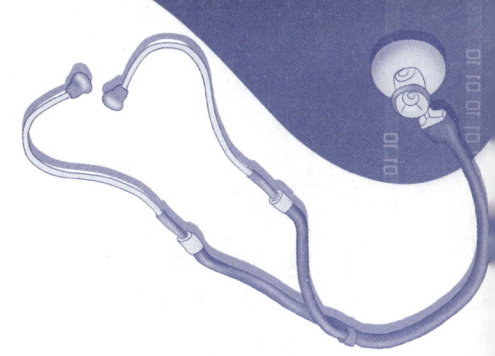

项目一
神经内科常用护理技术

学习目标

知识目标：1. 知晓冰帽使用、亚低温治疗仪使用、早期神经功能康复训练的目的。
　　　　　　2. 叙述冰帽使用、亚低温治疗仪使用、早期神经功能康复训练的适应证和禁忌证。
　　　　　　3. 识记冰帽使用、亚低温治疗仪使用、早期神经功能康复训练的操作流程和注意事项。

技能目标：1. 熟练地掌握冰帽使用、亚低温治疗仪使用的操作方法。
　　　　　　2. 熟练地掌握早期神经功能康复训练的操作方法。

素质目标：1. 具有良好的沟通能力和同理心，护患关系融洽。
　　　　　　2. 体现较强的人文关怀理念，关心病人，保护病人的隐私。
　　　　　　3. 具有爱岗敬业、乐于奉献、一丝不苟、精益求精的职业道德修养。

临床案例

李某，男，55岁，意识障碍、偏瘫1小时。病人于上午10时与他人交谈时突然晕倒，不省人事，大小便失禁，于上午11时急诊入院。既往有高血压病史8年，口服"氨氯地平"降压，近1月常头昏、四肢发麻。

入院查体：T 39.5 ℃，P 90次/min，R 22次/min，BP 170/100 mmHg，意识不清，双侧瞳孔等大。心肺听诊无异常，腹平软无压痛，肝脾未及肿大。

入院诊断：原发性高血压、脑出血。

任务分析

1. 病人入院后查头颅CT示：左侧基底节区见片状高密度影，出血约8 ml，给予禁食禁水，留置导尿、降颅压、止血、抗感染等对症支持治疗。目前病人体温39.5 ℃，护士拟为其进行物理降温。

2. 入院两周后，病人病情稳定，护士拟为其进行康复训练。

任务一　冰帽的使用

冰帽是亚低温治疗的一种常用工具。应用冰帽，可迅速降低脑细胞温度，减少脑组织耗氧量，保护脑细胞，降低颅内压，促使神经功能恢复。

▶ 目的

1. 降低脑组织耗氧量。
2. 降低颅内压,减轻脑水肿。
3. 降低体温。

▶ 适应证

适用于脑炎、脑水肿、颅内高压、心肺复苏及高热惊厥、中枢性高热病人进行物理降温,特别适用于对颅脑损伤及术前术后病人进行亚低温治疗。

▶ 禁忌证

1. 呼吸功能不全、有明显呼吸困难或发绀者。
2. 近 1~2 周内曾有大咯血史者。
3. 年老体弱或一般情况极度虚弱、无法耐受所需的体位者。
4. 全身性疾病病情严重者。
5. 抗凝治疗、胸廓或脊柱骨折、严重骨质疏松等病人。

▶ 准备

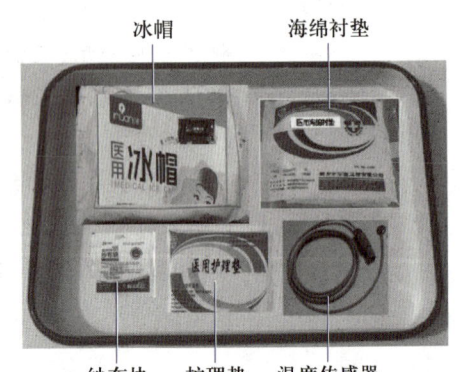

图 9-1-1　冰帽使用的部分用物

护士准备　着装整洁,洗手,戴口罩。

用物准备　冰帽等,必要时备屏风(图 9-1-1)。

病人准备　理解戴冰帽的目的,愿意配合。确认无禁忌证。向病人及其家属解释戴冰帽的目的和过程,消除顾虑并取得同意。

环境准备　安静,整洁,舒适,温度适宜。

▶ 实施

冰帽的使用操作视频

操作步骤(表 9-1-1)

表 9-1-1　冰帽的使用

操作流程	操作步骤	沟通与说明
核对解释	核对床号、姓名、腕带、医嘱等,解释冰帽使用的目的和方法	您好!我是护士小×,请问您叫什么名字?(我叫×××)让我核对您的腕带信息,您现在感觉怎么样 为了使您的体温降下来,需要为您戴冰帽,请您配合好吗
操作准备	环境温度适宜,洗手,戴口罩,合理摆放用物	保暖,保护隐私 将冰帽机安放在床旁,冰帽和主机应处于同一水平位置

操作流程	操作步骤	沟通与说明
评估头部	评估头部皮肤颜色、温度、有无淤血、硬结及破损,有无疼痛、感觉障碍等	请让我看一下您的头部情况,疼吗? 有感觉吗
检查仪器	检查水位计指示水位是否处于红线与绿线之间,接通电源(图9-1-2) 图9-1-2　检查仪器	
摆放体位	协助病人去枕,垫上橡胶单(也可用护理垫)	给您把枕头拿走,垫上橡胶单,这样就不会弄湿床铺
放置冰帽	将衬套粘在冰帽内部,再将病人头部置于冰帽内,用海绵衬垫于病人的两耳郭处及后颈部,冰帽与头隙之间加密封条(图9-1-3) 图9-1-3　放置冰帽	我帮您戴上冰帽,您会感觉有点凉
放置传感器	将温度传感器插头端插入主机侧板的传感器插口,并将传感器的另一端置于病人腋下或套上薄膜润滑后插入肛门4~6 cm(图9-1-4) 图9-1-4　腋下放置传感器	我把这个传感器放在您腋下,请您夹好
打开主机	待循环稳定后,根据传感器测得的体温及病人病情设定冰帽温度在0~4 ℃,经过相对密闭的冰帽空间使头皮表面温度控制在3~15 ℃	仪器启动了,头部感觉有点凉是正常的

操作流程	操作步骤	沟通与说明
密切观察	病人意识、体温、呼吸、脉搏等。每30 min测量一次并记录(图9-1-5) 图9-1-5 冰帽使用中	您能坚持吗? 有觉得不舒服吗
降温结束	按下"关机键",断开电源,取下冰帽	体温降下来了,我帮您把冰帽和橡胶单拿开
整理用物	整理病人衣物,协助其取舒适体位,整理床单位	结束后需要休息,这样躺着感觉怎么样? 您还有什么需要吗? 那您好好休息,呼叫器在床旁,有事您叫我,我也会随时来巡视的。谢谢您的配合
	清洁仪器表面及导线	用物按感染控制要求分类处理
洗手记录	洗手,脱口罩	按七步洗手法洗手
	记录降温过程及病人情况	记录降温时间、病人有无不适、生命体征、降温效果等

▶ 实训指导

1. 双耳及后颈部应垫上海绵衬垫或干毛巾,以免发生冻伤。随时观察病人头部皮肤情况,保持头部皮肤干燥,避免潮湿。定时进行头皮按摩,防止头皮发生压力性损伤。

2. 在清醒病人足部置热水袋,减轻脑组织充血,促进散热,增加舒适感。

3. 使用冰帽降温时,应密切监测病人体温、心率、呼吸、血压变化,每30 min测量一次并记录,保持肛温在33 ℃,不宜低于30 ℃,以防心室颤动等并发症的发生。

4. 病人如发生寒战、面色苍白、生命体征变化时应立即停止使用,如皮肤青紫,表示静脉血淤积,血运不良,应停止使用。清醒病人不宜将温度调得过低。

5. 冰帽与主机连接的蛇形软管应自然流畅,不能过度弯曲,以免影响水在冰帽与机器间的循环。

6. 当水箱冷却水不足时,水位指示灯亮,同时自动切断主机制冷电源,此时重新加水后即可正常工作。

7. 当冰帽报警灯闪烁时,机器已不能制冷,应取下冰帽,排除故障后再使用。

▼ 操作评价

冰帽的使用操作评价

▼ 问题探究

1. 如何避免使用冰帽的病人头部发生压力性损伤?

答:头部压力性损伤的预防措施如下:

(1) 经常检查衬套有无潮湿,伤口有无渗血、渗液等,及时更换衬套,注意保持头部皮肤干燥、避免潮湿。

(2) 有头部引流管的病人用三角巾包裹,有利于保持引流通畅及观察头部伤口敷料的渗出情况,密切观察引流管的位置,防止扭曲、折叠,以免造成对头部皮肤的摩擦损伤。

(3) 避免头部的某个部位持续受压,间歇性解除压力是有效地预防压力性损伤的关键。翻身时动作应轻柔,避免拖、拉、拽等动作,每次翻动头部时均应检查头部皮肤情况,对躁动明显的病人,可用沙袋固定头部。随时调整冰帽及衬套的位置,衬套保持平整,避免产生皱褶,防止头部皮肤直接接触冰帽。

(4) 一旦发现有发生压力性损伤的征兆,积极对症处理。

2. 冰帽的温度一般控制在多少?

答:根据传感器测得的体温及病人的病情设定冰帽温度在 0~4 ℃。

▼ 问题测试

冰帽的使用问题测试

▼ 职业精神

微课:陕北民歌中的中国故事

任务二 亚低温治疗仪的使用

亚低温治疗仪又名降温毯,指由循环水流制冷后,通过传导散热,达到降温效果的降温仪器。

▼ 目的

1. 降低脑组织耗氧量。

2. 降低颅内压,减轻脑水肿。

3. 降低体温。

▼ 适应证

1. 脑保护。

2. 高热病人物理降温。

3. 机体局部降温。

▶ **禁忌证**

1. 脑疝晚期,脑干功能已完全衰竭者。

2. 颅内血肿观察期,不能排除须手术治疗者。

3. 严重合并伤和休克尚未纠正者。

4. 原有严重心肺功能不全者。

▶ **准备**

护士准备　着装整洁,洗手,戴口罩。

用物准备　亚低温治疗仪、电源线、温度传感器、管路、床单、蒸馏水、冬眠合剂、肌肉松弛药、气管切开用物等,必要时备屏风(图 9-1-6)。

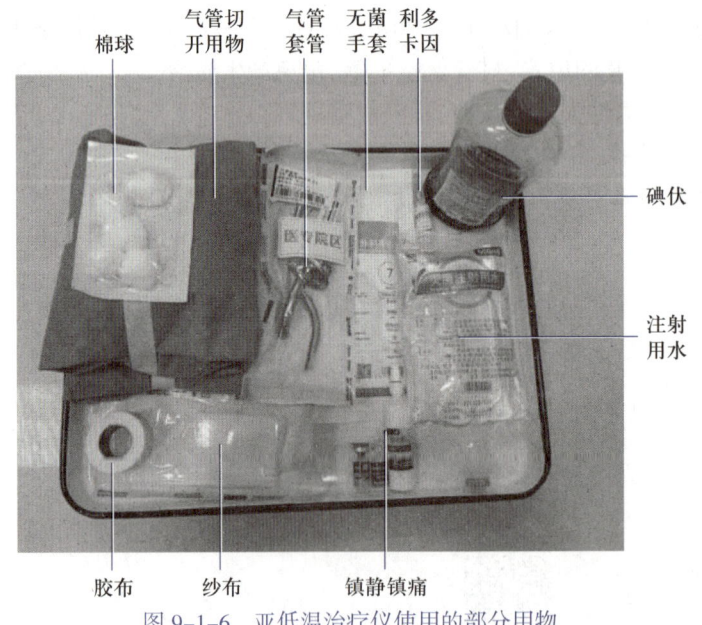

图 9-1-6　亚低温治疗仪使用的部分用物

病人准备　理解使用亚低温治疗仪的目的,愿意配合。确认无禁忌证。向病人及其家属解释使用亚低温治疗仪的目的和过程,消除顾虑并取得同意。

环境准备　安静,整洁,舒适,温湿度适宜。

▶ **实施**

亚低温治疗仪的使用操作视频

操作步骤(表9-1-2)

表9-1-2　亚低温治疗仪的使用

操作流程	操作步骤	沟通与说明
核对解释	核对床号、姓名、腕带、医嘱等,解释亚低温治疗仪的目的和使用过程	您好!我是护士小×,请问您叫什么名字?(我叫×××)让我核对您的腕带信息,您现在感觉怎么样 这个操作就是用亚低温治疗仪降低您的体温,需要您躺在冰毯上,请您配合
操作准备	洗手,戴口罩,合理摆放用物 检查水箱内水位和水质,如需更换,从水箱加水口处加入冷却水 将温度传感器按相应的颜色插好 将毯接口按标记方向接好	预防感染,节力 冷却水的配制:95% 乙醇 500 mL,加纯净水 4 500 mL 位置不可调换 出、入水接口处有方向标志
摆放体位	将病人裸放于冰毯上,双侧颈部、腋下、腹股沟区放置冰袋	根据需要选择冬眠合剂或镇静药
连接	将冰毯和传感器接头插入主机接口(图9-1-7),传感器另外一端夹于病人腋窝(图9-1-8) 图9-1-7　连接冰毯和传感器 图9-1-8　传感器置于腋窝	
启动机器	按复位键,清除上次治疗记录,按工作键,启动机器	
设定温度	设置所需冰毯温度、水温范围(图9-1-9) 图9-1-9　功能设置	

操作流程	操作步骤	沟通与说明
密切观察	观察病人病情变化,皮肤、肢端情况及生命体征变化,每30 min测量一次并记录(图9-1-10) 图 9-1-10　治疗中	有觉得不舒服吗?(在冬眠或镇静中就不用与病人沟通)
降温结束	按下"关机键",断开电源,撤下冰毯,整理床单元	体温降下来了,我都您把机器关了
复温	设定水温、体温,开机	
复温结束	关机	
整理用物	整理病人衣物,协助其取舒适体位,整理床单位	您的治疗刚结束,需要休息,这样躺着感觉怎么样?您还有什么需要吗?那您好好休息,呼叫器在床旁,有事您叫我,我也会随时来巡视的。谢谢您的配合
	清洁仪器表面及各导线	用物按感染控制要求分类处理
洗手记录	洗手,脱口罩	按七步洗手法洗手
	记录降温过程及病人情况	记录降温时间、病人有无不适、生命体征、降温效果等

▶ 实训指导

1. 降温速度以每小时降低 1~5 ℃为宜。

2. 亚低温治疗中不宜剧烈搬动或翻动病人,以免引起直立性低血压。

3. 一般降温治疗的温度范围:亚低温治疗时维持温度在 34~35 ℃;头部重点降温的病人维持鼻腔温度在 33~34 ℃,发热病人物理降温时维持温度在 37 ℃左右。

4. 治疗时间以 6 天为宜,然后自然复温,复温时间控制在 10~12 h。

5. 监测病人皮肤和肢端温度、颜色变化。

6. 监测病人生命体征变化,定期测量体温。要特别注意观察老年病人的血压、心率等变化,保持呼吸道通畅,必要时给予吸氧或用人工呼吸机辅助呼吸。

7. 保持亚低温治疗仪的软水管通畅,避免折叠或弯曲。

8. 降温毯使用过程中应观察探头放置的位置,脱落或位置不当时要及时纠正。

9. 本仪器由微型计算机控制压缩机的运行,不可频繁按动水温开关,以免造成仪器工作不正常。

10. 本机的传感器只限于本机使用,不可配与其他机器使用。

11. 按要求将冰毯接头正确接到连接口上,使用时不可用力拉扯软管,否则会发生漏水现象。

▶ 操作评价

亚低温治疗仪的使用操作评价

▶ 问题探究

1. 如何避免使用亚低温治疗仪的病人发生压力性损伤?

答:帮助病人勤翻身、拍背、活动四肢,必要时使用气垫床。

2. 亚低温治疗的并发症有哪些?

答:并发症有微循环障碍、电解质紊乱、肺不张、凝血功能障碍及感染。

3. 亚低温治疗仪的工作原理是怎样的?

答:压缩机或者半导体提供冷源将水箱内的水制冷,由温度控制系统控制到临床需要的水温,再通过水循环系统输出到冰毯内循环,冰毯与病人身体接触,利用温差控制病人的体温,营造亚低温的环境。

▶ 问题测试

亚低温治疗仪的使用问题测试

▶ 职业精神

微课:风雨见初心,抗疫担使命

任务三 早期神经功能康复训练

早期神经功能康复训练在脑卒中病人的功能恢复中起着重要的作用。康复治疗是建立在脑功能具有可塑性的理论基础上,通过功能训练促使脑组织中潜伏的神经功能通路重新建立和重组,促进侧支循环的开通和建立。此外,早期康复训练有利于增加缺血半暗带的脑血流量,从而减少缺血半暗带区域神经细胞死亡,促进脑功能恢复。

▶ 目的

1. 可有效促进建立大脑侧支循环,利于偏瘫侧肢体功能恢复。

2. 促进血液循环,利于损伤神经的修复,减少并发症的发生。

3. 减轻痉挛和肌肉萎缩,降低脑卒中的致残率和致残程度。

4. 促进病人肢体功能恢复,提高病人日常生活活动能力及满意度。

▶ 适应证

1. 缺血性脑卒中病人意识清楚,生命体征平稳,病情不再发展48 h 后。

2. 脑出血病人发病后10~14 天,生命体征平稳。

3. 未行手术治疗的蛛网膜下腔出血病人,观察1个月左右后应考虑开始康复训练。

▶ 禁忌证

1. 患有严重感染和高热病人。

2. 病情未稳定的脑卒中病人。

3. 严重的心脏疾病病人,如快速性心律失常、心力衰竭等。

4. 局部有活动性出血的病人,不宜进行局部肌肉训练,以免加重出血,形成血肿。

▶ 准备

护士准备　着装整洁,洗手,戴口罩。

用物准备　毛巾、软垫、软枕数个、移动桌、轮椅等。

病人准备　了解早期康复训练的目的和过程,消除顾虑并取得同意,愿意配合。确认无禁忌证。

环境准备　安静,整洁,舒适,温湿度适宜。

▶ 实施

操作步骤(表9-1-3)

表 9-1-3　早期神经功能康复训练

操作流程	操作步骤	沟通与说明
核对解释	核对床号、姓名、腕带、医嘱等,解释早期神经功能康复训练的目的、过程及注意事项	您好! 我是护士小×,请问您叫什么名字?(我叫×××)让我核对您的腕带信息,您现在感觉怎么样 为了帮助您身体功能的恢复、预防并发症,将指导您进行康复训练,请您配合
操作准备	环境温度适宜,洗手,戴口罩,合理摆放用物	
取仰卧位	协助病人将头放于正中位,在患肩下用毛巾垫高以防肩胛骨后缩;患侧上肢稍外展,肘伸展,手心向上,放在高于心脏的枕上;患侧臀下放一软枕,以防髋部下沉,患侧下肢腘窝处放一软枕,以防髋关节外旋;足底垫软枕,以防足下垂(图9-1-11)	请您保持这个姿势,如果有什么不舒服请及时告诉我

操作流程	操作步骤	沟通与说明
取仰卧位	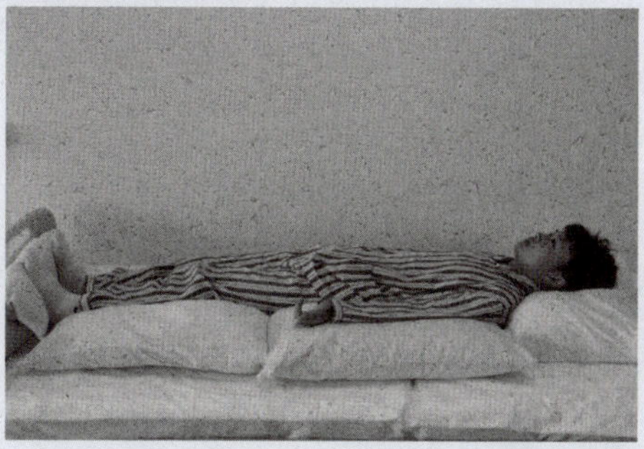 图 9-1-11 仰卧位	
取患侧位	协助病人使身体稍向后,患肩稍向前,患肢伸展。肩背部用靠垫支撑;健腿屈曲向前并垫高;患腿髋关节伸展,膝关节微屈(图 9-1-12)图 9-1-12 患侧卧位 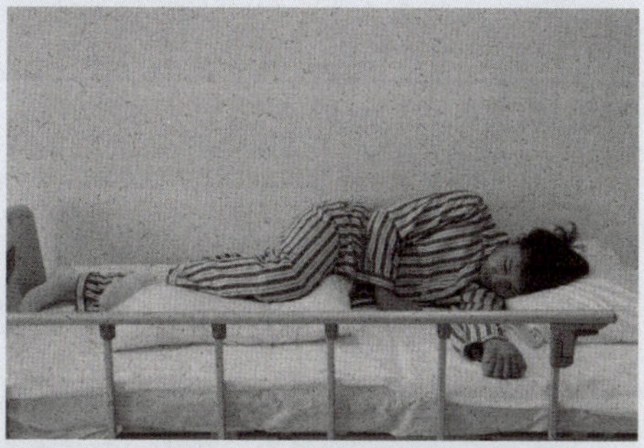	请您保持这个姿势,如果有什么不舒服请及时告诉我
取健侧位	协助病人将患侧上肢放在胸前枕头上,肩背部用靠垫支撑;下肢屈髋、屈膝向前并垫高,两腿不要过度靠拢(图 9-1-13)图 9-1-13 健侧卧位 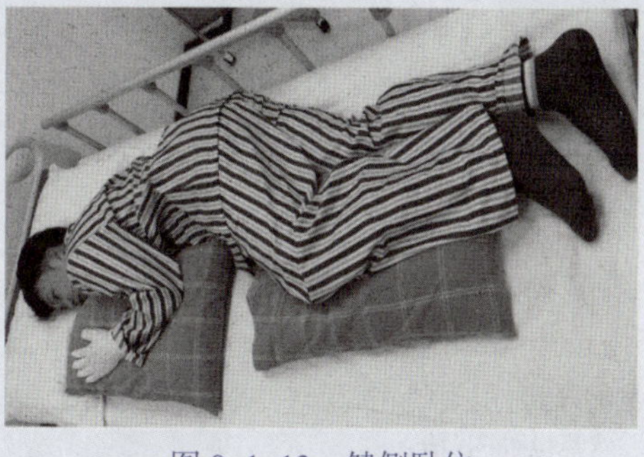	请您保持这个姿势,如果有什么不舒服请及时告诉我
被动活动	弛缓性瘫痪病人如病情较稳定,在病后第 3~4 天起患肢所有的关节都应做全范围的关节被动活动,以防关节挛缩。每天 2~3 次,活动顺序从大关节到小关节循序渐进缓慢进行,切忌粗暴,直到主动活动能力恢复	我现在都您活动一下,请您配合

操作流程	操作步骤	沟通与说明
健侧翻身	病人取仰卧位,采用 Bobath 握手方式(两手握在一起,十指交叉,患侧拇指位于最上面),屈膝,健腿插入患腿下方。交叉的双手伸直举向上方,做左右摆动并翻向健侧;护士可协助或帮助其转动骨盆或肩(图 9-1-14) 图 9-1-14　Bobath 握手	您好,我帮您翻一下身,请两手像我这样握住,患侧屈膝,健腿插入患腿下方,左右摆动,借助摆动的惯性,让您的上肢和躯干一起翻向健侧
患侧翻身	病人取仰卧位,采用 Bobath 握手方式,向上伸展上肢,健侧下肢屈曲。双上肢左右摆动,当摆向患侧时,顺势将身体翻向患侧	您好,我帮您翻一下身,请两手像我这样握住,健腿屈膝,左右摆动,向患侧翻身
抗痉挛训练	采用 Bobath 握手方式,上举上肢,使患侧肩胛骨向前,患肘伸直,仰卧位时双腿屈曲,采用 Bobath 握手方式抱住双膝,将头抬起,前后摆动使下肢更加屈曲	
桥式运动	病人仰卧屈膝,双足踏住床面,双膝平行并拢,健腿保持不动,患腿做交替的、幅度较小的内收和外展动作,并学会控制动作的幅度和速度。然后患腿保持中立位,健腿做内收、外展练习(图 9-1-15) 图 9-1-15　桥式运动	
起坐训练	鼓励病人尽早从床上坐起来,由侧卧位开始,用健腿将患腿移于床边外,患膝自然屈曲。然后头向上抬,躯干向患侧旋转;健手横过身体,在患侧用手推床,把自己推至坐位,同时摆动健腿下床。必要时护士可以将一只手放在病人健侧肩部,另一只手放于臀部帮助其坐起,注意千万不能拉患肩。坐位时应保持躯干直立,可用大枕垫于身后,髋关节屈曲 90°,双上肢置于移动桌上,防止躯干后仰,肘及前臂下方垫软枕以防肘部受压。坐轮椅活动时,应在轮椅上放一桌板,让患手平放于桌板上,而不是悬垂在一边	请您按照我说的动作做

操作流程	操作步骤	沟通与说明
整理用物	整理病人衣物,协助其取舒适体位,整理床单位	训练结束了,那您好好休息,这样躺着感觉怎么样?您还有什么需要吗?呼叫器在床旁,有事您叫我,我也会随时来巡视的。谢谢您的配合
洗手记录	洗手,脱口罩 记录	按七步洗手法洗手 记录病人训练过程及效果

▶ 实训指导

1. 注意病人及自身的安全。

2. 护士的辅助力量要适当。

3. 向患侧翻身时注意不应让病人抓住床挡翻身。

4. 向健侧翻身时护士可协助其旋转骨盆。

5. 训练前后,测量生命体征。

6. 病人应每隔 2~3 h 翻身一次,侧卧位时多向健侧卧位,防止患侧上肢及肩关节牵拉受压,防止关节挛缩、变形、痉挛。

7. 桥式运动时臀部抬高的高度以病人最大能力为限,嘱病人不要过分用力、憋气等,保持平静呼吸。

8. 对患肢进行按摩可促进血液、淋巴回流,防止和减轻肿胀,同时又是一种运动感觉刺激,有利于运动功能恢复。按摩要轻柔、缓慢、有节律地进行,不使用强刺激性手法。对肌张力高的肌群用安抚性质的推摩,对肌张力低的肌群则予以擦摩和揉捏。

▶ 操作评价

早期神经功能康复训练操作
评价

▶ 问题探究

1. 肢体瘫痪病人为何要尽早进行肢体康复训练?

答:早期肢体康复训练有助于预防各种并发症如肌肉萎缩、吞咽困难、呼吸道感染、压力性损伤、下肢静脉血栓形成等,提高病人的生活自理能力,从而提高病人的生命质量。但是如果病人生命体征不平稳且有严重合并症,如心肌梗死、上消化道出血、肺部感染、肾功能不全、严重心律失常、风湿病活动期、严重精神病等,则应暂缓进行。

2. 什么是 Bobath 握手?

答:两手握在一起,十指交叉,患侧拇指位于最上面。

3. 病人在什么情况下不宜进行功能训练?

答:下列情况不宜进行功能训练:

(1) 安静休息时心率 >100 次 /min;收缩压 >150 mmHg 或舒张压 >120 mmHg。

(2) 有劳力性心绞痛、心功能不全在 Ⅱ 级以上,合并有心肌梗死、上消化道出血、呼吸道感染、肾功能不全者。

(3) 体温在 38 ℃以上。

(4) 手术后未拆线的部位,骨折愈合不充分、剧烈疼痛。

（5）体位变化或运动时血压显著异常，收缩压升高 >40 mmHg 或舒张压升高 >20 mmHg 时要及时终止训练。

（6）训练中出现头晕、恶心、心绞痛、呼吸困难、心律不齐时要及时终止训练。

▶ 问题测试

早期神经功能康复训练问题测试

▶ 职业精神

微课：同理心——护理人文关怀的基石

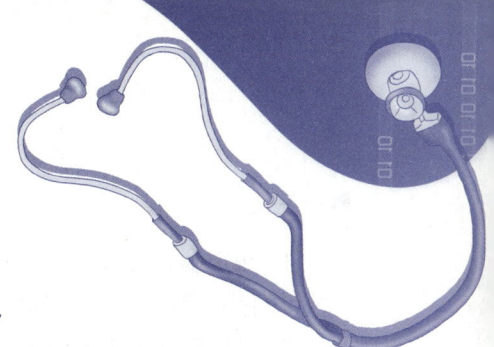

项目二
神经内科常用诊疗技术的护理配合

学习目标

知识目标：1. 知晓腰椎穿刺术、数字减影脑血管造影及神经内科常用介入治疗的目的。
     2. 叙述腰椎穿刺术、数字减影脑血管造影及神经内科常用介入治疗的适应证和禁忌证。
     3. 识记腰椎穿刺术、数字减影脑血管造影及神经内科常用介入治疗的操作流程及注意事项。
技能目标：掌握腰椎穿刺术、数字减影脑血管造影、颅内外动脉血管支架成形术的术前准备，术中配合及术后护理。
素质目标：1. 体会护理工作无小事，提升专业认同感。
     2. 培养学生认真积极的工作态度和团队协作的精神。
     3. 树立正确的劳动观点和劳动态度，践行社会主义核心价值观。

临床案例

  张某，女，65岁。今晨7时，与其儿吵架30 min后突然剧烈头痛，面色苍白，并呕吐，继之倒地，急送医院就诊。

  入院查体：T 36.7 ℃，P 82次/min，R 20次/min，BP 160/100 mmHg，神志清楚，痛苦表情，对答切题，眼底正常，感觉正常，颈抵抗，克尼格征阳性。

  入院诊断：蛛网膜下腔出血。

任务分析

  1. 病人起病急，剧烈头痛，神志清楚，表情痛苦，颈项强直，克尼格征阳性，初步诊断为蛛网膜下腔出血，入院后行CT检查无阳性表现，为明确诊断，护士拟配合医生行腰椎穿刺抽取脑脊液进行检查。

  2. 入院第4天，为明确出血原因和决定治疗方案，护士拟配合医生行数字减影脑血管造影检查。

  3. 数字减影脑血管造影检查结果示脑血管狭窄，护士拟配合医生行颅内外动脉血管支架成形术。

任务一   **腰椎穿刺术的护理配合**

  腰椎穿刺术是将腰椎穿刺针经腰椎间隙刺入蛛网膜下腔抽取脑脊液或注射药物的一种诊疗技术，常用于抽取脑脊液检查其性质，对诊断脑炎、脑膜炎、脑血管病变、脑瘤等有重要的意义。

▶ 目的

1. 测定脑脊液压力。
2. 做脑脊液检查：常规检查、生化检查、细胞学检查、免疫学检查和细菌学检查等。
3. 可向蛛网膜下腔注入造影剂，进行空气或碘脊髓造影。
4. 向蛛网膜下腔注入各种药物（麻醉药、化疗药、抗生素、激素等）。
5. 引流血性脑脊液、炎性分泌物等。
6. 根据病情注入液体或放出脑脊液以调整颅内压，改善临床症状。

▶ 适应证

1. 有脑膜刺激症状如脑炎、脑膜炎病人。
2. 疑有颅内出血者，蛛网膜下腔出血者。
3. 中枢神经系统恶性肿瘤病人。
4. 脱髓鞘疾病病人。
5. 有剧烈头痛、昏迷、抽搐或瘫痪而疑为中枢神经感染的病人。
6. 中枢神经系统疾病需要椎管内给药治疗者。

▶ 禁忌证

1. 有明显视神经盘水肿、颅内高压等脑疝征象的病人。
2. 休克、全身严重感染、病危不宜搬动的病人。
3. 穿刺部位有感染、脊柱结核或腰椎有畸形者。
4. 开放性颅脑损伤或有脑脊液漏者。
5. 有明显出血倾向者。
6. 脊髓压迫症的脊髓功能处于即将丧失的临界状态者。

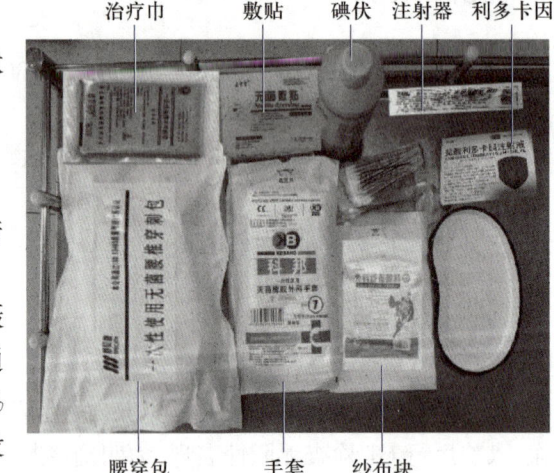

图 9-2-1　腰椎穿刺术部分用物

▶ 准备

护士准备　熟悉腰椎穿刺术的流程与配合要点，着装整洁，洗手，戴口罩。

用物准备　无菌腰椎穿刺包（内含腰椎穿刺针、镊子、10 mL 或 5 mL 注射器、无菌试管数支、测压管及三通管、纱布、洞巾、敷贴等）、棉签、碘伏、无菌手套、弯盘、1% 盐酸普鲁卡因或 2% 盐酸利多卡因注射液、胶布及抢救设备、腰椎穿刺知情同意书等，需要鞘内注射者准备鞘内注射药物（图 9-2-1）。

病人准备　了解腰椎穿刺术的目的、过程及注意事项；术前病人签署知情同意书；做好普鲁卡因皮试。

环境准备　室内空气清洁，光线明亮，温湿度适宜，必要时用屏风遮挡。

▶ 实施

腰椎穿刺术的护理配合操作视频

操作步骤(表 9-2-1)

表 9-2-1　腰椎穿刺术的护理配合

操作流程	操作步骤	沟通与说明
核对评估	核对床号、姓名、腕带,向病人或家属解释 评估病史、意识、心理状态及合作程度;背部穿刺部位皮肤是否清洁,有无感染、硬结、瘢痕、外伤等	您好!我是护士小×,请问您叫什么名字?(我叫×××)让我核对您的腕带信息,您现在感觉怎么样 我们根据您的病情,需要抽取脑脊液进行检查,接下来我和您的主治医生一起给您做个腰椎穿刺,这个过程不会有太大的不适,请您配合。我先检查一下您的局部皮肤情况,皮肤情况良好,您现在需要大小便吗
操作准备	环境温度适宜,拉上围帘 洗手,戴口罩,合理摆放用物	您觉得室温合适吗?我帮您把外套脱下来,里面的衣服卷上,然后用胶布把衣服固定好
安置体位	协助病人去枕侧卧,背齐床沿,屈颈抱膝,使脊柱尽量前屈,以增加椎间隙宽度(图 9-2-2) 图 9-2-2　屈颈抱膝位	您先躺下,背向我们,两手抱膝紧贴腹部,下颌紧贴胸部,尽量使腰椎向后突出,请您保持这个姿势
协助定位	第 3~4 腰椎棘突间隙或第 4~5 腰椎棘突间隙为穿刺点	医生按压您的后腰部,确定穿刺点,如果有不舒服请及时告诉我们
消毒铺巾	以穿刺点为中心进行消毒,直径为 10 cm 左右,消毒两次,待干 协助医生打开无菌腰椎穿刺包,戴无菌手套,铺消毒洞巾,护士用胶布固定洞巾两上角,防止滑脱	给您消毒了,消毒液有点凉,这是正常的,很快就好了
协助麻醉	检查 2% 盐酸利多卡因注射液的规格与质量后,打开安瓿,医生用 5 mL 注射器抽取 2~3 mL,行逐层浸润麻醉	马上要注射麻醉药了,刚开始可能有点痛,麻醉药起效了感觉就会好一点
协助穿刺	医生左手固定穿刺点周围皮肤,右手持穿刺针(套上针芯)沿腰椎间隙垂直进针(针头斜面向上),推进 4~5 cm(儿童为 2~3 cm)深度,感觉阻力突然降低时,提示针尖已进入蛛网膜下腔,慢慢地拔出针芯,让脑脊液自动滴出(图 9-2-3)	要进行穿刺了,请您保持这个姿势不动,也不要深呼吸和咳嗽。穿刺很成功,您不要担心。有没有感觉不舒服?如果有,请及时告诉我们

操作流程	操作步骤	沟通与说明
协助穿刺	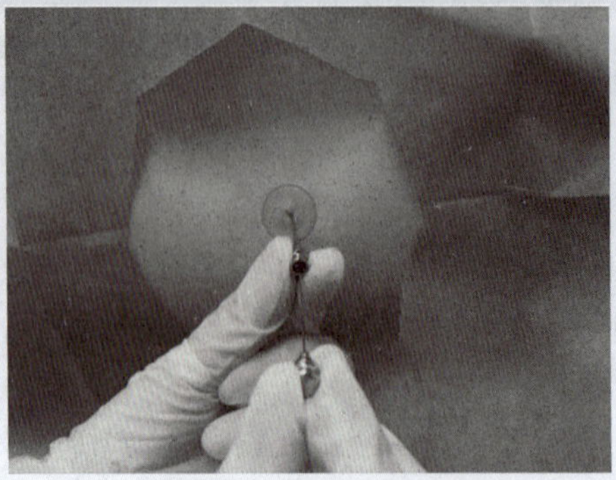 图 9-2-3　腰椎穿刺	
测压	医生接上测压管测压，护士协助病人放松身体，缓慢伸直头及下肢，脑脊液在玻璃管内微波动，此时的读数即为病人脑脊液压力的数值（正常值为80~180 mmH$_2$O）	正在检测压力，您别动，您有不舒服的感觉吗
留取标本	协助医生用无菌试管收集 2~5 mL 脑脊液标本送检；若需做细菌培养，应用无菌操作法留取标本（图 9-2-4）图 9-2-4　留取标本 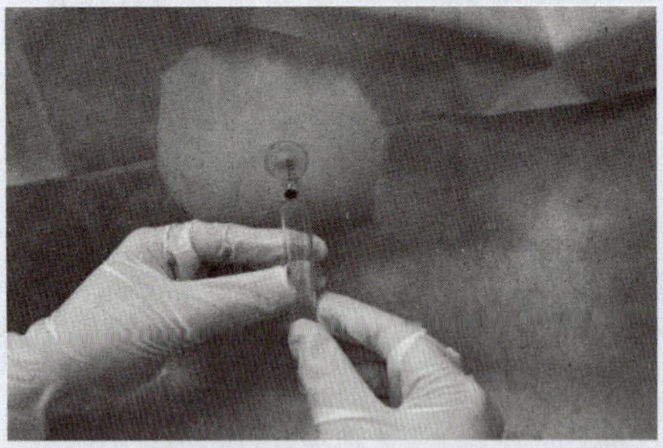	正在抽取脑脊液，请您稍微再坚持一会儿
拔针包扎	抽液结束，重新插入针芯，用无菌纱布置于针孔处，拔出穿刺针，按压 1~2 min 后，撤除洞巾，用胶布固定敷料或用无菌敷贴贴上（图 9-2-5）图 9-2-5　无菌敷贴 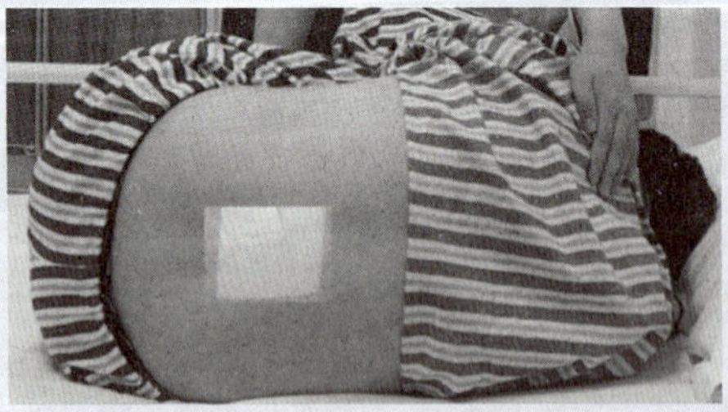	马上给您拔针，进针的地方给您用敷料包扎好了，请您保持敷料清洁、干燥，如果有潮湿或松脱，请及时通知我们，我们会尽快来处理的

操作流程	操作步骤	沟通与说明
整理用物	整理病人衣物,协助病人取去枕平卧位,整理床单位	我帮您把衣服穿上,不要着凉了,您躺下休息,这样躺着舒服吗?您还有什么需要帮助的吗?那您好好休息,呼叫器放在您的床旁,有事请按呼叫器
	用物和脑脊液的处理	用物按感染控制要求分类处理,脑脊液用漂白粉等消毒剂处理后再弃去
洗手记录	洗手,脱口罩	按七步洗手法洗手
	记录,标本及时送检	记录病人有无不适、生命体征及脑脊液的量和性状等

▶ 实训指导

1. 协助病人去枕平卧 4~6 h,如无明显头晕、头痛等不适可下床活动;告知卧床期间不可抬高头部,可适当转动身体。

2. 询问病人操作后的感受及需求。

3. 嘱病人 24 h 后方可洗澡,以免穿刺部位发生感染。

4. 观察病人有无头痛、腰背痛、脑疝及感染等并发症,穿刺部位有无渗液、渗血等。

5. 严格掌握禁忌证,凡疑有颅内压升高者必须先做眼底检查,如有明显视神经盘水肿或脑疝先兆者,禁忌腰椎穿刺。凡病人处于休克、衰竭或病危状态以及局部皮肤有炎症、颅后窝有占位性病变者均列为禁忌证。

6. 穿刺过程中,观察病人的面色、呼吸和脉搏情况,如病人出现呼吸、脉搏、面色异常等症状时,应立即停止操作,并做相应处理。

7. 正确地留取脑脊液标本并及时送检。

▶ 操作评价

腰椎穿刺术的护理配合操作评价

▶ 问题探究

1. 腰椎穿刺点一般选择哪里?

答:一般选第 3~4 腰椎棘突间隙或第 4~5 腰椎棘突间隙为穿刺点。

2. 行腰椎穿刺术时,对病人的体位有什么要求?

答:病人取侧卧位,去枕,背齐床沿,屈颈双手抱膝,充分暴露穿刺部位。

3. 行腰椎穿刺术后,对病人的体位有什么要求?

答:协助病人去枕平卧 4~6 h,如无头痛、头晕等明显不适可下床活动;告知卧床期间不可抬高头部,可适当转动身体。

▶ 问题测试

腰椎穿刺术的护理配合问题测试

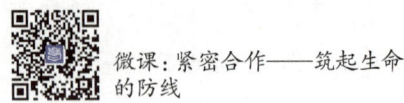

微课：紧密合作——筑起生命的防线

任务二 数字减影脑血管造影检查的护理配合

数字减影脑血管造影术是指经股动脉插管至颈总动脉、颈内动脉、椎动脉，通过导管注入造影剂，利用电子计算机辅助成像的血管检查方法，可清楚地显示颅内血管的情况。目前，数字减影脑血管造影术已被应用于脑血管病检查，特别是用于动脉瘤、动静脉畸形等定性和定位诊断。

▸ 目的

1. 明确颅内占位病变。
2. 诊断脑血管病。
3. 明确颅脑外伤、颅内血肿。
4. 颅内占位病变和脑血管病的介入治疗。

▸ 适应证

1. 颅内血管性疾病，如动脉粥样硬化、栓塞、狭窄、闭塞性疾病、动脉瘤、动静脉畸形、动静脉瘘等。
2. 颅内占位性病变，如颅内肿瘤、脓肿、囊肿、血肿等。
3. 颅脑外伤所致各种脑外血肿。
4. 手术后观察脑血管的循环状态。

▸ 禁忌证

1. 严重碘过敏、严重甲状腺功能亢进的病人。
2. 凝血功能严重异常伴有严重出血倾向或出血的病人。
3. 有严重心、肝或肾功能不全者。
4. 脑疝晚期，脑干功能衰竭者。
5. 已明确血管性病变，但无血管内手术和外科手术指征的病人。

▸ 准备

护士准备　熟悉数字减影脑血管造影术的操作流程与配合要点，着装整洁，洗手，戴口罩。

用物准备　导管1套、心电监护用物1套、止血器、动脉穿刺包、手术衣、防护铅衣、无菌纱布、0.5%碘伏消毒液、无菌棉签、无菌手套、5 mL注射器、病历（或CT、MRI片）、造影剂、0.9%氯化钠注射液、肝素钠注射液、2%盐酸利多卡因注射液、抢救车、简易呼吸器等（图9-2-6）。

病人准备　确认无禁忌证，对有高危险因素而又必须行脑血管造影术者，应于术前、术中给予抗组胺药并使用非离子型造影剂。术前1天备皮（双侧腹股沟及会阴部），必要时留置导尿。向病人及家属解释造影检查的目的、方法及配合的注意事项，以取得配合。

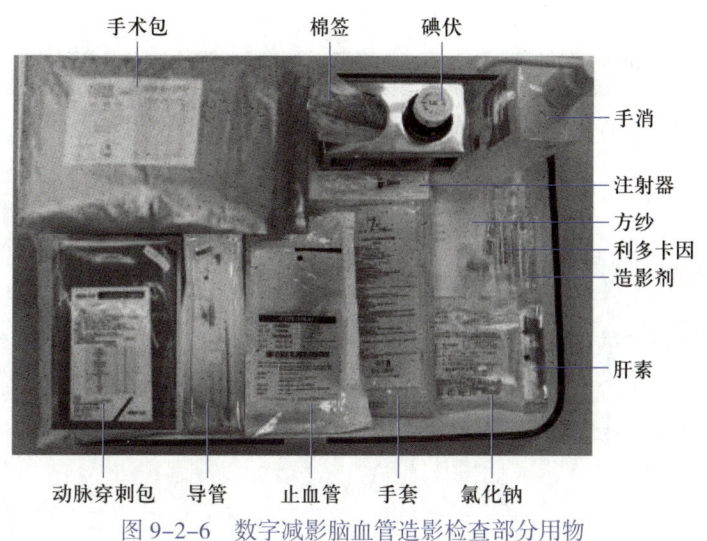

图 9-2-6　数字减影脑血管造影检查部分用物

环境准备　造影室空气清洁,光线明亮,温湿度适宜,符合操作要求。

▶ **实施**

操作步骤(表9-2-2)

表 9-2-2　数字减影脑血管造影检查的护理配合

操作流程	操作步骤	沟通与说明
核对解释	核对床号、姓名、腕带、医嘱等,解释数字减影脑血管造影检查的方法和意义(图9-2-7) 图 9-2-7　核对解释	您好!我是护士小×,请问您叫什么名字?(我叫×××)让我核对您的腕带信息,您昨晚休息得好吗?现在感觉怎么样 给病人解释此次检查的原理
操作准备	造影室环境符合操作要求 洗手,戴口罩,合理摆放用物	保暖,保护隐私,预防感染
评估病人	判断病人的意识状态、颅内压力等	今天检查的目的是查找您生病的原因,便于疾病的诊断与定位,这个过程不会太长,请您不要担心,现在让我看看您的瞳孔
安置体位	协助病人取仰卧位,暴露穿刺部位,评估穿刺部位皮肤有无红肿、硬结等	手术需要仰卧位,您觉得这样可以吗?我检查一下穿刺部位的皮肤情况

操作流程	操作步骤	沟通与说明
防护消毒	将用物分别放置于治疗台的无菌区域内,协助医生穿好防护衣和手术衣、消毒、铺巾和进行局部麻醉(图9-2-8) 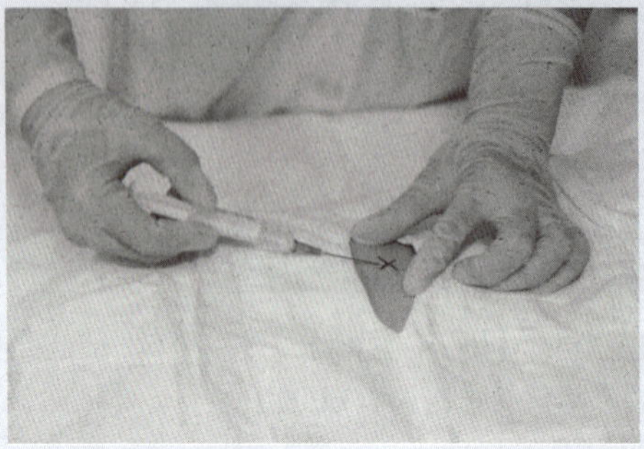 图9-2-8 麻醉	要给您注射麻醉药了,稍稍有点疼痛,如果有异常情况,请您告诉我
穿刺注剂	协助医生进行穿刺,成功后推注造影剂,密切观察病人的血压、脉搏、呼吸、意识、面色及有无恶心、呕吐情况(图9-2-9) 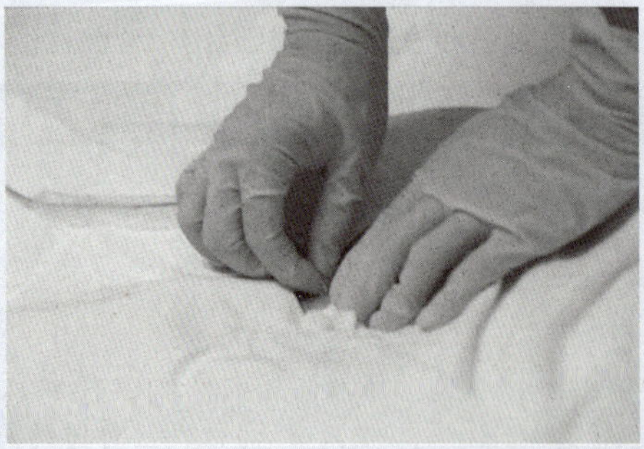 图9-2-9 协助穿刺	观察手术中病人的生命体征是否平稳以及手术中有无异常
加压包扎	拔管后局部压迫10~15 min,无出血后用绷带加压包扎,再用2 kg沙袋压迫(图9-2-10) 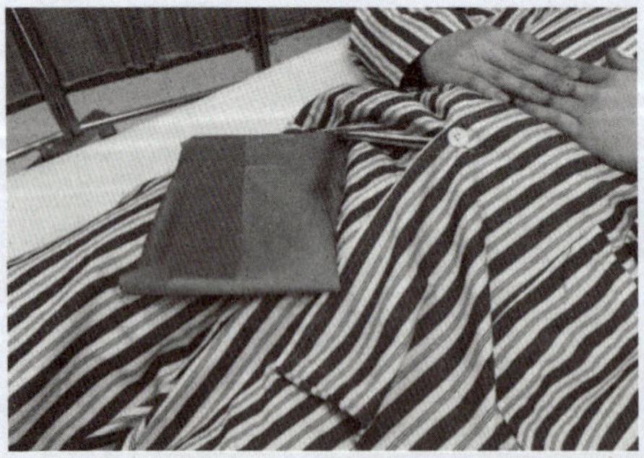 图9-2-10 沙袋压迫	请问您有哪里不舒服吗?穿刺部位的沙袋要压迫6 h后才可以撤掉

操作流程	操作步骤	沟通与说明
评估肢体	评估病人穿刺侧肢体远端动脉(足背动脉)搏动是否良好,皮肤温度、湿度、颜色是否正常(图 9-2-11) 图 9-2-11　触摸足背动脉	手术已成功完成,穿刺侧下肢制动 24 h,之后您可以下床活动,但不可剧烈运动,我再检查一下您下肢的血供好不好
整理用物	整理病人衣物,协助其取舒适体位,整理床单位	这样躺着感觉怎么样?您要记得多喝水,以便促进造影剂的排出。若您有什么需要可随时叫我。谢谢您的配合
洗手记录	洗手,脱口罩	按七步洗手法洗手
	记录	记录病人有无不适、生命体征、穿刺部位及下肢血运等情况

▶ 实训指导

1. 操作前准备好用物,向病人做好解释,消除病人的顾虑,取得病人的信任及配合。

2. 完善各项检查,遵医嘱行碘过敏试验。

3. 采取相应的体位,充分暴露穿刺点并做好标记。

4. 穿刺时严格无菌操作,并防止空气进入股动脉。

5. 术中密切观察病人的意识及生命体征,有无脑血管痉挛或脑出血的表现。

6. 术后嘱病人平卧 24 h,用 2 kg 沙袋压迫 6~8 h,术侧肢体制动 24 h。

7. 保持穿刺部位敷料清洁、干燥,观察有无渗液、渗血等情况。指导病人咳嗽或呕吐时按压穿刺部位,避免腹压增加导致伤口渗血。

8. 观察病人双侧足背动脉搏动是否一致和肢体远端皮肤的颜色、温度等,防止发生动脉栓塞。

9. 协助生活护理,做好皮肤护理、口腔护理,定时翻身、拍背、按摩,预防压力性损伤及肺部感染。指导病人多饮水,以促进造影剂排出。

▶ 操作评价

数字减影脑血管造影检查的护理配合操作评价

▶ **问题探究**

1. 数字减影脑血管造影检查的临床意义是什么？

答：数字减影脑血管造影检查可应用于脑血管病检查，特别是对动脉瘤、动静脉畸形等定性和定位诊断有重要的意义。

2. 数字减影脑血管造影检查的穿刺部位在哪里？

答：数字减影脑血管造影检查的穿刺部位一般是股动脉。

3. 数字减影脑血管造影检查是不是一种创伤性检查？

答：是。数字减影脑血管造影检查对脑血管病诊断而言是一种有效的诊断方法，由于它是一种创伤性检查，所以对脑血管病不应作为首选或常规检查方法，需要掌握适应证和禁忌证，并做好有关准备工作。

▶ **问题测试**

 数字减影脑血管造影检查的护理配合问题测试

▶ **职业精神**

 微课：脑海中的橡皮擦——阿尔茨海默病病人的护理

任务三　颅内外动脉血管支架成形术的护理配合

颅内外动脉血管支架成形术是采用股动脉穿刺的方法将合适的支架通过导管置入颅内外动脉血管狭窄部位，以改善颅内外动脉血液供应，从而改善临床症状。

▶ **目的**

1. 改善颅内动脉硬化狭窄程度、脑组织的灌注与新陈代谢。
2. 预防和治疗脑缺血发作及动脉硬化斑块脱落引起的脑梗死。

▶ **适应证**

1. 颅外颈动脉狭窄≥50% 有症状颈动脉狭窄，且相关影像学显示为溃疡斑块或不稳定斑块者；≥70% 有症状颈动脉狭窄者；≥80% 的无症状颈动脉狭窄者；动脉内膜切除术后再狭窄；非动脉粥样硬化性狭窄，如纤维肌性发育不良。

2. 锁骨下动脉狭窄或闭塞，伴上肢缺血症状、蓝指综合征等。

3. 两侧椎动脉狭窄均超过70%；一侧椎动脉狭窄超过70%，且对侧椎动脉发育不良或闭塞；引起远端动脉栓塞的单侧椎动脉狭窄。

▶ **禁忌证**

1. 有严重出血倾向或出血性疾病者。

2. 有严重心、肝、肾功能不全者。

3. 全身感染未控制或穿刺部位局部感染者。

4. 并发脑疝或其他危及生命的情况。

5. 进展性脑梗死或 3 个月内发生脑出血者。

6. 主动脉弓解剖位置困难或颈动脉严重迂曲,无法建立良好的工作通道者。

▶ 准备

护士准备　熟悉颅内外动脉血管支架成形术的操作流程和配合要点,着装整洁,洗手,戴口罩。

用物准备　导管 1 套、心电监护用物 1 套、止血器、动脉穿刺包、手术衣、防护铅衣、无菌纱布、0.5%碘伏消毒液、无菌棉签、无菌手套、5 mL 注射器、病历(或 CT、MRI 片)、造影剂、0.9% 氯化钠注射液、肝素钠注射液、2% 盐酸利多卡因注射液、抢救车、简易呼吸器等。

病人准备　确认无禁忌证,对有高危险因素而又必须行颅内外动脉血管支架成形术者,应于术前、术中给予抗组胺药并使用非离子型造影剂。术前 3 天和术日晨口服阿司匹林 300 mg、硫酸氢氯吡格雷 75 mg 抗血小板聚集。术前 1 天进行双侧腹股沟及会阴部备皮,必要时留置导尿。向病人及其家属解释颅内外动脉血管支架成形术的目的及过程,以取得配合。

环境准备　对操作间进行空气消毒,有层流消毒条件的,术前房间空气净化 30 min,没有层流消毒条件的,术前以紫外线照射 2 h。

▶ 实施

操作步骤(表 9-2-3)

表 9-2-3　颅内外动脉血管支架成形术的护理配合

操作流程	操作步骤	沟通与说明
核对解释	核对床号、姓名、腕带、医嘱等,解释颅内外动脉血管支架成形术的目的	您好!我是护士小 ×,请问您叫什么名字?(我叫 ×××)让我核对您的腕带信息,您昨晚休息得好吗?现在感觉怎么样?今天要给您做的这个治疗是改善颅内动脉血液供应的,从而改善您脑部的缺血
操作准备	环境:卒中介入中心(图 9-2-12) 洗手,戴口罩,合理摆放用物 图 9-2-12　卒中介入中心	保暖,保护隐私,预防感染

操作流程	操作步骤	沟通与说明
评估病人	判断病人的意识状态、颅内压力等	观察病人的瞳孔
安置体位	协助病人取仰卧位,暴露穿刺部位,评估穿刺部位皮肤有无红肿、硬结(图9-2-13) 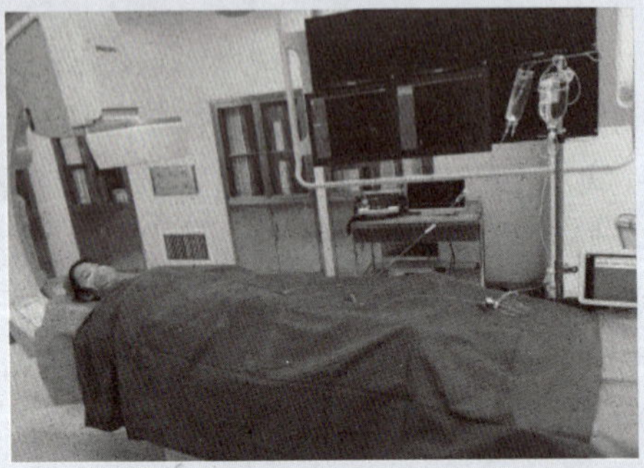 图 9-2-13　摆放体位	手术时,要取仰卧位,对,就是这个体位,我都您把枕头取下放在头顶就可以了,您觉得怎么样?我再检查一下穿刺部位的皮肤情况
防护麻醉	将用物分别放置于治疗台的无菌区域内,协助医生穿防护铅衣和手术衣,协助医生消毒、铺巾,行局部麻醉(图9-2-14) 图 9-2-14　无菌用物	现在要给您注射麻醉药了,稍稍有点疼痛,如果出现异常感觉,请您告诉我
支架植入	协助医生穿刺成功后,医生在路径图引导下,将导丝通过颈动脉狭窄远端输送一次性滤器保护装置,过滤伞放置到位后,沿滤器导丝直接送入球囊扩张系统或支架系统,到位后在导丝引导下将自膨式支架通过狭窄部位,将球囊支架钢丝通过鞘管穿过病变处,将球囊扩张 1~2 次后释放支架	观察手术中病人的生命体征是否平稳以及有无异常

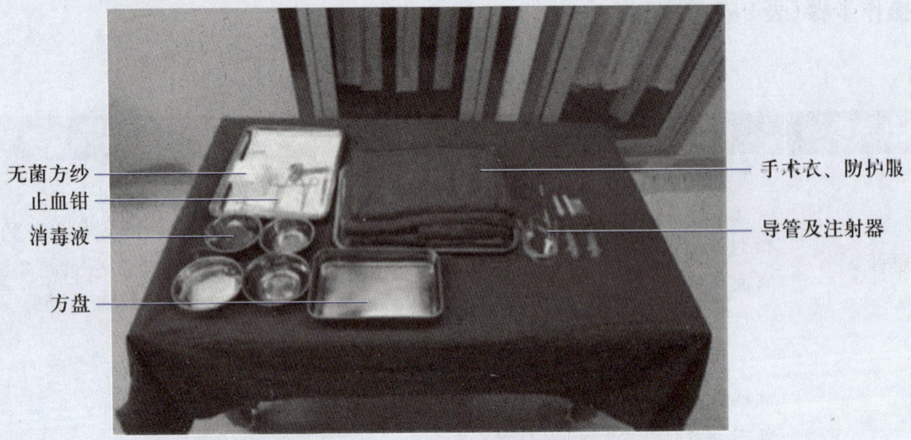

操作流程	操作步骤	沟通与说明
植入成功	支架植入成功,堵塞的血管再通(图 9-2-15) 左侧大脑中动脉血液恢复 图 9-2-15　血管再通	密切观察病人的意识、瞳孔、语言沟通及肢体活动情况
止血包扎	保留动脉鞘,压迫止血后包扎	手术已成功完成,穿刺侧下肢需制动 24 h,24 h 后可下床活动,但不可剧烈运动
密切观察	观察生命体征、穿刺部位、鞘管固定、足背动脉搏动及皮肤情况	您的穿刺部位无渗血及血肿,鞘管固定良好,足背动脉搏动及皮肤温度、湿度、颜色都是正常的
整理用物	整理病人衣物,协助其取舒适体位,整理床单位	这样躺着感觉怎么样?您还有什么需要吗?那您好好休息,呼叫器在床旁,有事您叫我,我也会随时来巡视的。谢谢您的配合
洗手记录	洗手,脱口罩	按七步洗手法洗手
	记录	记录手术过程中病人情况、生命体征、穿刺部位及鞘管固定情况等

▶ 实训指导

1. 术前完善各项检查,遵医嘱行碘过敏试验。告知病人术前 6 h 禁食、禁饮,预防术中、术后呕吐。

2. 术中密切观察病人的意识状态和瞳孔变化,若术中出现烦躁不安、意识障碍或意识障碍程度加重、一侧瞳孔散大等,常提示病人脑部重要功能血管栓塞或病变血管破裂,必须立即配合抢救。

3. 注意观察病人全身情况。如有无语言沟通障碍、肢体运动及感觉障碍,有无寒战、高热等不良反应,有无皮肤受压等,发现异常及时报告医生并协助处理。

4. 术后严密观察病人的意识、瞳孔及生命体征变化,每 2 h 监测 1 次,连续 6 次正常后改为常规观察;密切观察病人四肢活动、语言状况等,并与术前比较,发现异常立即报告医生,以及早发现颅内高压、脑血栓形成、颅内血管破裂出血、急性血管闭塞等并发症。

5. 术后平卧,穿刺部位按压 15~30 min 后,再用沙袋(2 kg)压迫 6~8 h,穿刺侧肢体继续制动(取伸展位,不可屈曲)2~4 h,一般于穿刺后 8 h 左右可行侧卧位,24 h 内卧床休息,限制活动。

6. 密切观察双侧足背脉搏动是否一致,以及肢体远端皮肤颜色、温度等,防止发生动脉栓塞;注意局部有无渗血、血肿,指导病人咳嗽或呕吐时按压穿刺部位,避免因腹压增加而导致伤口出血。

7. 使用肝素和华法林时注意监测凝血功能,观察有无皮肤黏膜及消化道出血,有无发热、皮疹、哮喘、恶心、腹泻等药物不良反应。

8. 术后休息 2~3 天,卧床期间协助病人进行生活护理。避免情绪激动、精神紧张和剧烈运动,防止球囊或钢圈脱落移位。鼓励病人多饮水,促进造影剂排泄。

▶ 操作评价

颅内外动脉血管支架成形术的
护理配合操作评价

▶ 问题探究

1. 颅内外动脉血管支架成形术的作用是什么?

答:颅内外动脉血管支架成形术的作用是改善颅内动脉硬化狭窄的程度,改善脑组织的灌注与新陈代谢,预防和治疗脑缺血发作及动脉硬化斑块脱落引起的脑梗死。

2. 颅内外动脉血管支架成形术的病人术前要服用哪些抗凝药物?

答:颅内外动脉血管支架成形术的病人术前 3 天和术日晨口服阿司匹林 300 mg、硫酸氢氯吡格雷 75 mg 抗血小板聚集。

3. 脑出血病人已出现针尖样瞳孔、呼吸节律改变,还能做颅内外动脉血管支架成形术吗?

答:不能。病人出现针尖样瞳孔、呼吸节律改变提示脑疝,而脑疝是颅内外动脉血管支架成形术的禁忌证。

▶ 问题测试

颅内外动脉血管支架成形术的
护理配合问题测试

▶ 职业精神

微课:敢用善用新技术

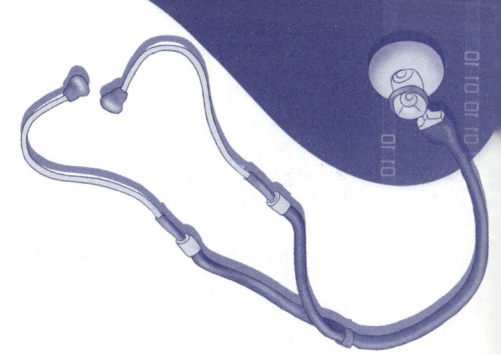

项目三
情景模拟

任务 脑出血病人的护理

学习目标

知识目标：1. 叙述脑出血护理评估的内容。
　　　　　2. 知晓脑出血的治疗要点。
　　　　　3. 识记脑出血的护理措施及健康指导内容。
技能目标：1. 能正确地评估脑出血病人的病情，完成护理评估记录。
　　　　　2. 能拟出脑出血病人的主要护理诊断并实施正确的护理措施。
　　　　　3. 能对脑出血病人进行正确的健康指导。
素质目标：1. 能进行良好的护患沟通，关心体贴病人，有效地缓解其心理压力。
　　　　　2. 体会护理工作无小事，提升专业认同感。
　　　　　3. 培养学生认真积极的工作态度和团队协作的精神。

临床案例

　　李某，女，60岁，偏瘫、昏迷3 h。病人于今日晨起上厕所时，突然昏倒，右侧下肢不能活动，大小便失禁，当时未发现头部外伤，于上午10时急诊入院。既往有高血压病史3年，近半月常头昏、四肢发麻。

　　入院查体：T 38 ℃，P 80次/min，R 20次/min，BP 160/98 mmHg。昏迷状态，右颈部触及皮下血肿，双侧瞳孔等大，对光反射迟钝，气管居中，颈稍强直，心肺无特殊。腹软，肝脾未扪及，布鲁津斯基氏征（+），病理反射（+），右侧上下肢瘫痪。

　　入院诊断：脑出血。

任务分析

　　1. 病人入院后查头颅CT示：左侧基底节及丘脑区脑出血，出血量约5 ml，予禁食禁水，留置导尿、脱水降颅压、止血、抗感染等对症支持治疗。目前病人意识障碍，右侧肢体活动障碍，护士拟协助病人生活护理，注意观察病人神志、瞳孔、尿量及生命体征。

　　2. 病人血压160/98 mmHg，护士遵医嘱使用降压药物并观察疗效及副作用。

　　3. 待病人症状缓解，病情平稳，护士指导病人进行康复训练。

▶ **准备**

护士准备　着装整洁,戴口罩。仪表大方,举止端庄,语言温和,有亲和力。

物品准备　静脉输液用物1套、吸氧用物1套、吸痰用物1套、心电监护用物1套、体温计、消毒棉签、注射器、血压计、冰袋或冰帽等。

环境准备　环境安静、整洁,温湿度适宜。必要时用屏风遮挡。

病人准备　病人昏迷,处于被动状态。

▶ **模拟流程**

护理该病人的流程见图9-3-1。

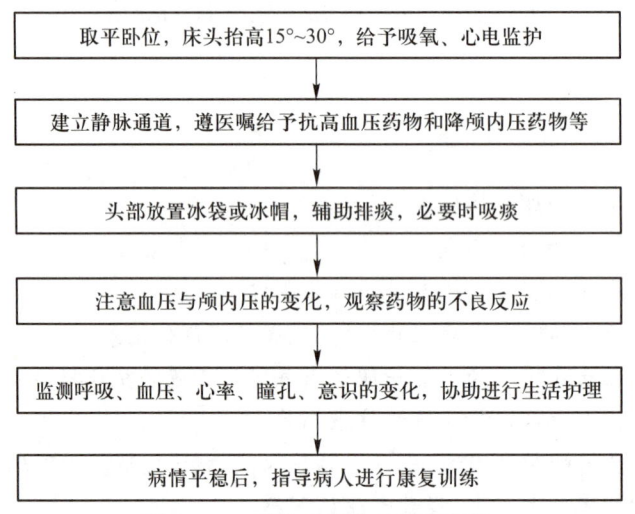

取平卧位,床头抬高15°~30°,给予吸氧、心电监护

↓

建立静脉通道,遵医嘱给予抗高血压药物和降颅内压药物等

↓

头部放置冰袋或冰帽,辅助排痰,必要时吸痰

↓

注意血压与颅内压的变化,观察药物的不良反应

↓

监测呼吸、血压、心率、瞳孔、意识的变化,协助进行生活护理

↓

病情平稳后,指导病人进行康复训练

图 9-3-1　脑出血病人的护理流程

▶ **操作评价**

脑出血病人的护理操作评价

参考文献

［1］熊良圣.内科护理实训教程［M］.北京:科学出版社,2016.

［2］周金莉,梁少英.内科护理学实训指导［M］.南京:江苏凤凰科学技术出版社,2018.

［3］孙曙青,洪少华.内科护理学实训指导［M］.杭州:浙江大学出版社,2016.

［4］李兵.内科护理学学习与实训指导［M］.北京:科学出版社,2017.

［5］张小来.内科护理实训指导［M］.北京:科学出版社,2014.

［6］周素民.内科护理实训［M］.郑州:郑州大学出版社,2021.

［7］罗先武,王冉.2022全国护士执业资格考试轻松过［M］.北京:人民卫生出版社,2021.

［8］常爱莲.护理技术操作规程手册［M］.石家庄:河北科学技术出版社,2012.

［9］刘雪玲.新编临床心血管疾病诊断治疗学(上)［M］.长春:吉林科学技术出版社,2017.

［10］尤黎明,吴瑛.内科护理学［M］.6版.北京:人民卫生出版社,2017.

［11］吴小玲,金洪.畅呼吸临床实用指南［M］.成都:四川科学技术出版社,2014.

［12］马玉容.临床护理技术［M］.长春:吉林科学技术出版社,2017.

［13］史俊平,杜秀兰,孔玉红.等.呼吸系统疾病的防治与护理［M］.北京:科学技术文献出版社,2019.

读者意见反馈

为收集对教材的意见建议，进一步完善教材编写并做好服务工作，读者可将对本教材的意见建议通过如下渠道反馈至我社。

咨询电话　400-810-0598
反馈邮箱　gjdzfwb@pub.hep.cn
通信地址　北京市朝阳区惠新东街4号富盛大厦1座
　　　　　高等教育出版社总编辑办公室
邮政编码　100029